“十二五”国家重点图书出版规划项目

**协和手术要点难点及对策** | 丛书

总主编／赵玉沛 王国斌

# 妇产科手术

## 要点难点及对策

主编 王泽华 向 阳

科学出版社
龙门书局
北京

# 内 容 简 介

本书系《协和手术要点难点及对策丛书》之一，全书共 3 篇 21 章。内容包括妇产科各主要手术，基本按照适应证、禁忌证、术前准备、手术要点难点及对策、术后监测与处理、术后常见并发症的预防与处理的顺序予以介绍，最后对该手术的临床效果给出评价。临床上，外科医生的主要"武器"是手术，而手术成功的关键在于手术难点的解决，同样的手术，难点处理好了就成功了大半。本书作者均有着丰富的手术经验，且来自于全国，所介绍的手术方式及技巧也来源于临床经验的总结。全书紧密结合临床工作实际，重点介绍手术要点、难点及处理对策，具有权威性高、实用性强、内容丰富、重点突出、图文并茂的特点，可供各级医院妇产科低年资医师和具有一定手术经验的中高年资医师参考使用。

**图书在版编目（CIP）数据**

妇产科手术要点难点及对策 / 王泽华，向阳主编 . —北京：科学出版社，2017.6

（协和手术要点难点及对策丛书 / 赵玉沛，王国斌总主编）

"十二五"国家重点图书出版规划项目

ISBN 978-7-03-050219-3

Ⅰ . 妇… Ⅱ . ①王…②向… Ⅲ . ①妇科外科手术 ②产科外科手术 Ⅳ . ① R713 ② R719

中国版本图书馆CIP数据核字(2016)第249426号

责任编辑：丁慧颖 戚东桂 / 责任校对：李 影
责任印制：肖 兴 / 封面设计：黄华斌

科学出版社 龙门书局 出版

北京东黄城根北街16号
邮政编码：100717
http://www.sciencep.com

北京利丰雅高长城印刷有限公司 印刷
科学出版社发行 各地新华书店经销

\*

2017年6月第 一 版 开本：787×1092 1/16
2017年6月第一次印刷 印张：22 1/2
字数：505 000

定价：**158.00元**
（如有印装质量问题，我社负责调换）

# 《协和手术要点难点及对策丛书》编委会

总 主 编　赵玉沛　王国斌

编　　委　（按姓氏汉语拼音排序）

蔡世荣　中山大学附属第一医院

陈莉莉　华中科技大学同济医学院附属协和医院

陈有信　北京协和医院

陈振兵　华中科技大学同济医学院附属协和医院

池　畔　福建医科大学附属协和医院

董念国　华中科技大学同济医学院附属协和医院

杜晓辉　中国人民解放军总医院

房学东　吉林大学第二医院

高志强　北京协和医院

顾朝辉　郑州大学第一附属医院

郭和清　中国人民解放军空军总医院

郭朱明　中山大学附属肿瘤医院

何晓顺　中山大学附属第一医院

洪光祥　华中科技大学同济医学院附属协和医院

胡建昆　四川大学华西医院

胡俊波　华中科技大学同济医学院附属同济医院

黄　韬　华中科技大学同济医学院附属协和医院

姜可伟　北京大学人民医院

揭志刚　南昌大学第一附属医院

孔维佳　华中科技大学同济医学院附属协和医院

兰　平　中山大学附属第六医院

李　莹　北京协和医院

李单青　北京协和医院

李国新　南方医科大学南方医院

李毅清　华中科技大学同济医学院附属协和医院
李子禹　北京大学肿瘤医院
刘　勇　华中科技大学同济医学院附属协和医院
刘昌伟　北京协和医院
刘存东　南方医科大学第三附属医院
刘国辉　华中科技大学同济医学院附属协和医院
刘金钢　中国医科大学附属盛京医院
路来金　吉林大学白求恩第一医院
苗　齐　北京协和医院
乔　杰　北京大学第三医院
秦新裕　复旦大学附属中山医院
桑新亭　北京协和医院
邵新中　河北医科大学第三医院
沈建雄　北京协和医院
孙家明　华中科技大学同济医学院附属协和医院
孙益红　复旦大学附属中山医院
汤绍涛　华中科技大学同济医学院附属协和医院
陶凯雄　华中科技大学同济医学院附属协和医院
田　文　北京积水潭医院
王　硕　首都医科大学附属北京天坛医院
王春友　华中科技大学同济医学院附属协和医院
王国斌　华中科技大学同济医学院附属协和医院
王建军　华中科技大学同济医学院附属协和医院
王任直　北京协和医院
王锡山　哈尔滨医科大学附属第二医院
王晓军　北京协和医院
王泽华　华中科技大学同济医学院附属协和医院
卫洪波　中山大学附属第三医院
夏家红　华中科技大学同济医学院附属协和医院
向　阳　北京协和医院
徐文东　复旦大学附属华山医院
许伟华　华中科技大学同济医学院附属协和医院

杨　操　华中科技大学同济医学院附属协和医院

杨述华　华中科技大学同济医学院附属协和医院

姚礼庆　复旦大学附属中山医院

余可谊　北京协和医院

余佩武　第三军医大学西南医院

曾甫清　华中科技大学同济医学院附属协和医院

张　旭　中国人民解放军总医院

张保中　北京协和医院

张美芬　北京协和医院

张明昌　华中科技大学同济医学院附属协和医院

张顺华　北京协和医院

张太平　北京协和医院

张忠涛　首都医科大学附属北京友谊医院

章小平　华中科技大学同济医学院附属协和医院

赵洪洋　华中科技大学同济医学院附属协和医院

赵继志　北京协和医院

赵玉沛　北京协和医院

郑启昌　华中科技大学同济医学院附属协和医院

钟　勇　北京协和医院

朱精强　四川大学华西医院

**总编写秘书**　舒晓刚

# 《妇产科手术要点难点及对策》编写人员

名誉主编　郎景和

主　　编　王泽华　向　阳

副 主 编　丁依玲　董卫红　梁志清　乔　杰

编　　委　（按姓氏汉语拼音排序）

| 蔡　雁 | 哈尔滨医科大学附属第四医院 |
| 陈莉娟 | 华中科技大学同济医学院附属协和医院 |
| 邓成艳 | 北京协和医院 |
| 邓飞涛 | 华中科技大学同济医学院附属协和医院 |
| 丁依玲 | 中南大学湘雅二医院 |
| 董卫红 | 华中科技大学同济医学院附属协和医院 |
| 段　华 | 北京妇产医院 |
| 高　颖 | 华中科技大学同济医学院附属协和医院 |
| 郭银树 | 北京妇产医院 |
| 贺晓琪 | 华中科技大学同济医学院附属协和医院 |
| 李东林 | 贵州省人民医院 |
| 李怀芳 | 上海同济大学附属同济医院 |
| 李梦熊 | 中山大学附属第三医院 |
| 李小毛 | 中山大学附属第三医院 |
| 梁志清 | 第三军医大学西南医院 |
| 刘　义 | 华中科技大学同济医学院附属协和医院 |
| 刘开江 | 上海交通大学医学院附属上海仁济医院 |
| 刘思邈 | 北京协和医院 |
| 卢　实 | 华中科技大学同济医学院附属协和医院 |
| 吕　刚 | 华中科技大学同济医学院附属协和医院 |
| 马玉燕 | 山东大学齐鲁医院 |
| 闵　洁 | 华中科技大学同济医学院附属协和医院 |
| 欧阳为相 | 华中科技大学同济医学院附属协和医院 |

漆洪波　　重庆医科大学附属第一医院

戚庆炜　　北京协和医院

乔　杰　　北京大学第三医院

任　彤　　北京协和医院

沈　怡　　华中科技大学同济医学院附属协和医院

史宏晖　　北京协和医院

童晓文　　上海同济大学附属同济医院

汪宏波　　华中科技大学同济医学院附属协和医院

王　刚　　佛山市第一人民医院

王　涛　　北京协和医院

王绍海　　华中科技大学同济医学院附属协和医院

王泽华　　华中科技大学同济医学院附属协和医院

吴　鸣　　北京协和医院

吴超英　　华中科技大学同济医学院附属协和医院

吴素慧　　山西大医院

夏革清　　华中科技大学同济医学院附属协和医院

向　阳　　北京协和医院

熊宙芳　　华中科技大学同济医学院附属协和医院

徐惠成　　第三军医大学西南医院

张　媛　　华中科技大学同济医学院附属协和医院

张元珍　　武汉大学中南医院

赵　茵　　华中科技大学同济医学院附属协和医院

赵淑萍　　青岛大学医学院附属医院

朱　兰　　北京协和医院

朱剑文　　华中科技大学同济医学院附属协和医院

邹　丽　　华中科技大学同济医学院附属协和医院

邹存华　　中南大学湘雅二医院

秘　　书　　贺晓琪

# 《协和手术要点难点及对策丛书》序

　　庄子曰："技进乎艺，艺进乎道。"外科医生追求的不仅是技术，更是艺术，进而达到游刃有余、出神入化"道"的最高境界。手术操作是外科的重要组成部分之一，是外科医生必不可少的基本功，外科技术也被称为天使的艺术。如果把一台手术比喻成一个战场，那么手术中的难点和要点则是战场中的制高点；也是外科医生作为指挥者面临最大的挑战和机遇；同时也是赢得这场战争的关键。

　　手术的成功要有精准的策略作为指导，同时也离不开术者及其团队充分的术前准备，对手术要点、难点的精确把握，以及对手术技术的娴熟运用。外科医生需要在手术前对患者的病情有全面细致的了解，根据患者病情制定适合患者的详细手术治疗策略，在术前就必须在一定程度上预见可能在术中遇到的困难，并抓住主要矛盾，确定手术需要解决的关键问题。在保证患者生命安全的前提下，通过手术使患者最大获益，延长生存期，提升生活质量。在医疗理论和技术迅猛发展的今天，随着外科理论研究的不断深入，手术技术、手术器械、手术方式等均在不断发展；同时随着精准医疗理念的提出，针对不同患者进行不同的手术策略制定、手术要点分析及手术难点预测，将会成为外科手术的发展趋势，并能从更大程度上使患者获益。

　　百年协和，薪火相传。北京协和医院与华中科技大学同济医学院附属协和医院都是拥有百年或近百年历史的大型国家卫计委委属（管）医院，在百年历史的长河中涌现出了大量星光熠熠的外科大师。在长期的外科实践当中，积累了丰富的临床经验，如何对其进行传承和发扬光大是当代外科医生的责任与义务。本丛书的作者都是学科精英，同时也是全国外科领域的翘楚，他们同国内其他名家一道，编纂了本大型丛书，旨在分享与交流对手术的独到见解。

　　众所周知，外科学涉及脏器众多，疾病谱复杂，手术方式极为繁多，加之患者病情各不相同，手术方式也存在着诸多差异。在外科临床实践中，准确掌握各种手术方式的要点、全面熟悉可能出现的各种难点、充分了解手术策略的制定、尽可能规避手术发生危险、提高手术安全性、减少术后并发症、努力提高手术治疗效果并改善患者预后，是每一位外科医师需要不断学习并提高的重要内容。古人云："操千曲而后晓声，观千剑而后识器。"只有博览众家之长，才能达到"端州石工巧如神，踏天磨刀割紫云"的自如境界。

"不兴其艺，不能乐学。"如何在浩瀚如海的医学书籍中寻找到自己心目中的经典是读者的一大困惑。编者在丛书设计上也是独具匠心，丛书共分为20个分册，包括胃肠外科、肝胆外科、胰腺外科、乳腺甲状腺外科、血管外科、心外科、胸外科、神经外科、泌尿外科、创伤骨科、关节外科、脊柱外科、手外科、整形美容外科、小儿外科、器官移植、妇产科、眼科、耳鼻咽喉 - 头颈外科及口腔颌面外科。内容涵盖常见病症和疑难病症的手术治疗要点、难点，以及手术策略的制定方法。本丛书不同于其他外科手术学参考书，其内容均来源于临床医师的经验总结：在常规手术方式的基础上，结合不同患者的具体情况，详述各种手术方式的要点和危险点，并介绍控制和回避风险的技巧，对于特殊病情的手术策略制定亦有详尽的描述。丛书内容丰富，图文并茂，展示了具体手术中的各种操作要点、难点及对策：针对不同病情选择不同策略；运用循证医学思维介绍不同的要点及难点；既充分体现了精准医疗的理念，也充分体现了现代外科手术的先进水平。

"荆岫之玉，必含纤瑕，骊龙之珠，亦有微隙"。虽本丛书编者夙夜匪懈、殚精竭思，但囿于知识和经验的不足，缺陷和错误在所难免，还望读者不吝赐教，以便再版时改进。

中国科学院院士　北京协和医院院长

赵玉沛

华中科技大学同济医学院附属协和医院院长

王国斌

2016 年 9 月

# 序

我高兴地阅读了这部手术学。

这部手术学有三个特点，或者说是值得称道之处：

其一，这是北京协和医院和武汉协和医院，一北一南，精诚协作，又汇集全国知名专家，共同打造的妇产科手术专著，具有权威性、先进性和实用性。

其二，本书侧重妇产科手术的要点和难点问题，不是泛泛而论，可谓突出重点，点击要害。但要点未必是复杂，难点则力求化难为易。这便是外科手术的哲学与艺术。书中对手术的选择和阐述，又兼顾个别与一般、普及与提高，使各级医师均可从中获益。

其三，编者对手术的撰写认真细腻，周全审慎，图文并茂，可见其用心良苦。并融入微创观念，突出内镜手术、经阴道手术的新进展、新技术。使读者既可正襟危坐，仔细研读；也可临时"抱佛脚"，查寻求解。

我一直强调，一个成功的外科手术，决策占75%，技巧占25%。说明决策之重要，当然具体的操作技术也很重要，甚至细节关乎成败。所幸，编者重视了决策，如适应证、禁忌证，手术方式的选择，可能遭遇的问题及对策。

外科手术不仅仅是技术，它是哲学与艺术，它蕴含了思维方法与人文理念，它体现了经验与品质。因此，外科医生的修炼则不独为"武艺"，而在于"心灵"。亦如圣人之言"君子不器"——君子用器而非器也。

这无疑是一本很好的妇产科手术学，应感谢编者，特别是王泽华、向阳两位主编，借此序郑重地推荐给同道们。

郎景和
二〇一六年夏

# 前言

　　为推动我国外科手术学的进一步发展，加强年轻外科医生的培养，科学出版社策划了由华中科技大学同济医学院附属协和医院与北京协和医院外科领域权威专家为主的编写队伍共同创作《协和手术要点难点及对策丛书》。作为分册之一的《妇产科手术要点难点及对策》邀请了全国妇产科的权威专家参与编写，对妇产科手术中遇到的难点、关键环节进行详细解析，希望帮助妇产科医生拓宽视野，提高手术技能。

　　为了更具有实用性和指导性，本书以具体妇产科手术为纲，主要内容包括手术适应证、手术禁忌证、手术操作步骤要点、操作难点、围术期处理、并发症的防治及临床效果评价等，特别描述手术的要点、关键环节、难点及其对策。细节决定成败，手术的成功或失败也正是取决于关键操作的细节。本书的编者均为有着丰富手术经验的资深专家和顶尖专家。他们依据自己多年的一手实践经验，详细介绍了手术中一些关键步骤可能会碰到的实际问题及其解决方法。许多行之有效的经验细节是目前在教科书、以往的工具书甚至是医学文献中都难觅答案的，而这也正是本书的特点所在。这些专家们宝贵经验的传授对于年轻的妇产科医生会非常有用，对资深医生也能有较多的借鉴之处，相信这部凝聚了全国顶尖妇产科专家心血的作品，会是广大妇产科同仁工作中的良伴。

　　本书的编写，还得到科学出版社领导及编辑的热情帮助和指导，在此谨表深深的谢意。在编写过程中，编者力求突出实用，尽可能满足临床医生解决实际手术问题的需要，但仍难概括所有问题，书中不妥之处在所难免，欢迎广大读者给予宝贵建议和批评指正。

王泽华　向　阳

2016 年 9 月

# 目录

## 第二篇 妇科篇

## 第三篇　生殖计划生育篇

# 第一篇　产科篇

Section 1

# 第一章 阴道手术

## 第一节 会阴裂伤缝合术

### 一、二度会阴裂伤缝合术

#### （一）适应证

二度撕裂伤均需缝补伤口。胎儿生出后，即可进行修补手术。陈旧性会阴二度裂伤修补术，手术时间宜在分娩 6 个月后局部炎症反应消退后施行。

#### （二）禁忌证

1. 产后已超出修补的时限。
2. 局部感染严重者。

#### （三）术前准备

1. 术前评估：检查娩出的胎盘是否完整；检查裂伤的部位及深度。
2. 手术人员的准备
(1) 用无菌生理盐水彻底冲净伤口，消毒皮肤黏膜。
(2) 换无菌巾、单，术者换手套，重铺无菌台，换消毒器械。
(3) 阴道内塞带尾的纱垫。

#### （四）手术要点、难点及对策

1. 麻醉和体位
(1) 膀胱截石位，大腿向两侧平移并充分外展。
(2) 局部浸润麻醉。
2. 手术步骤
(1) 用带尾纱垫填塞阴道，用阴道上下叶拉钩充分暴露伤口。
(2) 从裂伤口顶端上方用 1-0 或 2-0 肠线连续缝合阴道黏膜。
(3) 用 1-0 或 2-0 肠线间断缝合肌层，缝合时应注意创面底部。

(4) 丝线间断缝合皮肤，并记录皮肤缝线针数。

(5) 取出阴道内填塞的带尾纱垫，肛查。

3. 术中注意要点

(1) 分层缝合：分娩后阴道壁松弛，刚裂伤的伤口比较新鲜，无瘢痕组织，容易愈合，但有时撕裂的肌肉零乱，术时应仔细检查，认清解剖关系，按撕裂的大小及深浅将组织对合整齐，分层缝合。

(2) 修补术后应常规做肛查，如发现有线误缝入直肠腔内，应立即拆除重新缝合，以防发生感染和引起肠瘘等并发症。

(3) 缝合阴道裂伤的第一针必须超过顶端0.5cm，以防血管回缩漏扎出血形成血肿。

(4) 缝线不宜过密，结扎不宜过紧，以免影响血供。

## （五）术后监测与处理

1. 保持外阴清洁，会阴清洗每日2次。

2. 如果没有造成严重撕裂伤，产妇可以正常如厕，要留意清洁问题，以避免细菌感染。

3. 第一次大小便时应帮助和鼓励患者勇敢排便，避免大便过度用力，必要时可使用开塞露。

4. 发现切口异常情况及时对症处理。

## （六）术后常见并发症的预防与处理

1. 血肿：修复时清洁创面，仔细止血，不留无效腔。

2. 感染：对合组织结构及修复术后保持局部清洁消毒，Ⅱ度及以上裂伤必要时需及时应用抗菌药物控制感染。

3. 术后缝线裂开，致手术失败：首先要预防感染；其次要防止大便干硬困难，过度用力。

4. 术后及时锻炼盆底肌肉对恢复盆底功能具有积极意义。

## （七）临床效果评价

会阴裂伤缝合术是助产人员必须熟练掌握的一项操作技术，熟练并严格掌握缝合技术，会使产妇出血少、减少感染及血肿风险、促使伤口愈合良好，减轻患者的痛苦。

# 二、三度会阴裂伤缝合术

## （一）适应证

凡新鲜或陈旧性会阴Ⅲ度裂伤，除因瘢痕代偿无症状者外，均需手术修补。分娩时撕裂修补术后伤口愈合不佳，或者产后会阴撕裂未被发现者，宜在分娩6个月后局部炎症反应消退后施行。

## （二）禁忌证

1. 产后已超出修补的时限。

2.局部感染严重者。

## （三）术前准备

1.术前评估：陈旧性会阴Ⅲ度裂伤患者外阴、大腿内侧如有皮炎、湿疹等皮肤疾患，应先予以治疗，待治愈后再行手术。手术时间宜选择在月经干净后 5 ～ 7 天。

2.患者的准备：陈旧性会阴Ⅲ度裂伤患者术前 3 ～ 5 天开始无渣饮食，术前 1 天流食饮食。清洁灌肠或服用泻药，手术当日晨不灌肠。

3.手术人员的准备

(1) 无菌生理盐水彻底冲净伤口，血管钳夹取盐水纱布探入肛门裂口至裂口上端以上 2 ～ 3cm 处，拭净直肠及肛门内黏液及粪便，用 0.5% 活力碘消毒黏膜，1% 活力碘消毒皮肤。

(2) 换无菌巾、单，术者换手套，重铺无菌台，换消毒器械。

(3) 阴道内塞带尾的盐水纱垫。

## （四）手术要点、难点及对策

1.麻醉和体位：新鲜会阴Ⅲ度裂伤患者可行阴部神经阻滞麻醉，或局部浸润麻醉；陈旧性会阴Ⅲ度裂伤患者用硬脊膜外腔阻滞麻醉或蛛网膜下腔阻滞麻醉。体位采取膀胱截石位，大腿向两侧平移并充分外展，头低 15° ～ 30°。

2.手术步骤

(1) 充分暴露撕裂部位，清洁冲洗撕裂创面。

(2) 缝合直肠黏膜：肛门裂口内松松地塞一无菌干纱布。采用 4-0 可吸收合成线，自裂口顶端上 0.5cm 开始间断缝合直肠的黏膜下及肌层组织，两侧各宽约 0.5cm，针距 0.5cm，直至肛门皮肤处，使黏膜对合。边缝边退出肛门内纱布。尽可能多地缝合，又要避免穿过直肠黏膜，以防感染而形成瘘管。如第一层张力不大，可在其外层再加强一层缝合，加固筋膜 ( 图 1-1-1)。

(3) 缝合肛门括约肌：用组织钳沿肛门裂口皮下达隐窝处，夹取肛门括约肌断端。用 10 号丝线贯穿两侧肛门括约肌断端，做 8 字或重叠缝合。将夹持肛门括约肌断端的两组织钳对拢，结扎缝合线后再撤除，以免括约肌被缝线拉裂。断端对合时如张力过大，可再松解游离周围组织，如断端较粗，可再加强 1 针缝合线，尽量使其对合良好 ( 图 1-1-2)。

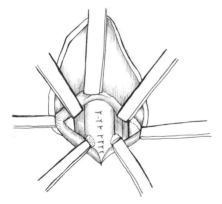

图 1-1-1　缝合直肠黏膜

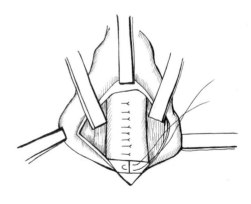

图 1-1-2　缝合肛门括约肌

（4）缝合肛提肌：组织钳向伤口两侧深部抓取肛提肌的耻骨直肠肌部，2-0 可吸收合成线间断缝合或"U"形缝合肛提肌，如此形成坚实的盆底组织，可有利地帮助控制排便。此步骤甚为重要，必须注意缝合肛提肌以修复盆底（图 1-1-3）。

（5）缝合阴道黏膜及皮肤：用 2-0 可吸收合成线间断缝合阴道黏膜及皮下组织，1 号细丝线间断缝合会阴皮肤，至此形成一新的会阴体。

（6）肛诊检查：有无缝线穿过直肠及肛管的黏膜对合是否平整，有无修补缺陷及肛门收缩作用是否已恢复，以便及时纠正。

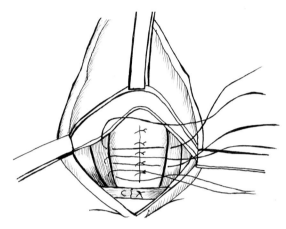

图 1-1-3　缝合肛提肌

3. 术中注意要点

（1）手术成功的关键在于修复盆底组织，恢复肛门括约肌的功能，故找准肛门括约肌的断端，并将其对合良好、稳妥缝合及肛提肌的缝合以修复盆底组织，是至关重要的步骤。

（2）肛门括约肌部分断裂者肛管常完整，断裂的肌纤维有时不易寻找，若断裂纤维较少，可不缝，但必须缝合肛提肌以确保盆底修复。

（3）遇局部感染严重，当日不宜修补，或产妇病情危急，如心力衰竭、羊水栓塞等，需全力抢救生命时，可予局部清洗、消毒后用合成线将肛门括约肌断端缝合 1 或 2 针，外表皮肤再缝 1 针加固，伤口的其余部分置盐水纱布引流，待感染控制或病情好转后再予以修补。

（4）手术涉及直肠、肛门，容易污染，除术前要求充分准备及注意术后处理外，术中应严格无菌技术，避免缝线穿过直肠，防止粪便污染而发生感染，致使手术失败，甚至形成瘘管。接触过肛门的器械、敷料和手套必须立即更换。手持持针器进针前，可先将线尾搭在术野上方的无菌巾上，以减少污染机会。

（5）有活动出血处先缝扎止血，缝合阴道裂伤的第一针必须超过顶端 0.5cm，以防漏扎出血。

（6）操作轻柔，组织层次要对齐，缝线不宜过密，结扎不宜过紧，以免影响血供。尽量深入尽可能多地缝合组织，但注意勿穿透直肠，必要时以手指伸入直肠引导缝合。

## （五）术后监测与处理

1. 给予抗生素预防感染。

005

2. 饮食：术后流食饮食 1 天，无渣饮食 3 ～ 5 天后改为普食。

3. 保留导尿管 2 ～ 3 天。

4. 防止术后过早大便，可给予洛哌丁胺口服，第 4 天始服液状石蜡 10ml，3 次 / 天，防止大便干硬困难，过度用力，以后继续保持大便通畅。第 5 天若未自行排便，可用液状石蜡保留灌肠，促使排便。

5. 术后第 5 天拆线，视伤口愈合情况停服液状石蜡，同时逐渐恢复正常饮食。

6. 若能控制排便及排气，表示肛门功能恢复良好，若控制欠完善或仍不能控制，则需观察 6 个月，无改善者再次修补。

## （六）术后常见并发症的预防与处理

1. 肛门括约肌功能因手术不当而未能恢复，可能是手术中未能找准肛门括约肌的断端，未将其对合良好、稳妥缝合；或者是缝合过程中括约肌被缝线拉裂，亦或未将其重叠缝合导致肛门括约肌闭合功能下降所致。所以在术中应明确找准肛门括约肌断端，并牢固缝合，同时术毕应检查肛门括约肌的闭合功能，若闭合功能差则需重新手术。

2. 因局部或全身因素导致手术失败，甚至形成瘘管，所以术中若发现有活动出血处先缝扎止血，缝合阴道裂伤的第一针必须超过顶端 0.5cm，以防漏扎出血。此外组织层次要对齐，缝线不宜过密，结扎不宜过紧，以免影响血供。尽可能多地缝合组织，但注意勿穿透直肠。糖尿病患者应积极控制血糖，术后预防性应用抗生素，防止术后过早大便。

3. 术后处理不当，缝线裂开，可致手术失败。首先要预防感染，其次要避免用负压，第 4 天始服液状石蜡 10ml，3 次 / 天，防止大便干硬困难，过度用力，以后继续保持大便通畅。

## （七）临床效果评价

1. 凡产后子宫收缩良好而有阴道持续出血者，应常规行阴道宫颈检查，由手术分级授权者按相应修复方案及时止血恢复组织结构。对于累及直肠的撕裂，同时要排查阴道深部的血肿形成。

2. 满意的麻醉效果和患者配合对于准确的修复缝合是非常重要的。阴部神经阻滞麻醉是修复会阴Ⅲ度裂伤的理想麻醉，对于不能耐受手术的患者，可以选择静脉麻醉。对于修复耗时较长的复杂会阴阴道裂伤，可选择硬膜外麻醉。

3. 关于会阴阴道裂伤二期缝合问题：撕裂修复失败或超过 12 小时未修复，组织水肿或有明显感染征象，3 个月后再行修补术，也可以尝试在水肿消退后 (72 小时 ) 修复，以促进功能康复。

（朱剑文）

# 第二节　会阴切开术

## 一、适应证

1.会阴较紧、会阴体长、组织硬韧或瘢痕大、炎症、水肿，或遇急产时会阴未能充分扩展者。

2.头盆不称。

3.需使用助产技术或初产臀位经阴道分娩者。

4.需缩短第二产程，及早娩出者。

## 二、禁忌证

1.胎儿窘迫等不宜经阴道分娩需手术终止妊娠者。

2.胎儿较小，前次分娩会阴完整的经产妇。

## 三、术前准备

### （一）术前评估

1.评估产妇会阴条件、胎儿大小，选择合适的切开时机和方式。正常阴道分娩时，应选择在胎头着冠，会阴体变薄时，应估计切开后 5～10 分钟内胎儿可娩出。过早切开，可使切口流血过多，暴露时间过长，增加感染机会。

2.术前消除产妇心理顾虑，做好宣教及告知义务。

### （二）手术人员的准备

1.必要时备皮、导尿。冲洗消毒皮肤。

2.换无菌巾、单，术者换手套，重铺无菌台，换消毒器械。

3.阴道内塞带尾的纱垫。

## 四、手术要点、难点及对策

### （一）麻醉和体位

1.取膀胱截石位。

2.常用阴部神经阻滞麻醉及局部浸润麻醉。

术者左手（左斜切开）示指伸入阴道触及坐骨棘，右手持带长针头的注射器，在肛门和坐骨结节中点进针，然后在左手示指、中指引导下，刺入坐骨棘内下方，抽吸无回血，注入 1%利多卡因 10ml，然后将针退至皮下，向侧切口及周围皮肤做扇形浸润麻醉。

3. 正中切开时，可行局部浸润麻醉。

## （二）手术步骤

1. 会阴正中切开术：局部浸润麻醉后，术者于宫缩时沿会阴后联合中线垂直剪开 2cm。优点是剪开组织少、出血不多、术后组织肿胀及疼痛轻微，切开愈合快。缺点是切口有自然延长撕裂至肛门括约肌可能。胎儿大、接产技术不熟练者不宜采用。

2. 会阴左侧切开术：阴部神经阻滞及局部浸润麻醉生效后，术者于宫缩时以左手示、中两指深入阴道内，撑起左侧阴道壁，右手用钝头直剪自会阴后联合中线向左侧 45° 剪开会阴，长 4～5cm。

3. 会阴切开缝合术

(1) 先在阴道内放入一有尾纱垫，以防止宫腔血液外流影响手术视野，检查软产道其他部位无裂伤后，然后逐层缝合。

(2) 示、中指置于阴道伤口的两侧，向后下方压迫阴道壁，充分暴露伤口，辨清解剖关系。

(3) 用 2-0 可吸收线自切口顶端上 0.5cm 连续或间断缝合阴道黏膜，直到处女膜环处。

(4) 用 2-0 可吸收线间断缝合舟状窝及会阴侧切处肌肉与皮下组织。

(5) 合成线自切口远端开始连续褥式缝合皮内组织，至处女膜环处打结，将线结打在阴道黏膜内，可不拆除。或用丝线间断缝合皮肤，并记录皮肤缝线针数。

(6) 取出阴道内填塞的带尾纱垫，肛查。

## （三）术中注意要点

1. 进针方向要与切面垂直进针。

2. 按解剖对位缝合，分清各层组织逐层缝合，两侧均匀对合，不留无效腔。还原舟状窝、处女膜时要注意要领。

3. 缝合黏膜时，在顶端上方 0.5cm 处缝合第一针以结扎回缩的血管，防止血肿形成。

4. 若阴道撕裂较深，不能暴露裂伤顶端时，可在肉眼所见处先缝一针引线，向下牵拉此线可暴露顶端，再自顶端上 1cm 处缝第一针，逐步向下缝合。

5. 若会阴裂伤较深，为避免缝线穿透直肠，术者可将左手示指插入肛门，向前抵住直肠前壁作为指示，配合缝合，注意要使缝针紧贴手指通过，防止刺伤。

6. 缝合后常规触摸阴道内有无遗留纱布、未缝合的孔洞及血肿形成；肛诊检查有无缝线穿透直肠黏膜。

## 五、术后监测与处理

1. 鼓励患者向健侧卧位，减少恶露对切口的污染。

2. 注意观察切口是否有水肿、血肿及硬结；每日擦洗会阴两次，必要时可红外线理疗。

3. 保持会阴清洁干燥，是预防伤口感染的关键。

4. 多补充水分，多摄取高纤维素食物，以避免便秘，以免排便时太过用力造成伤口再度裂伤，养成规律的排便习惯。

## 六、术后常见并发症的预防与处理

1. 出血：应于会阴切开后便注意伤口流血情况，有活动出血处应立即缝扎，不可一味用纱布压迫止血。胎盘娩出后应迅速缝合伤口。

2. 血肿：多由于漏扎回缩的血管断端、出血点未及时缝扎，或基本操作欠规范，止血不完善所造成。故对血肿的预防和处理，除完善术时操作外，尚需术后严密观察，及早发现处理。会阴血肿小，观察不继续增大者予冷敷，给予止血药；继续增大者给应拆除伤口缝线，并重新缝合。

3. 感染：感染早期应给予抗生素及局部热敷、坐浴或理疗，一旦发现空腔或脓肿，即应彻底扩创引流。脓腔通阴道者，应将窦道以下全部扩开，待局部清洁，长出新芽后酌行第二次缝合。

4. 拆线后裂开：有个别产妇在拆线后发生会阴伤口裂开，此时如已经出院，应立即去医院检查处理。如果伤口组织新鲜，裂开时间短，可以在妥善消毒后立即进行第二次缝合。

## 七、临床效果评价

只在有临床需要时才适当地使用会阴切开术。适时的会阴切开有助于保护盆底软组织，避免其过度伸展会阴裂伤及胎头长时间压迫造成的组织损伤，而且会阴切开后伤口整齐，愈合较好。

（朱剑文）

**参 考 文 献**

刘兴会，徐先明，段涛，等 . 2014. 实用产科手术学 . 北京：人民卫生出版社，35-36
许茜，陈立波，李晓梅 . 2005. 108 例软产道损伤的临床分析 . 中国妇幼保健，20(8)：939

# 第二章 子宫颈手术

## 第一节 妊娠期宫颈环扎术

宫颈机能不全是指在孕中期或晚期发生无痛性宫颈扩张、胎膜早破或者轻微的宫缩而导致流产或早产，主要由先天性宫颈发育不全和后天性宫颈损伤所致。宫颈环扎术是治疗宫颈机能不全的有效措施。

## 一、适应证

实施宫颈环扎术的指征：宫颈机能不全病史、体格检查和超声检查结果。具体如下。

1. 病史：有多次的中期妊娠自然流产史，流产时常无先兆症状；孕中期子宫颈无痛性扩张行宫颈环扎术的病史；高位子宫颈损伤(包括宫颈锥切术、LEEP 术)；先天性子宫颈过短。

2. 体格检查：孕中期无痛性宫颈扩张。

3. 超声诊断：单胎妊娠孕 24 周前的宫颈缩短(小于 25mm)，且有小于 34 孕周的自发早产史。

## 二、禁忌证

1. 羊膜腔感染。
2. 药物无法抑制的宫缩。
3. 胎膜早破。
4. 较严重的内科合并症。

## 三、术前准备

### (一)患者的准备

1. 详细询问病史及检查

(1) 了解现病史及既往史，是否合并流产或早产史，有无重要脏器疾病，有无出血倾向及炎症史。

(2) 完成体格检查，术前完善常规实验室检查及重要的影像学检查，包括心电图、产科超声等，应注意排除胎儿畸形，超声检查子宫颈管长度、子宫颈内口宽度和有无羊膜囊嵌入子宫颈管或阴道。

(3) 如已存在羊膜囊嵌顿，臀高位卧床 3 ~ 5 天以使脱垂的羊膜囊回缩，对已有明显宫缩者应用宫缩抑制剂。

(4) 术前行阴道宫颈分泌物、血常规及 C 反应蛋白 (CRP) 检查，排除宫内感染。

2. 手术前合并症的处理

(1) 积极纠正贫血；有效控制出血倾向。

(2) 控制原有感染病灶，一般术前不常规采用预防性抗生素治疗。

(3) 有营养不良及代谢紊乱者术前应做相应处理。

(4) 适当控制原有高血压及高血糖。

(5) 有其他系统疾病者，请相关专科协助治疗。

3. 手术前准备

(1) 阴道准备：术前检查阴道清洁度，有明显感染迹象时予以预防性应用抗生素。

(2) 抑制宫缩：有宫缩者应用抑制子宫收缩的药物。

## (二) 手术人员的准备

1. 手术者组织手术小组成员术前讨论，明确手术方式、手术时间及麻醉方法，评估手术风险及处理对策。

2. 术前向患者及家属充分交代手术和麻醉风险，签署手术及麻醉同意书。

3. 准备好经阴道器械，严格保证器械正常使用。

# 四、手术要点、难点及对策

## (一) 麻醉和体位

采用硬腰联合麻醉或单次腰麻。体位采取膀胱截石位，大腿向两侧平移并充分外展，头低 15° ~ 30°。

## (二) 手术方式及手术时机

目前标准的阴式宫颈环扎术包括 McDonald 和 Shirodkar 术式。经腹宫颈环扎术有开腹手术与腹腔镜手术两种。

经阴道宫颈环扎术的前提是宫颈解剖结构完整；经腹宫颈环扎主要适用于宫颈机能不全合并解剖异常 ( 子宫颈过短、锥切后组织缺失或严重的瘢痕等 )、宫颈炎症及反复经阴道宫颈环扎术失败的患者。近年来随着腹腔镜技术的发展，腹腔镜下宫颈环扎术逐渐应用于临床。

1. 以病史为指征的经阴道宫颈环扎术，一般在孕 12 ~ 14 周进行。

2. 以超声为指征的经阴道宫颈环扎术，一般在孕 14 ~ 24 周进行。

3.紧急经阴道宫颈环扎术，作为子宫颈已经扩张、胎膜膨出、流产不可避免的抢救措施，手术时机应遵循个体化原则。

4.经腹宫颈环扎术通常在孕 10 ~ 14 周或者非孕期进行。

## (三) 手术步骤

标准的阴式宫颈环扎术包括 McDonald 和 Shirodkar 术式，不能确定其中一种缝合方法和手术技巧优于另一种方式。

1.标准的阴氏宫颈环扎术

(1) McDonald 术式

1) 暴露子宫颈：检查子宫颈长度和内口松紧度以决定环绕缝合的部位和高度。

2) 环绕子宫颈：将子宫颈向下方牵引，于子宫颈内口水平，用大号圆针 10 号线，从子宫颈 12 点内口水平处水平进针，深达子宫颈肌层的 2/3，两侧避开子宫动脉下行支穿过子宫颈侧壁组织 (不穿透子宫颈管黏膜)，从 10 点处出针，顺序依次为 12 ~ 10 点、10 ~ 8 点、8 ~ 6 点、6 ~ 4 点、4 ~ 2 点，避开子宫颈 3 点、9 点处血管丰富处，在子宫颈左前方 (12 ~ 2 点 ) 打结，打结前在线末端套一消毒小胶管，以便于拆线及减少打结处局部压力。打结时子宫颈管松紧度以可容一小指尖为度，剪线，余线长 3cm。对羊膜囊已突入子宫颈管者，打结时用示指或小球囊将羊膜囊轻轻回纳 (图 2-1-1)。

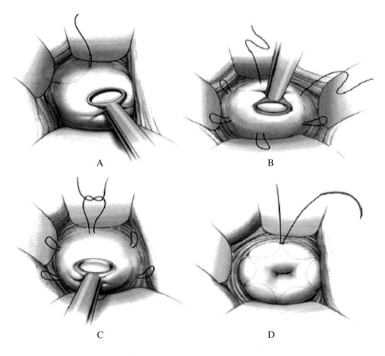

A　　　　　　　　B

C　　　　　　　　D

图 2-1-1　McDonald 术式

(2) Shirodkar 术式

1) 暴露子宫颈：于膀胱沟稍下方，横行切开阴道黏膜和子宫颈筋膜，适当上推膀胱。同样，于子宫颈后唇做小横切口，适当下推直肠。

2) 环扎子宫颈：于已分离的子宫颈筋膜下方，用大圆针 10 号线，从子宫颈前唇切口右侧进针，环绕缝合右半侧子宫颈，自子宫颈后唇穿出。同样环绕缝合左侧子宫颈。最后针线从子宫颈前唇切口穿出，两线端双重打结，缝合阴道前后壁黏膜，并留 3cm 的线端于切口外以便日后拆除。对羊膜囊已突入子宫颈管者，打结时用示指或小球囊将羊膜囊轻轻回纳 ( 图 2-1-2)。

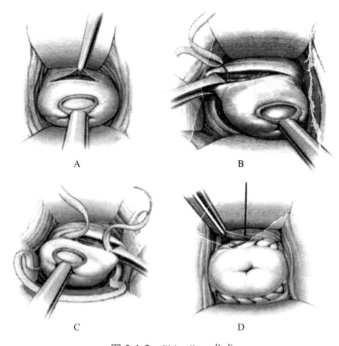

图 2-1-2　Shirodkar 术式

2. 经腹宫颈环扎术

(1) 开腹手术

1) 暴露子宫颈：于下腹部做正中纵切口，长约 8cm，依次切开皮肤、皮下组织、筋膜，分离腹直肌，打开壁腹膜，随后打开子宫膀胱反折腹膜，向两侧延长腹膜切口，充分暴露子宫颈峡部。

2) 环绕子宫颈：于子宫颈内口水平，子宫动脉分支之间的无血管区，用尼龙带环绕子宫颈。

与阴道手术比较，经腹手术存在以下缺点：需两次开腹手术，第一次经腹行子宫颈环绕，第二次于分娩时剖宫产；手术需在近输尿管处的血管密集处施行，易引起出血和损伤，故并发症多于经阴道手术。

(2) 腹腔镜手术

1) 选脐上 1 ~ 2cm 作为置镜孔，镜下于右下腹麦氏点处做 5mm 助手操作孔，左下腹相对应位置做 5mm 术者第一操作孔，在置镜孔与术者第一操作孔连线中点外侧 4cm 处做 10mm 术者第二操作孔。

2) 暴露子宫颈峡部：超声刀剪断圆韧带，将子宫牵拉向一侧，暴露术侧阔韧带，剪开阔韧带无血管区至膀胱腹膜反折水平，用宫颈钳钳夹推起宫颈，超声刀剪开膀胱腹膜反折，推开膀胱，暴露子宫峡部及宫旁血管束。

3) 环扎子宫颈：用两端带针的聚丙烯环扎带 (Mersilene 带 ) 进行宫颈环扎。以环扎带的弯针分别由子宫血管束的内侧、紧贴子宫颈组织由后向前进针，将线结打在子宫峡部前方。随后将环扎带一侧的穿刺针自血管内侧由前向后穿刺，绕过子宫颈后方，再自子宫峡部另一侧血管内侧由后方向前穿刺，到达子宫峡部前方，同法处理对侧，再次环扎子宫颈峡部，尽可能扎紧，完成双重环扎。

### （四）终止妊娠的时机及方法

对于无合并症的经阴道宫颈环扎者，一般选择在孕 36 ~ 37 周时拆除缝线，等待自然分娩；择期行剖宫产术的患者则在手术前拆除环扎线。多数情况下，可以门诊拆除 McDonald 环扎线。

对于经腹宫颈环扎，足月妊娠或可存活的早产儿需行剖宫产术终止妊娠；对于有继续妊娠需求的患者可保留缝线，当出现反复盆腔炎症、慢性盆腔痛时应考虑取出缝线；对于剖宫产术中探查见宫颈管完全闭合的患者，必须拆除缝线，以免恶露不能排出而潴留于宫腔。

对于经腹环扎术后，孕中期胎儿异常、死胎、不能控制的早产和胎儿不能存活，且孕周较大胎儿不能经阴道娩出时，可选择以下三种方式终止妊娠，推荐前两种方式。

(1) 经阴道后穹隆取线：切开后穹隆，拆除缝线后经阴道分娩，但因缝扎位置较高，合并粘连时经阴道拆除困难；妊娠期盆腔血流丰富，术中出血较多，损伤肠管风险增加。

(2) 经腹取线法：经腹腔镜或经腹部小切口切断缝线，经阴道分娩。

(3) 剖宫取胎术：手术创伤较大，且日后再次妊娠子宫破裂风险增大。

## 五、术后监测与处理

1. 生命体征的监护：术后 6 小时内给予心电监护，密切观察血压、心率、血氧饱和度及胎心率。同时注意阴道流血及腹痛情况，及时处理早期并发症。

2. 抑制宫缩：术后 24 小时内卧床休息，是否应用宫缩抑制剂应根据患者情况个体化处理。

3. 术后抗感染：是否应用抗生素应根据具体情况个体化处理，除密切观察体温变化，还应及早发现阴道异常分泌物，阴道流液、流血等情况，并及时处理。

4. 随访：出院后禁性生活及避免重体力劳动，避免长时间站立及大便干燥，定期门诊行产前检查。如出现产兆或胎膜早破需随时入院，如无产兆可于孕 36~37 周入院待产，拆除缝线。

## 六、术后常见并发症的预防与处理

1. 胎膜早破：术中对子宫颈及子宫的刺激，可能会导致羊膜腔嵌入松弛的内口导致压力增大或诱发宫缩，导致胎膜早破，如术后出现阴道流液，阴道液 pH ≥ 6.5 或阴道液涂片出现羊齿状结晶可基本明确诊断。目前尚无关于宫颈环扎术后胎膜早破处理方法的前瞻性研究，应遵循个体化的原则决定缝线的去留。

2.绒毛膜羊膜炎为胎膜早破的主要并发症，研究表明此并发症的发生与手术时孕周和阴道清洁度相关。其诊断依据包括：母体心率 ≥ 100 次 / 分、胎儿心率 ≥ 160 次 / 分、母体体温 ≥ 38℃、子宫压痛、羊水恶臭、母体白细胞计数 ≥ $15 \times 10^9$/L 及中性粒细胞 ≥ 90%。一旦出现绒毛膜羊膜炎，抗感染的同时及时终止妊娠。

3.产后或流产术后经抑制宫缩及控制感染处理后，一旦早产或流产不可避免，应在促胎肺成熟及抗感染的基础上，拆除宫颈缝线，终止妊娠。

4.宫颈裂伤由于临产后未及时拆除缝线或经腹宫颈环扎术后患者经阴分娩所致。一旦发生宫颈裂伤，应拆除缝线并进行子宫颈修补。预防：于临产前及时拆除缝线；经腹宫颈环扎术的患者应行剖宫产术终止妊娠。

5.子宫破裂一般发生在临产后未及时拆除子宫颈缝线的患者。处理原则为开腹探查行子宫破裂修补术，必要时可行子宫切除术。

6.切口感染及脂肪液化主要发生在经腹宫颈环扎术后者。术前应充分准备，术中精细操作，减少出血，术后应用广谱抗生素，预防感染。

## 七、临床效果评价

宫颈机能不全是导致中期妊娠流产的常见病因之一，宫颈环扎术是治疗宫颈机能不全的有效措施。其治疗目的是尽可能加强子宫颈管的张力，阻止子宫下段延伸和子宫颈口扩张，协助子宫颈内口承担妊娠后期胎儿及胎儿附属物的重力；同时术后保胎治疗可降低子宫肌纤维张力及子宫下段负荷，维持妊娠状态，防止复发性流产。宫颈环扎术为弱化的宫颈结构提供一定程度的支持，保持宫颈长度和保留宫颈黏液栓，后者对预防上行感染十分重要。

妊娠期宫颈环扎术可分为经阴道手术及经腹手术。目前标准的阴式宫颈环扎术包括 McDonald 和 Shirodkar 术式。经腹宫颈环扎术是针对宫颈机能不全、具有环扎术指征，但由于解剖局限性无法施术 ( 如宫颈锥形切除术、LEEP 术后 )，或反复经阴道环扎术失败患者的补救性治疗。经腹宫颈环扎术有开腹手术与腹腔镜手术两种，两者的妊娠结局无明显差异。

根据 2014 年 2 月 ACOG 第 142 号指南，应用抗生素及宫缩抑制剂均不能明显改善宫颈环扎术后患者的妊娠结局；术后持续的超声监测子宫颈长度不适用于所有患者。基于良好和一致的科学证据表明，单胎妊娠 24 周前子宫颈小于 25mm，且有孕 34 周前自发早产史者，虽然达不到宫颈机能不全的诊断标准，行宫颈环扎术有效；环扎术可显著降低早产率，同时降低新生儿发病率和死亡率，因此有中期妊娠流产或早产史且超声检查子宫颈缩短者可考虑行环扎术；但对于无自发性早产病史，孕 16~24 周探查子宫颈长度短于 25mm 的患者实施环扎术不能显著降低早产的发生。目前国内外大样本的临床数据表明，宫颈环扎术在改善新生儿存活率及延长孕周等方面均有一定的作用，其结果显示，宫颈环扎术组的新生儿存活率高于对照组，平均分娩孕周数和平均延长孕周数均长于对照组，新生儿体重高于对照组。但对施行妊娠期宫颈环扎术的时机、围术期抗生素及宫缩抑制剂的应用目前仍未达成统一共识，同时对宫颈环扎术的适应证及手术方式的掌握仍是目前较为重要的问题，有待临床医生进一步探索和研究。

（马玉燕）

# 第二节　宫颈裂伤缝合术

## 一、适应证

阴道分娩者，都有造成宫颈裂伤的可能，检查确定宫颈裂伤并有活动性出血时，应立即缝合。

## 二、禁忌证

无特殊禁忌。

## 三、术前准备

胎盘排出后，子宫收缩好，检查胎盘完整，但阴道持续流鲜血，应警惕子宫颈及阴道高位（穹隆部）裂伤。此时可用阴道拉钩暴露阴道顶端，用两把无齿卵圆钳交替依次钳住子宫颈检查，如发现撕裂，应注意其深度是否达穹隆。

## 四、手术要点、难点及对策

1. 体位：取膀胱截石位。

2. 手术步骤

(1) 阴道拉钩扩开阴道，用子宫颈钳或两把卵圆钳钳夹子宫颈，并使之充分暴露。

(2) 直视下用卵圆钳循序交替，按顺时针或逆时针方向依次检查子宫颈一周，如发生裂伤，将两把卵圆钳夹于裂口两侧，自裂伤的顶端，用可吸收线向子宫颈外口做连续或间断缝合。

(3) 子宫颈环形撕脱伴活动性出血，可循宫颈撕脱的边缘处，用可吸收线做连续锁边缝合。

3. 术中注意要点

(1) 浅的宫颈裂伤，没有活动性出血，可不做处理。

(2) 宫颈裂伤伴有活动性出血者，应立即行裂伤缝合术。

(3) 当裂伤深达穹隆、子宫下段、甚至子宫破裂，从阴道缝合困难时，应行开腹缝合。

(4) 伤及子宫动静脉或其分支，引起严重的出血或形成阔韧带内血肿，需要剖腹探查。

(5) 若子宫颈环形裂伤或脱落，即使出血不多，也应进行缝合。

(6) 宫颈裂伤超过 3cm 以上，需要缝合。

(7) 充分暴露子宫颈，寻找裂伤顶端，看清裂伤部位，缝合的第一针必须在裂伤的顶端。

## 五、术后监测与处理

1. 注意产后出血及恶露情况。若怀疑宫颈裂伤出血或感染均应及早处理。

2. 保持会阴清洁干燥。

## 六、术后常见并发症的预防与处理

1. 出血：缝合的第一针必须在裂伤的顶端，若缝合不彻底可导致产后持续出血。

2. 感染：感染早期应给予抗生素治疗，裂伤较深者可预防性应用抗生素。

## 七、临床效果评价

临床应指导产妇用力，避免产力过强、产程发展过快或宫颈未开全产妇屏气用力造成宫颈裂伤。若及时发现宫颈裂伤并缝合，产妇愈合良好。

（朱剑文）

**参 考 文 献**

刘新民 . 2003. 妇产科手术学 . 北京：人民卫生出版社，487-495

夏恩兰 . 2013. 宫颈机能不全诊治的近代进展 . 妇产与遗传（电子版），3(4)：11-15

ACOG. 2014. ACOG Cerclage for Management of Cervicalin sufficiency. Numbers，142

# 第三章　人工助娩手术

## 第一节　胎头吸引术

### 一、适应证

1.宫缩乏力，第二产程延长者，包括持续性枕横位和枕后位。

2.母体患有某些疾病，如心脏病、高血压、妊娠高血压综合征（妊高征）、产时高热、严重哮喘、肺结核、贫血等，需要缩短第二产程者。

3.以前有过剖宫产史，不适于分娩时用力者。

4.轻度头盆不称，胎头内旋转受阻者。

5.胎儿宫内窘迫除外重度者需要结束分娩者。

### 二、禁忌证

1.胎儿不能或不宜经产道分娩者。如严重的头盆不称、产道阻塞、畸形、宫颈癌、宫脱垂术后、尿瘘修补术后等。

2.异常胎位：颜面位、额位、横位。

3.臀位后出头。

4.胎头未衔接。

5.胎膜未破。

6.枕后位慎用。

### 三、术前准备

1.检查吸引器有无损坏、漏气，橡皮套有无松动，并把橡皮接管接在吸引器空心管柄上。

2.取膀胱截石位，外阴准备同接生。

3.导尿排空膀胱。

4.阴道检查，了解子宫颈口开大情况，确定胎头为顶先露，骨质部分已达坐骨棘水平及以下（相当于 +3 以下），排除禁忌证。胎膜未破者予以破膜。

5. 初产妇及经产妇会阴紧者，常规行会阴切开。

6. 做好抢救新生儿准备。

## 四、手术要点、难点及对策

1. 放置吸引器：放置顺序为后缘→右侧缘→上缘→左侧缘→与胎头紧贴（图 3-1-1、图 3-1-2）。

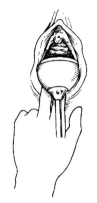

**图 3-1-1 放置吸引器冠状面**

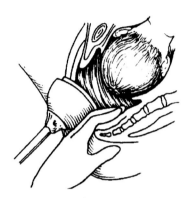

**图 3-1-2 放置吸引器矢状面**

2. 检查吸引器：一手稍内推，使吸引器与胎头始终紧贴。另一手伸入阴道触摸吸引器头端一周，确保无阴道壁或子宫颈组织夹入。同时调整吸引器小端的两柄与胎头矢状缝一致，以作为旋转胎头标记。

3. 形成吸引器内负压：通过空针接吸引器之橡皮管抽空气 60~80ml。形成负压不宜过大过快。之后用血管钳夹紧橡皮管。

4. 牵引与旋转吸引器：试牵，检查是否衔接或漏气。正式牵引应在宫缩时进行，方向根据先露所在平面，循产道轴，在宫缩间歇停止牵引。如有滑脱应仔细复查是否不适于经阴道分娩。牵引应连续，变换方向不得突然，始终与吸引器口径呈直角。用力不得过大。胎头不正时应在牵引同时旋转。右枕前位向顺时针方向旋转；左枕前位向逆时针方向旋转；持续性枕后位应用手旋转至枕前位后施行吸引术，每次旋转 45° 为宜，旋转时助手于腹部协助。以枕左横位胎头位于坐骨棘水平为例，应向下向外并稍向逆时针方向旋转牵引，先露达会阴部时则向外，双顶着冠时则逐渐向上牵引（图 3-1-3）。

5. 取下胎头吸引器

胎头娩出后放开夹闭橡皮管的血管钳，解除负压，取下吸引器。之后胎儿按正常机转娩出。娩出后常规肌内注射维生素 $K_1$ 4mg，预防颅内出血。

吸引时间不宜过长，以不超过 10 分钟为佳，一般主张 10~15 分钟，最长不超过 20 分钟。宫

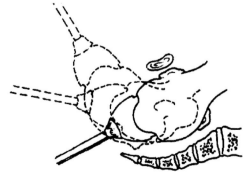

**图 3-1-3 牵拉吸引器**

缩次数在 5 次内为佳。如时间过长，头皮及脑损伤并发症增加。

## 五、术后监测与处理

1.检查新生儿是否存活，是否需急救，是否存在产伤。
2.检查产道，处理产后出血。

## 六、术后常见并发症的预防与处理

1.胎儿并发症：可有头皮血肿、头皮坏死、颅内出血、颅骨骨折等，均系负压形成过大，或牵引过度用力或多次长时间牵引所致。头皮血肿无继续增大者等待自然吸收，否则应切开止血；头皮坏死预防感染；颅内出血按新生儿颅内出血积极处理；颅骨凹陷性骨折需手术处理。

2.产妇并发症：可有软产道裂伤及血肿等，明显裂伤行修补术，血肿不大或不继续增大可不处理。

## 七、临床效果评价

胎头吸引术操作简单，容易掌握，对软组织不易造成损伤，很少导致感染。如负压形成合适，牵引时间得当，对胎儿也很少造成损伤。胎儿颅内损伤较产钳发生率明显降低。但对宫内窒息急需分娩者不如产钳可靠。对胎头吸引术失败者仍可能经产钳术完成。胎头位置较高，所需牵引力较大时，产钳较吸引器合适。因此，应用效果取决于正确的选择、最合适时机的处理和正规操作等。

（夏革清　吴超英）

# 第二节　产钳助产术

## 一、适应证

### （一）第二产程延长

1.持续性枕横位或持续性枕后位。
2.巨大儿相对头盆不称。
3.子宫收缩乏力。
4.产妇衰竭或药物引起的痛觉消失（如硬膜外麻醉）。

## (二)缩短第二产程

产妇患有各种合并症及并发症，需缩短第二产程。如心脏病、哮喘、妊高征等。

## (三)胎儿因素

1.第二产程中任何提示胎儿宫内安全受到威胁的情况。

2.第二产程胎心监测结果异常。

# 二、禁忌证

1.胎膜未破，宫口未开全。

2.胎头未衔接，明显的头盆不称。胎头双顶径未达坐骨棘水平，胎先露在 +2 以上。

3.胎位异常：不适用产钳的胎位有额先露、高直前位、高直后位及不明显的不均倾 ( 包括前不均倾、后不均倾 )。

4.胎儿畸形：如脑积水、无脑儿、巨结肠、连体胎儿、胎儿巨大畸胎瘤等严重畸形。

5.死胎：胎儿已死亡，应以保护产妇为主，可行毁胎术。

# 三、手术要点、难点及对策

1.连接产钳并于适当位置握持。

2.松开产钳，左手持左叶产钳；放置产钳于产妇盆腔的左侧，头曲向内对着外阴，开始时手柄垂直放入，叶片置于胎儿的左侧 ( 枕前位时 )，用右手的两个手指深插到阴道的后外侧，以保护产妇的阴道组织并阴道叶片入位 ( 图 3-2-1)。

3.放置右侧产钳，方法同上 ( 图 3-2-2)。

4.连接手柄并扣锁 ( 图 3-2-3)。

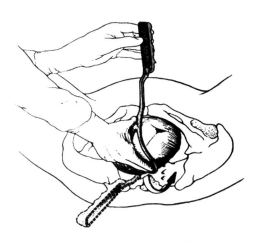

图 3-2-1　放置左侧产钳

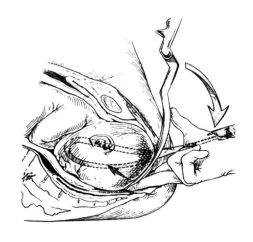

图 3-2-2　放置右侧产钳

5. 检查产钳是否合适：后囟中部位于手柄中间，手柄平面上 1cm( 高 )；产钳叶柄上的窗与胎头之间的缝隙不能超过 1 指尖 (1cm)( 深 )；人字缝应位于两叶叶片上缘之上，并与之等距；矢状缝位于两叶中间；检查两钳之间是否有子宫颈、阴道组织及脐带。

6. 试行牵拉牵引：宫缩时向外、向下沿着生殖道轴缓慢牵拉产钳，然后再平行牵拉，当胎头着冠后将钳柄上提，使胎头仰伸娩出 ( 图 3-2-4)。

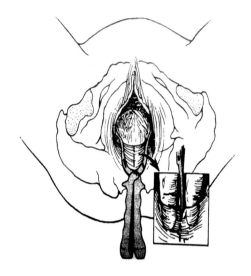

图 3-2-3　连接手柄并扣锁　　　　　　　　　图 3-2-4　试行牵拉牵引

7. 取出产钳：当胎头双顶径越过骨盆出口时，应松开产钳，先取下产钳右叶，再取出产钳左叶，钳叶应顺胎头慢慢滑出，然后按分娩机转娩出胎体。可在胎头完全娩出前将产钳卸除，以减少会阴的张力。

总的来说，产钳助产可采用以下 "ABCDEFGHIJ" 口诀。

A：Ask for help　请求帮助 / 告知患者 / 麻醉是否足够？硬膜外麻醉或阴部阻滞麻醉最为有效，也可以考虑局部麻醉。

B：Bladder empty　膀胱是否排空？如果必要，可放置导尿管。

C：Cervix completely dilated　宫颈完全扩张。

D：Determine position of fetal head, think of shoulder dystocia　明确胎位，考虑肩难产。

E：Equipment ready　准备好器械。

F：Forceps ready　准备好产钳。

G：Gentle　轻柔牵拉。

H：Handle elevated to follow the "J" shaped pelvic curve　垂直上抬手柄，沿着骨盆轴呈 J 形走向。

I：Incision　考虑会阴侧切。

J：Remove forceps when the jaw is reachable　可及下颌时撤除器械。

## 四、术后监测与处理

1. 检查产道，处理产后出血。
2. 检查新生儿是否出现产伤。

## 五、术后常见并发症的预防与处理

### (一) 并发症处理

1. 母体方面

(1) 产道裂伤：主要是软产道的撕裂伤，如会阴裂伤、阴道壁的裂伤、宫颈的裂伤；严重的可引起骨产道损伤，如尾骨骨折及骶骨骨折。

(2) 阴道壁血肿：由裂伤出血所致，向上可达阔韧带及腹膜后，向下可达会阴深部。

(3) 感染：由于阴道检查，会阴切开，产钳放置，牵引时损伤产道等，均可增加感染机会。

(4) 生殖道瘘。

(5) 远期后遗症：术时盆底软组织损伤，远期可导致膀胱、直肠膨出或子宫脱垂等。

2. 胎儿方面　头皮及面部的损伤、面瘫、脑瘫、颅骨骨折、颅内出血、围产儿死亡等。

### (二) 并发症预防

1. 严格掌握产钳术的适应证及条件。
2. 牵引力要持续稳妥，切忌左右摇摆。
3. 缓慢娩出抬头。
4. 术毕常规检查产道，发现损伤及时缝合。
5. 抗生素预防感染。

（夏革清）

# 第三节　臀位助产术

## 一、适应证

1. 骨产道及软产道正常。
2. 完全臀位或单臀。
3. 胎儿体重估计小于3500g。
4. 产力良好，无胎儿窘迫及胎膜早破者。
5. 检查宫颈口近开全或完全开全。

## 二、术前准备

### (一) 患者的准备

1.详细询问病史及检查

(1) 了解现病史及既往史，重要脏器有无疾病史等。

(2) 完成体格检查和术前常规实验室检查及重要的影像学检查，包括血尿常规、凝血功能、输血前全套、肝功能、肾功能、电解质、血糖、心电图、胎儿超声等。必要时需结合孕妇病情完善其他检查。

(3) 臀位临产的孕妇进行常规检查评价后，持续胎心监护。

2.手术前的准备

(1) 会阴皮肤准备：酌情备皮。

(2) 产妇取膀胱截石位，外阴消毒、导尿。

(3) 双侧阴部神经阻滞麻醉，初产妇或经产妇会阴较紧者做侧斜会阴切开。

(4) 做好新生儿复苏抢救准备。

(5) 准备好后出头产钳。

### (二) 手术人员的准备

1.通知高年资助产士、产科医生及儿科医生。

2.主治医师与产妇及家人讨论分娩方式并确定选择经阴道分娩。充分告知孕妇及家属术中和术后可能出现的不良结局及并发症并签手术知情同意书，包括以下几种情况。

(1) 子宫破裂、宫颈裂伤、会阴裂伤。

(2) 宫缩乏力和出血。

(3) 脐带脱垂。

(4) 新生儿损伤，例如，肱骨、锁骨或股骨骨折，臂丛神经损伤、颅脑及脊柱损伤。

(5) 新生儿窒息。

## 三、手术要点、难点及对策

### (一) 臀位助产术的手术方法选择

1.臀位第一助产法：即堵臀法，主要用于完全或不完全臀先露。即适度用力阻止胎足娩出阴道，使宫缩反射性加强，迫使胎臀下降，胎臀与下肢共挤于盆底，有助于宫口和软产道充分扩张。

2.臀位第二助产法：即扶持法，主要用于单臀先露，即腿直臀位。由于胎儿伸直的下肢与躯干能较好地扩张宫颈及阴道，并保持两臂在胸前交叉，防止上举，故单臀先露在无指征时，勿过早干预，尽量任胎臀自然娩出，至娩出达脐部时使胎背向上，术者两拇指放于胎儿大腿后面，其余四指放于骶部握住胎臀，将胎体尽量向母体腹侧方上举并牵引胎体及胎肩，胎肩娩出后，保持胎儿双腿压住胎儿颈部，继续向上牵引胎体使胎头俯屈娩出。

3.臀位牵引术：主要在双胎妊娠第二胎娩出，第二产程停滞且有剖宫产禁忌证及胎儿已经死亡时才应用臀位牵引术；臀位分娩时，胎儿由下肢开始直至胎头全部由助产者手法牵引娩出者称为臀位牵引术，其在现代产科中已极少应用。

## （二）臀位助产术的手术要点

胎臀娩出后协助胎背转向上方，以利双肩径进入骨盆入口；胎肩将娩出时，协助胎背转回侧方，以利双肩及双上肢娩出；胎肩及双上肢娩出后，协助胎背再转向上方，助手在耻骨上适当加压使保持胎头俯屈，以利胎儿以枕下前囟径通过骨盆出口。

## （三）臀位助产术的手术难点及对策

1.第一助产法的堵臀及娩出臀部和下肢时机：见胎儿下肢露于阴道口时，即用一消毒巾盖住阴道口，并用手堵住。每次宫缩时以手掌抵住，防止胎足早期脱出。如完全臀位和不完全臀位的堵臀时间不够，可使宫颈阴道扩张不充分，臀部未降至盆底，此时进行臀位阴道助产，可造成胎儿损伤及胎体、胎头娩出困难。反之，堵臀时间过长，宫颈及阴道早已充分扩张，胎臀已达盆底，如继续阻止娩出，会造成宫缩过强，胎盘缺血、缺氧而使胎儿窒息，严重时可使子宫下段过度扩张而发生破裂。反复宫缩可使胎臀下降，充分扩充阴道，直至产妇向下屏气强烈，手掌感到相当冲力，宫口开全，会阴膨起，胎儿粗隆间径已达坐骨棘以下，宫缩时逼近会阴时，做会阴切开。然后趁一次强宫缩时嘱产妇尽量用力，助产者放开手，胎臀及下肢即可顺利娩出。

2.娩出肩部和上肢：成功完成臀位分娩的一条重要原则是，胎儿肩胛骨的下 1/2 娩出后，才开始持续、轻柔地向下旋转。在看到一侧腋窝之前，不要试图分娩胎肩和上臂。不遵循这条原则常常会使相对容易的其他步骤变得困难。一侧腋窝出现在阴道口表明到了分娩胎肩的时候。助产者用治疗巾裹住胎儿下肢及臀部，双手拇指放在胎儿背部髂骨边缘，其余四指放在臀部侧方，紧握胎儿臀部转动，骶左前向左侧转动 45°，骶右前向右侧转动 45°，使双肩径落于骨盆前后径上。边旋转边向下牵引直至胎儿脐部露于阴道口外，并将脐带轻轻向外拉出数厘米，以免牵引过度影响胎儿血液循环。继续向外、向下牵引胎儿躯干于耻骨联合下见到腋窝时，助产士伸入示指和中指到产道内顺胎肩滑至胎儿肘关节并将其勾住顺势带出，不要勾住胎儿的肱骨、尺骨和桡骨向外牵拉，以免导致长骨骨折。如欲先娩前肩，术者将胎臀向下牵引，前肩及上肢多可自然娩出。然后助产士再将胎体边旋转边尽量上举胎体，使胎儿后肩暴露于阴道口，同法娩出后臂。亦可先娩后肩再娩前肩。

3.胎臀上举的处理：如果胎臀上举不能及时纠正，助产士可握住胎儿骨盆部位，将胎儿背部旋转 180° 使后臀转向前方，胎儿肘部暴露于耻骨联合下方，从而娩出手臂和手部。随后，同法反向旋转胎体，娩出另一只手臂。如果旋转胎儿不能释放背屈手臂，术者可以两指经胎儿肩部背侧伸入产道内，压迫胎儿肘部使上肢弯曲，随之自面部及胸前滑入阴道内而娩出，同法娩出另侧上肢。也可见到胎儿腋部，即将胎儿肩胛外侧缘向胎儿脊柱方向推，胎儿一侧上肢有时可经过胎儿前胸自然滑出。

4.娩出胎头：将胎背转至前方，使胎头矢状缝与骨盆出口前后径一致，助手迅速在母体尺骨联合上方加压，使胎头俯屈入盆，然后用下述两种方法之一娩出胎头。

1) 胎头枕骨达耻骨联合位置下时，将胎体向母亲腹部方向上举，甚可翻至耻骨联合位置上，胎头即可娩出。

2) 后出头法：将胎体骑跨在术者左前臂上，同时术者左手中指伸入胎儿口中，上顶上腭，示指及环指附于两侧上颌骨；术者右手中指压低胎头枕部使其俯屈，示指及环指置于胎儿颈部两侧，先向下牵拉，同时助手在产妇下腹正中向下施以适当压力，使胎儿保持俯屈。当胎儿枕部低于耻骨弓下时，逐渐将胎体上举，以枕部为支点，使胎儿下颌、口、鼻、眼、额相继娩出。

5. 后出头困难的处理

(1) 宫颈口未开全：没有完全扩张的宫颈使后出胎头娩出困难，若强行牵拉胎儿体，可使宫颈形成痉挛环卡住胎儿颈部并导致宫颈损伤，可立即宫颈注射利多卡因，必要时采用全身麻醉来使宫颈松弛；也可沿宫颈 4 点和 8 点处避开宫颈主要血管、膀胱和直肠行宫颈切开术。

(2) 胎头仰伸：主要发生于胎臀娩出后牵拉胎体过急；或娩出胎头时未等胎头枕骨达耻骨联合下方就过早上翻胎体，这样过度仰伸的胎头以枕颏颈入盆，胎头因内旋转困难而难于娩出。助产者可将手伸入产道压迫胎儿上颌部使其颏部俯屈并向胸部靠拢，同时，助手在母体耻骨联合上加压于胎儿枕部，两者配合使胎头俯屈从而娩出胎头。

(3) 胎头呈枕直位或枕后位：术者在胎肩内旋转尚未完成时就急于向外下牵引，导致胎头以枕直前位嵌顿于骨盆入口前后径上而不能入盆。此时，术者应在宫缩间歇期将胎背转向侧方，使双肩径与骨盆前后径一致，同时伸一手入产道内协助胎头额部与胎肩配合转动，使胎头双顶径衔接于骨盆入口前后径上而娩出胎头；如果误将胎头牵引成枕后位，若胎头俯屈良好，可顺势牵引胎体至鼻根达耻骨联合下，再将胎体上举过耻骨联合上方，使胎头按枕、顶、额的顺序娩出。

6. 臀位第二助产法：即扶持法主要用于单臀先露，即腿直臀位。单臀位时显露为臀及双侧大腿，周径较大，遇到的阻力较大，千万不能像臀位第一助产法那样堵先露部，而是要很好地指导孕妇屏气用力使先露部尽早排出。第二产程宫缩不佳、产程有延长趋势时，可静脉滴注缩宫素加强宫缩，帮助胎先露部娩出。

(1) 当臀位及双侧大腿显露后，助产者可使胎背朝向上略斜向一侧，让臀部的最大径(股骨粗隆间径)适应骨盆出口面的斜径。助产者用手紧握胎臀的两侧，拇指压在胎儿腿部，其余四指压在骶部。

(2) 每次宫缩时将胎体及双腿向上抽拔，宫缩间歇期助产者拇指及其他四指顺着抬腿及胎体下滑至阴道口，使双腿紧贴胎体不致脱出阴道口外。

(3) 胎儿双上肢被压在大腿下交叉于胸前，提拔肢体与双腿时，将上肢同时拔出，由于双肩保持于骨盆出口斜径上，故出一般无困难。

(4) 出肩后双腿仍然保持原位压住胎儿颏部，抬头不致仰伸，再继续将胎体及双腿向耻骨联合、向母体腹部方向提举，胎头即可保持俯屈位顺利娩出。

若在提举胎体过程中下肢或上肢脱出，则为第二助产法失败，只有改变第一助产法娩出胎体、胎肩及胎头以完成分娩。

### (四)臀位牵引术

臀位分娩时,胎儿由下肢开始直至胎头全部由助产者手法牵引娩出者称为臀位牵引术,除双胎妊娠第二胎娩出,第二产程停滞且有剖宫产禁忌以及胎儿已经死亡时才应用臀位牵引术,目前其在临床中已很少应用。

1.牵引下肢的手术方法选择及要点

(1) 足先露牵出下肢法:同臀位助产压迫法。

(2) 混合臀先露牵出下肢法:胎臀与胎足一起降至阴道口,不需要进行压迫法,直接进行臀位牵引法。

(3) 单臀先露牵出下肢法:当胎儿部分胎臀和外阴露于阴道外口时,说明宫口已开全,助产者即可腹股沟牵引法行臀位牵引术,即以一手示指勾住腹股沟按产轴向下牵引。当后腹股沟也能钩到时则另一只手同时钩取,双手一起牵引,则双下肢伴随胎臀下降娩出。

2.牵引下肢困难时的处理

(1) 如果胎臀在盆腔内的位置较高而又急于娩出胎儿,宫口近开全,若一手伸入阴道能触到前腹股沟者,则向下牵拉。如牵拉困难,另一手可握持于腕部助力。

(2) 若胎臀在宫腔内的位置较高而行腹股沟牵引发困难时,则需下拉一侧或双侧下肢。在麻醉后子宫充分松弛的情况下,用手沿着前侧大腿进入宫腔,越过弯曲的膝关节抓住胫骨下部和足部。

(3) 使用 Pinard 助产法更易触及足部,即向腹部即颏部方向屈膝。

(4) 一旦牵拉出一侧或双侧胎足,则以示指和中指夹住胎足向下牵引。

(5) 当取出前腿后,若有可能再按同样的方法取出后腿,以双足牵引出下肢,则即做单足牵引。

3.牵出胎臀:牵出胎儿双下肢后,当前臀露于阴道口时,稍向前牵引,则胎臀娩出。

4.牵出肩部、上肢及胎头,同臀位第一助产法即压迫法。

## 四、术后监测与处理

1.生命体征的监护:密切观察血压、心率等。同时注意会阴切口渗血、阴道出血及子宫复旧情况,在早期发现并发症及时处理。必要时监测血常规、凝血功能等。

2.抗感染:密切观察体温变化、切口情况,还应及早发现感染的征象,及时处理。

3.术后缩宫素的应用:术后依据子宫收缩情况给予促子宫收缩药物。

## 五、术后常见并发症的预防与处理

### (一)母体并发症

1.产道损伤:多与以下因素有关。

(1) 子宫口未开全行阴道助产、牵引或后出头产钳术。

(2) 堵臀时间不够或过长。

(3) 操作不规范，手法粗暴。胎儿胎盘娩出后，常规检查宫颈，疑有子宫破裂应行宫腔探查。有先兆完全破裂者，应立即剖腹探查，按破裂程度与部位决定手术方式。

2. 产后出血：臀先露不能均匀有力地压迫子宫下段，从而不能诱发良好的子宫收缩有关。加之手术操作机会多，产后子宫收缩乏力及软产道损伤性出血的机会也增加。及时发现并积极处理难产，预防滞产，可有效预防产后出血。

3. 产褥感染：产后给予抗生素预防感染。

## （二）围产儿并发症

1. 颅脑及脊柱损伤：胎头仰伸未能入盆，应设法使其俯屈，并使胎头选择适当的径线（以枕横位）入盆，切忌在胎头未入盆时强行牵拉胎体造成小脑幕撕裂、脊柱损伤或断裂。

2. 臂丛神经损伤：臀位胎头未入盆强行牵拉胎体，或强行牵拉胎臀都可以造成臂丛神经损伤。臂丛神经损伤重在预防，一旦发生只有等待其自然恢复，严重者往往需要半年或更长的时间恢复。

3. 骨折：是最常见的并发症。胎臀上举最易造成锁骨或肱骨骨折，违反分娩机制的助产可致下肢骨折。骨折损伤重在预防，切忌使用暴力。

4. 新生儿窒息：做好新生儿复苏准备。

（邓飞涛）

# 第四节　横位内倒转

## 一、适应证

1. 横位活胎需迅速娩出，无条件实行剖宫产及转院者。
2. 双胎第二胎儿横位或胎头高浮，或胎儿窘迫需迅速娩出者。
3. 一般情况下，横位死胎若胎头较高，实行毁胎断头术困难，取足相对较易者。

## 二、禁忌证

1. 明显的产道狭窄或头盆不称，不能经阴道分娩的活胎。
2. 子宫瘢痕易发生子宫破裂。
3. 先兆子宫破裂及子宫破裂。
4. 忽略性横位，胎膜已破，羊水流尽，不具备内倒转条件。

## 三、术前准备

### （一）患者的准备

1. 详细询问病史及检查

(1) 了解现病史及既往史，产前检查情况及孕产史。

(2) 完成体格检查及产科检查，术前常规实验室检查及重要的影像学检查，如超声检查，了解胎心及羊水情况和胎儿是否存活。

2. 做阴道检查，了解宫颈是否开全、胎先露和胎方位，有无明显的头盆不称。

3. 手术前的准备

(1) 备血交叉，加强心电监护，测血压、脉搏等，必要时输液。

(2) 产妇取膀胱截石位，消毒外阴，铺巾，导尿。

(3) 阴道内诊，子宫颈口是否开全或近开全。宫腔内有无充足的羊水及回旋余地，刚破膜羊水流失不多者，有利于胎儿在宫内活动。

### （二）手术人员的准备

1. 术前向患者及家属充分交代病情，告知手术风险并签字。

2. 术前做好抢救新生儿窒息及产妇出血的准备。

3. 手术人员遵守无菌原则，严格消毒，减少感染的发生。

## 四、手术要点、难点及对策

### （一）麻醉和体位

麻醉必须满足子宫壁完全松弛，阵缩完全停止，以利操作。采用全身麻醉或硬膜外麻醉等。

体位采取膀胱截石位，大腿向两侧并充分外展，消毒铺巾后导尿。

### （二）手术步骤

1. 寻找胎足：内诊了解宫口开大程度及其伸展性，有无脐带先露、胎位异常等。横位，查明肩胛前位或肩胛后位，肩胛高低，再次估计手术的可行性。未破膜者，则在查清胎位和先露部后，决定随即寻抓胎足时，刺破胎膜，手经胎膜破口探入，尽量使羊水少流出，以利操作。胎背在产妇左侧者，应伸进左手，胎背在产妇右侧者，则应伸进右手，也可以伸入自己惯用易于操作的手，一般为右手。

直接法即伸手入子宫腔后，经最短的距离伸至胎腹前方，寻获并抓住胎足。应用此法必须注意胎足和胎手的鉴别（图 3-4-1）。

间接法寻找胎足犹如顺藤摸瓜，即沿胎体的侧面向头端接近，摸到腋窝后，转向相反的方向摸至臀端，再沿大腿摸到胎足。此法最为可靠，既不至于弄错左右脚，也不致误将胎手当胎足。

2.抓取胎足：最好能抓取双足，不成功时则抓取单足。抓住哪一胎足对倒转有利，需据胎位决定。肩胛前位（胎背朝前）者抓取下面胎足，术者手掌朝前，伸入骶窝，沿下面的大腿勾取腘窝或足踝；肩胛后位（胎背朝后）者，取上面胎足，术者伸手经胎体腹前面沿上腿取胎足。儿背朝上时，取前足；胎背朝下时，取后足（图3-4-2）。

3.倒转胎儿：拉足，推头，用拇指、示指和中指抓取胎儿的单足或双足，慢慢向下牵引，同时另一手在腹壁外协助，向下压送胎臀，待胎足被拉至阴道时，胎头自动滑向上方，也可向上推胎头，继续牵引胎足，直至膝关节露出外阴，胎臀才进入骨盆入口，胎儿也变成了纵产式，至此内倒转完成（图3-4-3）。若操作中遇有阻力，可改变牵、推的方向，使阻力消失。若仍有阻力，应伸手探查有无肢体阻挡，试用手拨开，且不可用暴力拉扯。一般牵引下足较上足容易，当肩胛后位牵取上足困难时，可改取下足，以后在臀位牵引时引导旋转，使胎背朝向前方。当牵引胎膝下达阴道口时，胎臀即已到达子宫颈口，胎头应已位于上腹，若宫口已开全，即按臀位牵引术娩出胎儿。操作间歇期听胎心，注意避免脐带缠绕下肢或被骑跨于两臀之间。若宫口尚未开全，应暂停牵引，仅用手向下把扶胎足，使胎臀堵住宫口以防脐带脱垂，同时加强宫缩，等待宫口开全后行臀位助产或臀位牵引术。胎儿娩出后

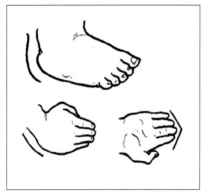

图3-4-1　胎足和胎手的鉴别

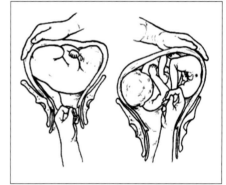

图3-4-2　伸手进宫腔寻找握住胎足

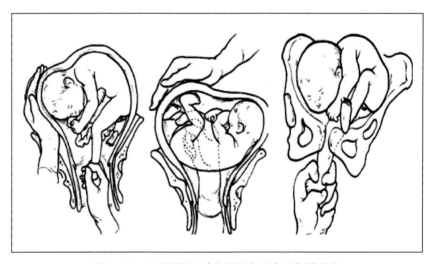

图3-4-3　经腹壁推压胎儿抓足向下牵引倒转胎儿

即交专人抢救。加强宫缩，娩出胎盘，控制产后出血，无论出血多少，都应常规仔细检查软产道有无损伤和破裂，给予子宫收缩剂，术后应用抗生素预防感染。

### （三）术中要点和手术技巧

1.注意鉴别胎手与胎足，辨清后再做牵引。

其鉴别要点：①胎足有明显的脚后跟，而手则没有；②胎足趾较手指短，足趾尖端连线呈斜形，手指尖端连线呈弯形；③胎足跗趾稍长于或平行于其余四趾，而手拇指较其他四指为短（图3-4-1）。

2.最好能抓取双足，不成功时则取单足。

3.注意使胎背朝前成骶前位，减少牵引时的阻力，有利于分娩。否则胎背向后时，另一下肢可能阻挡在耻骨联合上，造成牵引困难。若操作中遇有阻力，可改变牵、推的方向，使阻力消失。若仍有阻力，应伸手探查有无肢体阻挡，试用手拨开，不可用暴力拉扯。

4.倒转后立即听胎心，如有异常，且宫口确已开全，立即行臀位牵引法娩出胎儿。胎儿娩出后即交专人抢救。

5.操作必须轻柔，用力均匀缓慢，以防引起子宫破裂、胎儿肢体骨折、脱臼等损伤。无论出血多少，都应常规仔细检查软产道有无损伤，给予子宫收缩剂。

6.麻醉是手术成功的关键，子宫壁完全松弛，手术一般较顺利。

## 五、术后监测与处理

### （一）产妇生命体征的监护

术后24小时需密切观察生命体征，注意体温、血压、心率。

### （二）术后观察产后出血

注意观察阴道出血量及颜色等，以及产后子宫收缩情况，胎盘娩出后常规探查宫腔，警惕子宫下段及宫颈的裂伤，以便及早处理。

### （三）术后抗感染

常规使用抗生素预防感染，密切观察体温变化和阴道分泌物情况，应及早发现宫腔感染的征象，并及时处理。

### （四）术后注意新生儿情况

内倒转术后检查新生儿有无产伤，密切观察新生儿情况并积极抢救。

### （五）随访

产后42天复诊，了解产后产妇恢复情况及新生儿生长发育情况。

## 六、术后常见并发症的预防与处理

1.子宫破裂：是内倒转术常见和严重的合并症，多发生于子宫颈未完全扩张即牵引出胎儿，以及在胎儿活动受限，勉强进行倒转时。故产妇必须具备手术基本条件，方可进行操作。每例内倒转术后均应立即用手探查宫腔有无子宫破裂。内倒转术同时做好手术准备，确认无子宫先兆破裂或子宫破裂，估计胎儿不大，方可在麻醉下行内倒转术，否则无论胎儿存亡均应剖宫产。

2.手术失败：以下情况出现可导致手术失败。

(1) 子宫收缩环：由于子宫颈环行肌收缩，在子宫下段形成狭窄的收缩环，阻碍术者的手伸入宫腔，此收缩环也可在手伸入宫腔后形成，妨碍手术操作。此时应加深麻醉，给产妇皮下注射 0.1% 硫酸阿托品 1ml，若以上措施不奏效，则应放弃此术，以免引起子宫破裂。

(2) 牵出了手而不是足：在胎手的腕部缚以纱布条，牵拉纱布条，使胎手不致回缩，术者重新伸手入宫腔，寻找和抓握胎足，如反复抓握失败，只好放弃。

(3) 子宫壁紧贴胎儿：使胎体活动受限，致使倒转受阻，亦应放弃。

3.产褥感染：由于产程长、反复宫内操作，术后感染是内倒转术的常见并发症。术前应充分准备，减少反复宫内操作，术后应用广谱抗生素预防感染。

4.产后出血：内倒转术宫腔操作，易出现子宫收缩乏力、子宫下段、宫颈及会阴裂伤。内倒转术后加强宫缩，娩出胎盘，控制出血。无论出血多少，都应仔细检查产道有无撕裂，找出出血原因按产后出血处理。

5.产道裂伤：因内倒转术及臀牵引术可致产道裂伤，胎盘娩出后常规探查宫腔，注意子宫下段、宫颈及会阴有无裂伤，若产道损伤，及时修补。

6.新生儿产伤：在行内倒转过程中，不排除胎儿肢体骨折、脱臼等损伤，及早发现，积极救治。

## 七、临床效果评价

目前随着产前检查的普及和剖宫产术的安全性增加，过去需经阴道内倒转术处理的横位，现用剖宫产可及时满意地解决，横位内倒转术的应用已大为减少。但在紧急情况下，不具备剖宫产条件而转送患者困难时，内倒转术又是抢救母婴生命的唯一手段。

将不利于分娩的横位用手转变成有利于分娩的纵产式。将胎头转向骨盆入口，使成为头先露，称为头式倒转术。如将胎儿的足和臀转变为先露部，称为足式倒转术。依据倒转术的操作，经腹壁外进行的称为外倒转术，伸手进入宫腔内进行的称内倒转术。在紧急情况下施行内倒转术，对胎儿造成产伤甚至死亡，致产妇子宫破裂，多发生于在子宫颈未完全扩张即抽出胎儿，以及在胎儿活动受限，勉强进行倒转时。故产妇必须具备手术基本条件，方可进行操作。每例内倒转术后均应立即用手探查宫腔有无子宫破裂。

在子宫下段横切口剖宫产术时，胎头浮动于子宫切口之上，压迫或下抵宫底仍不易取出胎头时，在紧急之下，可经子宫切口伸手于宫腔内抓住胎儿的单足或双足，将头位转变成臀位牵出子宫切口外而娩出胎儿。这种情况下的内倒转术，有利于争取时间挽救可能窒息的胎儿，减少围生期死亡率。

（张元珍）

# 第五节　肩难产助产术

## 一、适应证

胎头娩出后，胎儿前肩嵌顿于耻骨联合上方，用常规助产方法不能娩出胎儿双肩。

## 二、诊断要点

1.胎儿面部、下颌娩出困难。

2.胎头娩出后紧紧贴产妇会阴部甚至回缩（出现"乌龟颈征"）。

3.胎儿双肩径位于骨盆入口上方。

4.胎头复位失败。

5.胎肩下降失败。

6.阴道检查排除颈部和胸部的畸形。

## 三、术前准备

### （一）识别高危因素

1.肩难产可以发生在所有的分娩。如果有产前或产时高危因素，更要警惕肩难产发生。

2.高危因素

(1) 产前因素：既往肩难产史(7.3%~2.5%的复发性肩难产)、妊娠期糖尿病、过期妊娠、巨大儿、孕妇肥胖(WHO标准BMI ≥ 25kg/m² 为超重，BMI ≥ 30kg/m² 为肥胖；我国标准BMI ≥ 24kg/m² 为超重，BMI ≥ 28kg/m² 为肥胖)和个子矮小及骨盆解剖异常。尽管巨大儿位于肩难产发生的危险因素首位，但并不是所有的巨大儿都发生肩难产，仅10%的巨大儿发生肩难产，50%的肩难产发生在正常体重儿。

(2) 产时因素：第一产程活跃期进展缓慢、第二产程延长伴"胎头原地拔露"，未等待胎头娩出后自然复位和外旋转阴道分娩的错误干预及困难的胎头吸引或产钳助产。

### （二）人员准备

1.肩难产通常不能预测和预防。所有从事分娩接生的医务人员都必须做好处理这种产科急救的准备。

2.对于肩难产病例，迅速冷静处理十分重要，如果处理不当，胎儿可能很快窒息死亡。

3.通知关键人员到场或随时到场。

### （三）孕妇的准备

1.告知家属可能发生难产。
2.排空孕妇膀胱。

### （四）物品的准备

1.整理产房，清除不必要的物品，为增加人员和器械保证足够的空间。
2.产床能升降，利于肩难产的处理。

### （五）手术前准备

胎头至胎体娩出的时间间隔等于或大于60秒高度怀疑肩难产时，不能再过度牵拉胎头，应按肩难产处理流程迅速处理。

## 四、手术要点、难点及对策

### （一）请求援助

高年资的产科医生、麻醉医生、助产士和儿科医生迅速到位。

### （二）场边助手

负责记录各项事项；准备器械物品；记录每项处理所用时间、通知操作者所用时间间隔，提醒操作者不要把时间滞留在无效的操作上。

### （三）会阴切开/限制性会阴侧切

是否必须侧切目前尚有争议。肩难产是一种急性"骨性难产"，但会阴切开或加大切口，可以增加阴道内肩难产操作空间。

### （四）留置导尿

排空膀胱；术后观察。

### （五）操作要点

1.每种方法为30~60秒；3~5分钟内完成能使用的操作。
2.手法的操作可灵活安排，各个措施安排符合逻辑，每项操作所花的时间有利于完成分娩。
3.建议每一步骤使用的时间仅作为指南，在具体操作时间应以术者的临床判断为准。
4.在肩难产过程中，胎头娩出后发现脐带绕颈，禁止切断和钳夹脐带。

## （六）美国妇产科学会介绍处理肩难产的口诀"HELPERR"

1. Help 请求帮助，请产科高年资医生、助产士、麻醉科医生、儿科医生迅速到位，导尿排空膀胱。

2. Episiotomy 做会阴侧切，以利于手术操作及减少软组织阻力。

3. Leg McRoberts 手法协助孕妇大腿向腹壁屈曲。

4. Pressure 耻骨联合上方加压配合接生者试牵引胎头。

5. Enter 旋肩法。

6. Remove 牵后臂法。

7. Roll 如以上方法失败，采用 Gasbin 法，孕妇翻身，取双手掌、双膝着床呈跪式。

## （七）具体手术步骤

1. 屈大腿法 (McRoberts 法) 简单、有效、首选、唯一必须实施的方法。超过 40% 的肩难产此操作可解决。

(1) 标准体位：孕妇去枕平卧。

(2) 具体操作：助产者让产妇突然双手抱膝使双腿外展、极度屈曲贴近腹壁，头部抬高、下颌紧贴胸部，相当于蹲位姿势。当操作有效时，正常牵引力量可娩出胎儿。

(3) 注意事项：指导产妇抓紧大腿后侧，也可家属或者专业人员提供帮助。

反复尝试屈大腿法或髋关节屈曲、外展过度会增加胎儿臂丛神经损伤风险，会导致产妇耻骨联合分离、暂时股神经病变，应避免。

对于硬膜外运动阻滞的产妇或者肥胖的产妇，做出 McRoberts 体位法姿势可能比较困难。

2. 耻骨上加压法 (suprapubic pressure)( 或压前肩法) 常与屈大腿法同时应用，作为较为简单的处理方法。经过以上操作，超过 50% 的肩难产得以成功解除。

(1) 标准体位：可屈大腿；嘱孕妇停用腹压；禁止对孕妇加腹压或宫底加压。

(2) 具体操作：助产者持续、轻轻地向外牵拉胎儿时，助手触到胎儿前肩、按压胎肩使其内收或向前压下让双肩径缩小、使胎肩通过耻骨联合。

(3) 注意事项：采取标准体位，否则加剧嵌顿、危及母胎，增加新生儿臂丛神经麻痹、胸髓损伤的风险。

助产者应指导助手，保证方向正确、措施有效，注意不能用暴力。

助手按心肺复苏 (CPR) 手法，压力应从母侧方，手掌向下、向侧方施力，作用于胎肩的后部。

助产者和助手两者相互配合、持续加压与牵引，如无效改用间断式加压，使胎肩由耻骨联合后解脱出来 ( 图 3-5-1)。

3. 旋肩法 ( 包括 Rubin 法和 Woods 法) 这项操作是企图将胎儿前肩或后肩转到斜径上，使其转入耻骨下。

(1) 标准体位：膀胱截石位；可持续 McRoberts 法。

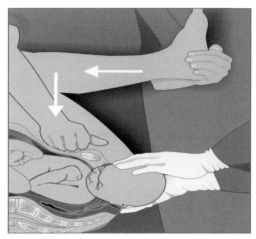

图 3-5-1　McRoberts 操作与耻骨上加压

(2) 具体操作

1) Rubin 法：术者一只手的示指、中指伸入阴道内，放在胎儿前肩的背侧将肩膀向胸椎推动，通过压力使肩内收压缩肩围 ( 图 3-5-2)。

2) Woods 法：术者一手从孕妇阴道胎儿一侧进入到胎儿后肩处，向胎儿后肩前面施压外展后肩，试图解除胎肩嵌顿。操作时胎背在母体右侧用左手，胎背在母体左侧用右手。

3) 反向 Woods 旋转手法：术者把进入阴道的手指放在后肩的后方施力，试图以 Woods 旋转手法的反方向旋转胎儿，方法同 Rubin 手法。将胎肩转动，解脱嵌顿，令其进入斜径，从而娩出胎儿 ( 图 3-5-3)。

4) Rubin 法和 Woods 法联用：术者一只手放在胎儿前肩背侧向胸侧压前肩 (Rubin 法 )，另一只手从胎儿前方进入胎儿后肩处向背侧压后肩 (Woods 法 )。两手协同使胎肩在耻骨联合下转动，像转动螺丝钉一样旋转胎肩以解除嵌顿。

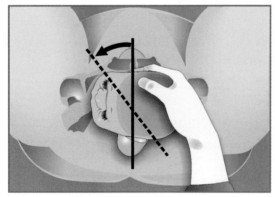

图 3-5-2　Rubin 法

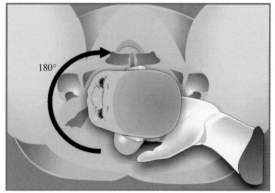

图 3-5-3　反向 Woods 旋转

(3) 注意事项：当肩难产时胎肩嵌顿在耻骨联合下，阴道内往往充满了胎体，接产者很难将手指伸入阴道，无法有效实施肩难产助产方法，可先向上轻推胎体使旋转法容易操作。

在未解除胎肩嵌顿前不宜牵拉胎头，以避免胎儿损伤。

在旋转过程中，注意勿转胎儿颈部及头部，以免损伤臂丛神经。

　　Rubin 法和 Woods 法两者联合应用比单用 Woods 旋转手法成功率高；如果 Rubin 或 Woods 旋转手法失败，则应尝试反向 Woods 旋转手法。

　　Woods 旋转手法经常需要相当大的会阴切开，为在胎儿后方的操作提供空间，而 Rubin 操作一般不需要切开。

　　4. 牵后肩法　尝试恢复后方手臂位置 (try recovering posterior arm)，胎儿降到骨盆凹内，使前肩内收从前方解脱嵌顿。

　　(1) 具体操作：术者的手沿骶骨伸入阴道，握住胎儿后上肢，使其肘关节屈曲于胸前 (图 3-5-4)，以洗脸的方式娩出后臂，从而协助后肩娩出 (图 3-5-5)。使胎儿呈螺旋样旋转，前肩转至耻骨联合下方，然后娩出胎儿。

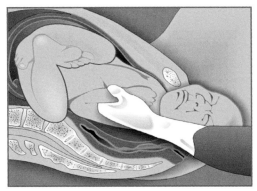 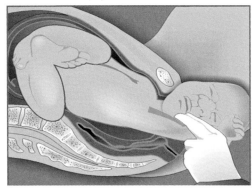

图 3-5-4　牵后肩法，使胎儿肘关节屈曲于胸前　　图 3-5-5　以洗脸的方式娩出后臂，协助后肩娩出

　　(2) 注意事项：临床医师将手深深插入阴道内，试图找到后臂。但如果其为完全伸展位将很难完成。

　　弄清后臂的位置后，正确的受力点应作用于胎后臂肘窝处，使肘关节屈曲将后臂从胸前娩出，这样才能以洗脸的方式从胸前娩出该臂，依次是上臂、胎肩。

　　有时手臂已移至胎儿背后，必须轻推到前方或需要旋转胎体使后臂转至前面以利于牵出。

　　切忌紧握和直接牵拉胎儿上肢，以免肱骨骨折。

　　5. 四肢着地 ( 床 ) 法 ( 或称手 - 膝位、Gasbin 法 )　安全、快速、有效的操作法，建议推广应用。可以在肩难产步骤前两步，即 "孕妇屈大腿、耻骨联合上加压" 无效后立即实施。

　　(1) 标准体位：双手掌 + 双膝趴在产床，迅速放低产床或操作者用垫脚凳站高 (图 3-5-6)。

　　(2) 具体操作：助产者迅速将孕妇由膀胱截石位翻转为双手掌 + 双膝趴在产床，胎儿后肩变成了前肩，部分胎儿从耻骨联合下滑出。如无效，助产者可借助重力轻轻向下牵拉胎儿，先娩出靠近尾骨的后肩，接产。如轻拉无效，助产者根据胎儿面、胸部朝向选择左或右手进入孕妇阴道，如胎儿肘关节呈伸直状、难以屈曲，助产者手指放置胎儿腋下，沿产道先将一侧胎肩娩出，由此解除嵌顿胎肩，胎儿娩出。

　　(3) 注意事项：该方法不是常态接生法，当孕妇翻转成标准的手膝位时，胎儿后肩变成前肩，容易发生定向问题。助产者不再行会阴保护。如经以上操作后仍不能分娩，可将孕妇尽快恢复膀胱截石位。

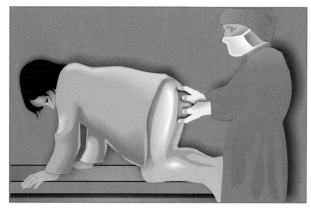

**图 3-5-6　四肢着地（床）法**

有些特别情况如产妇疲倦、胎心监护、输液、持续导尿或硬膜外麻醉无痛分娩时，如转为"四肢着床"体位有困难，需要医护人员协助孕妇转位。

除了不做耻骨联合上加压外，该操作法可以与肩难产的所有操作相结合，其中 Gasbin 法＋牵后臂法是常用的联合使用方法：接产者从胎儿面部、胸一侧将手掌进入阴道（如胎儿面部朝向术者右侧则进入右手，反之左手），找到胎儿在母体骶尾关节下方的手臂，多选择后臂（此时后肩已变成前肩），并使胎儿手臂肘关节屈曲，紧接着将胎儿后臂呈洗脸式掠过胎儿胸部，先拉出胎儿后臂的手、上臂、胎肩，拉出手臂后胎前肩嵌顿解除，胎儿娩出。

建议平时在模型上反复模拟练习，或在这一体位上尝试接生几个平产，避免这一体位发生定向问题，有助于应对紧急的肩难产。

如果 HELPERR 处理法均未成功，还有下述几种所谓"最后一招"操作法（或称极端办法，extreme measures）。

**6. 锁骨切断法**　该方法临床上极少应用。目前此方法主要应用于死胎的肩难产处理。

（1）具体操作：用三指法／剪刀或其他锋利器械直接在胎儿锁骨中段切断胎儿锁骨，减小胎儿双肩周径，解除肩难产而分娩。

（2）注意事项：国内有专家不提倡用器械行锁骨切断法。在迫不得已时，接产者用三指法压断胎儿锁骨。该方法明显增加损伤胎儿臂丛和肺脉管系统风险。

**7. 耻骨联合切开术**　国内未见应用报道。

（1）标准体位：过度外展的膀胱截石体位。

（2）具体操作：放置尿管。医生用示指和中指放在尿道侧方，局部麻醉后用手术刀或者 Kelly 钳切开耻骨联合的向头侧的部分，切开或剪开耻骨联合。

（3）注意事项：在数分钟需迅速找到合适器械、各科医生配合上台处理，该操作几乎难以完成，紧急耻骨联合切开术对抢救肩难产的价值不明。

从决策至实施操作至少要花两分钟，如需要必须在胎头娩出后 5 ～ 6 分钟内、其他操作均失败而不可能施行剖宫产时应用。

耻骨联合切开术与产妇膀胱颈损伤、感染等并发症明显相关。

**8. 肌肉松弛**　卤烷或其他全身麻醉剂使骨骼肌及子宫松弛。也可用口服或静脉滴注硝酸甘油使子宫放松。

9. Zavanelli 法（胎头回纳法）　即胎头复位后行剖宫产术。术者经腹部在子宫切口内以类似于 Woods 旋转手法转动胎肩，胎头在宫腔内回复，剖宫产结束分娩。国外仅个案，国内未见报道。只有在严重的肩难产、其他常规方法均无效的情况下才实施的最后求助手段。

(1) 具体操作：将胎头转成枕前位或枕后，令其轻度俯屈（图 3-5-7），推回阴道内维持对胎头的向上压力（图 3-5-8），直到剖宫产娩出胎儿。

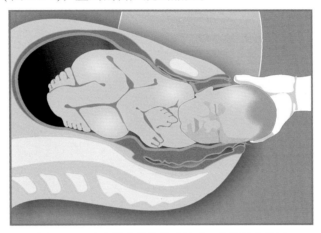

图 3-5-7　胎头转成枕前位或枕后，令其轻度俯屈

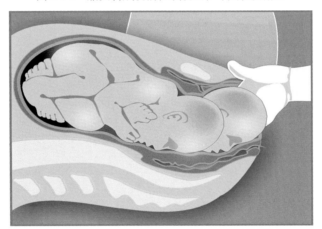

图 3-5-8　推回阴道内维持对胎头的向上压力

(2) 注意事项：需要有手术团队，麻醉师、能做紧急剖宫产的医生、新生儿医生应在场。如果脐带已钳夹并切断，不可尝试这一操作。

操作时应用宫缩抑制剂、麻醉剂等。

改良的 Zavanelli 还纳法：胎儿双顶径已经退回阴道口，胎肩没有被挤压感时，产妇可重新开始向下屏气用力。这种改良方法只有在胎儿没有危险时方可使用。

该方法明显增加胎儿发病率、死亡率及母亲死亡率。

2013 年，ACOG 更新了肩难产处理步骤，特别强调：抢救时需专人按每分钟进行计时，以便提醒在场所有抢救人员注意处理的进度，同时更加注重多学科的团队协作。肩难产处理流程图如下（图 3-5-9）。

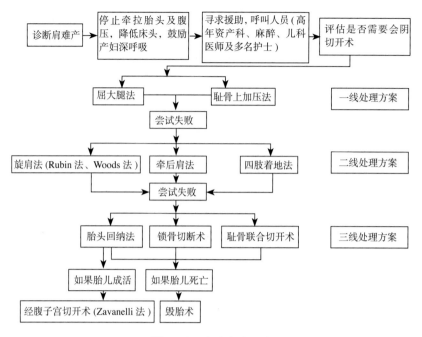

**图 3-5-9　肩难产处理流程**

## 五、术后监测与处理

1. 生命体征：评估休克症状，迅速寻找原因，补液、输血等。

2. 留置导尿：如疑诊泌尿道损伤，及时请泌尿外科会诊，制订治疗方案。

3. 产后出血：尤其仔细检查是否阴道裂伤、阴道血肿，缝合、止血；探查子宫腔、是否有子宫破裂（罕见），相应处置；宫缩乏力者，应用宫缩剂。

4. 腹痛情况：是否有腹膜刺激症状。针对子宫破裂，积极评估、维持生命体征，备血、剖腹探查。

5. 新生儿窒息：常规新生儿 Apgar 评分、窒息复苏，新生儿医生、麻醉医生等会诊、处理。

6. 脐动脉血气分析：重点关注分娩即刻采样的脐动脉血 pH、碱剩余（BE）等，及时发现严重的代谢性酸中毒（pH < 7.0，BE ≤ –12mmol/L）。但要排除延迟断脐再采集血样的"假性酸中毒"。

7. 臂丛神经损伤：观察新生儿双上肢肌张力、活动度，是否合并锁骨骨折。详细记录。请新生儿科、骨科医生诊治。

8. 会阴护理：会阴清洁、预防感染。

## 六、术后常见并发症的预防与处理

### （一）母体并发症

1. 阴裂伤、血肿、感染：细致检查；冲洗伤口（碘伏或甲硝唑）；皮肤切口丝线缝合，全层间断，不留无效腔，对合整齐。

2.子宫破裂：防止粗暴操作，及时检查宫腔，正确评估是否破裂，及时剖腹探查，同时及时发现、修复膀胱等邻近脏器损伤脏器和血肿，放置腹腔引流管，术后广谱抗生素预防感染。

3.感染：会阴裂伤、子宫破裂、失血等均可以出现局部和全身的感染，治疗原发病，全身支持治疗，抗生素预防感染。

4.泌尿道、直肠损伤：产程较长、生殖器官裂伤会延及泌尿道、直肠，甚至远期生殖道瘘。一方面防止产程过长、轻柔操作；另一方面及时发现，相应科室可及时处理。

5.生殖道瘘：避免产程过长、及时发现和准确处理阴道裂伤、有经验的医生缝合会阴切口、产后预防感染。一旦发现生殖道瘘由产科医生和相关科室医生确诊、处理（近、远期并发症），告知家属可能的并发症。

6.股外侧皮神经病变：避免分娩时产妇下肢的过度屈曲。及时发现，正确诊断，营养神经治疗。

## （二）新生儿并发症

1.新生儿窒息：缩短胎头胎肩娩出间隔，是新生儿能否存活的关键。应做好新生儿复苏抢救的准备。避免肩难产时胎儿娩出时间过长、迅速解除压于胎体和母体骨盆之间的脐带，脐血血气分析 [pH、碱剩余 (BE)]，儿科、麻醉科医生提前到产房、配合救治等，降低新生儿窒息发生。

2.脑损伤：永久性脑瘫的风险与头 / 肩娩出时间间隔的延长有关，取决于胎儿在分娩时受阻的状况。尽管不能得出不可逆脑损伤的确切时限，但肩难产时胎儿脐动脉血 pH 每分钟下降 0.4 时，要求在 5~7 分钟之内娩出胎儿。

3.臂丛神经损伤：避免肩难产时过度牵引胎头、胎肩、上肢；出生后早识别、早诊断并适当处理。肩难产时产妇的内在力量对胎儿不匀称的推力可能是造成臂丛神经损伤的主要原因，而非由助产引起。该损伤可以发生在肩难产，也可以发生在宫内、无外力作用的正常分娩、甚至剖宫产等无危险因素的情况下。

2/3 神经损伤位于第 5、6 颈神经损伤 (Duchernne-Erb 麻痹 )，多数为一过性损伤。其他类型的臂丛神经损伤包括 Kiumpke 麻痹 ($C_8 \sim T_1$)，即臂丛中干麻痹和整个臂丛神经的完全麻痹。与臂丛神经麻痹伴随发生的，如横膈膜瘫痪、丛集性头痛和面神经损伤偶见。

对所有新生儿进行检查，并请儿科和相应科室医师详细查体、明确诊断，与孕产妇及家属及时、充分沟通，制订详细的近、远期治疗计划，最大限度恢复新生儿神经功能，降低致残性损害。

4.锁骨骨折和股骨骨折：规范的肩难产处理是预防的关键。锁骨骨折通常愈合没有长期不良后果，但可伴肺部或锁骨下血管结构损伤，股骨骨折的特点是愈合而无畸形。

5.颅内出血：避免产程过长、肩难产处理不当、巨大儿、助产导致的胎儿窒迫、新生儿窒息、产伤等情况；观察不同部位的颅内出血的临床特点；及时超声、CT 或脑脊液检查；动态观察病情变化；新生儿医生正确治疗（支持疗法、镇静、止痉、降颅压、止血等治疗）。

6.吸入性肺炎：有胎粪吸入性肺炎，羊水胎粪污染需及时气管插管清理胎粪及对症治疗。

7.膈神经麻痹：膈神经由 $C_3$、$C_4$、$C_5$ 神经构成，避免过多牵引一侧胎头出现头部受损导致膈肌麻痹，常伴有同侧臂丛神经损伤麻痹；观察患侧呼吸；行 X 线透视或胸腹部超声。一般不需要特殊治疗；患侧卧位、吸氧、肠外营养、预防感染，严重时长期机械通气；恢复缓慢者需儿外科手术治疗。

8.远期并发症：神经精神心理发育障碍、语言功能障碍、口吃等。部分患儿可能需要神经精神的康复治疗。

## 七、临床效果评价

肩难产的临床效果观察要基于是否存在母婴并发症及其后果。臂丛神经麻痹、脑瘫和围产儿死亡是导致肩难产诉讼案例的多数原因。详细的医学记录在医学鉴定中起重要作用。在所有的肩难产中，对于医疗诉讼需提供的重要信息：①胎儿娩出后立即进行脐动脉血气分析；②与孕妇及家属进行告知；③翔实准确地记录分娩过程。

肩难产医疗法律文书推荐内容如下。

1.诊断肩难产的时间和原因。

2.产程进展情况 ( 活跃期和第二产程 )。

3.分娩时胎头和胎肩的位置和旋转。

4.分娩类型 ( 自然分娩 vs. 助产工具 )。

5.外阴切开术与否。

6.评估所用的牵引力。

7.肩难产的持续时间。

8.操作手法的前后顺序、时机和效果。

9.医疗和护理人员的参与。

10.新生儿的出生评估：Apgar 评分，脐带血的血气，骨折和 ( 或 ) 手臂活动程度。

11.告知产妇发生了肩难产，与患者及家属交代病情。

## 八、定期培训、团队演练

肩难产的处理演练就像 CPR 一样重要，所有从事助产的人员都需要定期进行肩难产培训演练，肩难产需要团队的力量，实施标准化肩难产培训可提高产科团队处理肩难产的技能、降低臂丛神经损伤等并发症。英国皇家助产士协会 (Royal College of Midwives，RCM) 早在 1999 年建议：关于肩难产演练，第一年每 3 个月一次，第二年每 6 个月一次。不仅仅是肩难产的简单培训，还需要再次甚至多次评估医生及助产士培训后在肩难产处理技能及文件记录方面的提高程度，以修正、改善培训计划，这对临床应对肩难产尤为重要，也是常常被忽略的问题。

（蔡　雁）

# 参 考 文 献

边旭明 .2012. 北京协和医院医疗诊疗常规 . 北京：人民卫生出版社，383

曹泽毅 .2014. 中华妇产科学 . 第 3 版 . 北京：人民卫生出版社，969-972

丰有吉，沈铿 .2010. 妇产科学 (8 年制 ). 第 2 版 . 北京：人民卫生出版社，199-204

何玉甜，陈敦金 .2015. 肩难产的诊断和治疗 . 中华妇产科杂志，50(1)：64-66

刘兴会，徐先明，段涛等 .2013. 实用产科手术学 . 北京：人民卫生出版社，66-74

刘兴会 .2014. 实用产科手术学 . 北京：人民卫生出版社

刘新民 .2003. 妇产科手术学 . 第 3 版 . 北京：人民卫生出版社，842-849

美国家庭医师学会编，盖铭英，龚晓明审议 .2009. 产科高级生命支持 . 第 5 版 . 北京：中国协和医科大学
    出版社

托马斯 FB.2009. 产科手术学 . 第 11 版 . 段涛，杨慧霞译 . 北京：人民卫生出版社，156-167

王泽华 .2008. 现代妇产科手术学 . 上海：第二军医大学出版社

谢幸，苟文丽 .2013. 妇产科学 . 第 8 版 . 北京：人民卫生出版社，117-118

詹姆士 DK. 2008. 高危妊娠 . 第 3 版 . 段涛，杨慧霞译 . 北京：人民卫生出版社，1183-1204

Bjørstad AR，Irgens-Hansen K，Daltveit AK，et al. 2010.Macrosomia：mode of delivery and pregnancy
    outcome.Acta Obstet Gynecol Scand，89(5)：664-669

Cunningham FG. 2005. Williams Obstetrics, 22nd ed. New York：McGraw-Hill Professional

Overland EA，Spydslaug A，Nielsen CS，et al.2009.Risk of shoulder dystocia in second delivery：does a
    history of shoulder dystocia matter Am J Obstet Gynecol，200(5)：506

Royal College of obstetricians and Gynaecologists. 2013. RCOG Green-top guideline No.42. shoulder dystocia，
    1-18

Torki M，Barton L，Miller DA，et al. 2012.Severe brachial plexus palsy in women without shoulder dystocia.
    Obstet Gynecol，120(3)：539-541

# 第四章 剖宫产术

# 第一节 剖宫产术概述

## 一、适应证

### (一) 子宫下段剖宫产术

1. 胎儿窘迫：短期内不能经阴道分娩者。
2. 头盆不称：经充分阴道试产失败者。
3. 前置胎盘：前置胎盘伴大量出血、各种类型的前置胎盘、前置血管者。
4. 脐带脱垂：胎儿存活，不能迅速经阴道分娩者。
5. 胎盘早剥：胎儿可存活，应急诊剖宫产者。
6. 胎位异常：胎儿横位，或足月足先露者。
7. 巨大胎儿：评估经阴道分娩困难或试产失败者。
8. 双胎或多胎妊娠：复杂性双胎、三胎及以上的多胎妊娠者。
9. 孕妇存在严重合并症和并发症：不能承受阴道分娩者。
10. 生殖道严重的感染性疾病或产道畸形者。
11. 社会因素：孕妇充分了解分娩方式利弊但仍坚持剖宫产分娩者。
12. 瘢痕子宫：评估阴道试产子宫破裂风险高的患者。

### (二) 古典式剖宫产术

1. 子宫下段严重粘连。
2. 子宫下段血管曲张。
3. 子宫下段形成不良。
4. 胎头深嵌。
5. 无法暴露子宫下段。

### (三) 腹膜外剖宫产

1. 有盆腔感染可能性或已感染者。

2.对多种抗生素过敏并具有潜在感染者。

3.腹腔严重粘连者。

## 二、术前准备

### (一)患者的准备

1.详细询问病史及检查

(1) 了解现病史及既往史，重要脏器有无疾病史等。

(2) 完成体格检查及术前常规实验室检查和重要的影像学检查，包括血常规、尿常规、凝血功能、输血前全套、肝功能、肾功能、电解质、血糖、心电图、胎儿超声等。必要时需结合孕妇病情完善其他检查。

2.手术前的准备

(1) 皮肤准备：酌情备皮。

(2) 留置尿管：按无菌导尿法插入保留导尿管。

(3) 备血：为患者抽血进行血交叉检查，通过血库准备适量鲜血，以备手术中应用。

(4) 预防感染：遵照卫计委抗菌药物使用规范。

### (二)手术人员的准备

1.手术者组织手术小组成员术前讨论，明确手术方式、麻醉方法，评估手术风险及处理对策，尤其是对急危重症患者应做好围术期并发症评估及处理措施。

2.术前向患者及家属充分交代手术和麻醉风险，签署手术及麻醉同意书。

## 三、手术要点、难点及对策

### (一)腹壁切口的选择

腹壁切口分为腹壁横切口和腹壁纵切口。腹壁横切口优点是较美观，张力小，术后反应轻微，切口更容易愈合。缺点是术野相对较小，暴露差，易出血等。腹壁纵切口优点是操作简单，术野大，暴露好，延长切口容易。缺点是瘢痕明显，影响美观，术后疼痛程度较重，切口愈合时间较长。腹壁切口选择应根据患者具体情况而定。

### (二)膀胱损伤的预防

术中打开腹膜时，应解剖结构清晰，探清膀胱边缘，在腹膜相对透明处剪开。对于有多次盆腔手术史或剖宫产史的患者，分离下推膀胱一定要仔细，严禁盲目蛮力操作。

### (三)子宫切口选择

(1) 子宫下段剖宫产术：多选择子宫下段中上 1/3 处的横切口。子宫下段形成良好时建议钝性分离打开子宫，这样可减少失血及产后出血的发生率。

（2）古典式剖宫产术：取子宫壁正中纵切口。

（3）腹膜外剖宫产：同子宫下段剖宫产术。

（4）前置胎盘：对胎盘的位置有准确定位，切口应尽量避开或靠近胎盘边缘为原则。选择"L"形或"J"形切口避开胎盘可明显减少出血量。若胎盘完全附着子宫前壁，粘连严重不能取其他切口，应在胎盘最薄处"打洞"，迅速破膜娩出胎儿。

（5）缝合子宫切口：单层缝合子宫方法的安全性和效果尚不明确。目前，建议采用双层连续缝合子宫切口。注意子宫切口两边侧角的缝合。

## （四）其他手术难点

1. 巨大儿：新生儿体重 > 4000g 时，剖宫产术中胎儿娩头困难、新生儿窒息及子宫切口延裂发生率明显上升。因此，巨大儿剖宫产分娩时可适当延长腹部和子宫切口以有利于胎儿娩出。若术中胎儿娩出仍有困难，可考虑先娩出肢体或将子宫切口向宫体部延长成"J"形或"T"形。

2. 胎头深陷：剖宫产术时若胎头在骨盆中位置过低，常常导致胎头娩出困难，增加剖宫产手术难度，同时也会增加产时胎儿颅骨骨折、母体子宫下段撕裂及产后出血的风险。此时可采用的方法包括以下几种。①上提胎肩法：术者双手置于胎儿双肩，向上提，使胎头松动，自盆腔脱出后再娩出胎头；②经阴道上推胎头：由助手经阴道将胎头上推至子宫切口处，助手在上推胎头时应尽量用多个手指或手掌包绕胎头，避免胎头局部受压造成胎儿颅骨骨折；③臀倒转牵引法：术者手自子宫切口处进入宫腔，握住胎儿双足，以牵引的方式娩出胎儿下肢及臀部，再按臀位助产方法娩出胎儿躯干、上肢及胎头。

3. 胎头高浮：子宫切口应比常规切口稍高，破膜后先吸净羊水，助手在宫底施加压力，使得胎头下降至子宫切口处，术者再伸手娩出胎头。

4. 双胎：第一个胎儿破膜后缓慢放出羊水，避免腹压骤降引起胎盘早剥。第一个胎儿娩出后应探明第二个胎儿胎位，决定娩出方式后再行破膜分娩。

5. 多次剖宫产术后再次剖宫产：多次手术后腹腔可能存在严重粘连，造成手术难度增大。术中应仔细辨认解剖结构，分离粘连，尽量采用钝性分离打开腹腔，避免损伤膀胱等脏器。腹膜粘连部分的分离范围只要足够胎儿娩出即可。前置胎盘和胎盘植入的发生率随产妇剖宫产次数的增加而升高，多次剖宫产者凶险性前置胎盘发生风险高。术者和助手在进入子宫前应设计最优手术方式，尽快娩出胎儿，凶险性前置胎盘子宫切口的选择参见"前置胎盘"。胎儿娩出后给予缩宫素或前列腺素制剂促进宫缩，尽量等待胎盘自行剥离，若尝试剥离胎盘，手法应轻柔，避免粗暴伤及子宫。对于出血较多者，可采用局部大出血点缝扎、子宫下段缩窄和子宫下段环形缝合等多种止血方法联合处理。

## （五）手术步骤

1. 腹壁横切口：耻骨联合上约3cm处切开。先估计好切口长度，切开皮肤及皮下脂肪达腹肌筋膜。逐层切开腹壁各层，小心打开腹膜。确认已进入腹腔，用示、中两指垫入以保护脏器，以剪刀扩大切口，一般逐层分离剪开，以免伤及膀胱。

腹膜外剖宫产：方式较多，有侧入式、顶入式和顶 - 侧联合式等多种方式。较普遍的是采用简单易行、损伤小的顶 - 侧联合式。切开腹壁同子宫下段剖宫产术，分离膀胱前筋膜，游离膀胱宫颈间隙，分离膀胱子宫返折腹膜，暴露子宫下段。

2. 探查腹腔：检查子宫旋转方向及程度、下段形成情况、胎头大小、先露高低、胎盘附着位置等，根据探查情况选择子宫切口方式及大小。

3. 膀胱处理：打开腹膜时，摸清膀胱边缘，在腹膜相对透明处剪开，避免损伤膀胱。

4. 子宫切开

(1) 子宫下段剖宫产：在子宫下段正中切一小横口，尽量不切破胎膜，适当力量横行撕开，扩大切口约 10cm。瘢痕子宫应改用剪刀剪开，剪刀尖略向上翘或示指引导用钝头剪刀直视下弧形向两端剪开以免损伤子宫动脉及两侧静脉丛。

(2) 古典式剖宫产：取子宫壁正中纵切口，位于两侧圆韧带之间，其下端达腹膜反折以上。根据需要可向上延长，先在宫体正中切一长 4 ~ 5cm 的小口，注意保持胎囊完整，以左手示、中两指伸入宫壁与胎囊之间做引导，右手握钝头剪刀向上、下延长切口。

(3) 腹膜外剖宫产：同子宫下段剖宫产。

(4) 前置胎盘：不同前置胎盘类型，选择不同的手术切口。对于存在不对称附着的前置胎盘，按上述原则可行"L"形或"J"形切口以避开胎盘、减少出血；对于难以避开的前置胎盘，尽量取胎盘边缘切口；若胎盘完全覆盖整个子宫前壁，只能在胎盘最薄处"开窗"。

5. 娩出胎儿

(1) 用血管钳刺破胎膜，吸去羊水。用手伸入宫腔探查先露的方位及高低，将手伸入胎头前下方，同时术者左手 ( 或助手左手 ) 向上牵拉子宫切口上缘，助手在子宫底加压，协助娩出胎头。胎头娩出后立即用手挤出胎儿口、鼻腔中的液体。胎儿娩出后，视情况延长断脐时间，断脐交台下助手处理，组织钳钳夹子宫切口的两端角及上下缘，视术中子宫收缩情况，给予缩宫素 10 ~ 20U 直接行子宫肌壁注射，可以有效促进子宫收缩和减少产后出血。若胎头高浮，必要时胎头吸引器或产钳术娩出。若胎头位置较低，必要时可经阴道上推胎头或使用单叶产钳娩出。

(2) 臀位：术者将右手伸入到臀部前方，将胎臀向子宫切口方向提拉，同时由助手压迫宫底，按臀位助产法娩出胎儿。如先露为足，术者右手示指置腘窝部，拇指置股骨下端，两指紧握胎腿向上牵拉，双足娩出后，再行臀牵引娩出胎儿。若臀位先露已深入骨盆出口，无论托臀或牵拉下肢均可造成胎儿损伤，此时应当机立断，采用应急切口，先娩出胎头。

(3) 横位：术者抓住胎足，以臀牵引方法娩出。

6. 娩出胎盘：当胎盘剥离时，可牵拉脐带将其拖至子宫切口，并用手握住，助手协助钳夹胎膜，在旋转中使胎膜尽量不残留于子宫腔内，按摩子宫底也有助于胎盘与子宫内膜分离。在该过程中，仅在胎盘分离和排出延迟时采取徒手取出胎盘术。如有胎盘或胎膜残留，可用卵圆钳夹取，并用纱布擦拭宫腔。

7. 缝合子宫切口：缝合应于切口侧角外 0.5 ~ 1.0 cm 开始；第一层全层连续缝合，第二层连续或间断褥式缝合包埋切口；要注意针距、缝针距切缘的距离及缝线松紧度。

8. 缝合腹壁：要清理腹腔，检查是否有活动性出血、双侧附件情况、清点纱布和器械；

酌情缝合脏腹膜和壁腹膜；连续或间断缝合筋膜组织；酌情缝合皮下组织；间断或连续皮内缝合皮肤。

## 四、术后监测与处理

1.生命体征的监护：术后给予心电监护仪监护，密切观察血压、心率、血氧饱和度。同时注意切口渗血、阴道出血及子宫复旧情况，在早期发现并发症并及时处理。必要时监测血常规、凝血功能及肝肾功能等。

2.饮食：根据麻醉方式及消化功能恢复情况酌情安排进食进水。

3.术后抗感染：密切观察体温变化，腹部切口情况，还应及早发现腹腔感染、伤口感染的征象，及时处理。

4.尿管的管理：剖宫产术后次日酌情拔除留置的导尿管。

5.术后缩宫素的应用：术后依据子宫收缩情况给予促子宫收缩药物。

6.预防血栓形成：孕产妇深静脉血栓形成的风险增加。注意患者有无下肢疼痛或肿胀，必要时行下肢血管 B 超检查，了解有无下肢静脉血栓形成。可根据产妇有无血栓形成的高危因素行个体化预防措施。

## 五、术后常见并发症的预防与处理

1.出血：剖宫产术后出血的发病主要原因为子宫收缩乏力、胎盘剥离面出血、凝血功能障碍等。子宫收缩乏力性出血，加强宫缩是最迅速有效的止血方法。如按摩子宫、宫缩剂、宫腔填塞、子宫动脉或髂内动脉结扎，必要时需切除子宫；胎盘剥离面出血可采用上述方法加强宫缩，必要时可采取宫腔球囊进行压迫止血；凝血功能障碍者应积极纠正凝血功能。

2.感染：剖宫产感染率明显高于阴道分娩。减少肛门及阴道检查次数，做好无菌操作，按照卫计委抗菌药物使用规范行预防性抗生素的使用。

3.血栓形成：术后鼓励患者及早伸展并抬高下肢，加速血液流动。对于年龄大、血液黏稠度高、血脂高、肥胖患者，必要时可预防性使用抗凝药。发现血栓，可使用低分子肝素治疗，必要时置入血管滤网，避免血栓脱落发生严重并发症。

4.子宫内膜异位症：剖宫产术后子宫内膜异位症常见于腹壁切口处，术中应小心仔细操作，避免将内膜带出宫腔。

## 六、临床效果评价

产科情况复杂，对于有明确剖宫产指征的患者，剖宫产手术能显著降低围生期母儿的死亡率。但必须严格掌握剖宫产指征和时机。

（邹　丽）

# 第二节 前置胎盘剖宫产术

## 一、适应证

1. 无症状的前置胎盘或合并胎盘植入已达相应孕周。
2. 前置胎盘伴大量出血，甚至休克或前置血管。
3. 前置胎盘期待治疗过程中，出现胎儿窘迫等产科指征，胎儿已可存活。
4. 临产后诊断的低置胎盘或边缘性前置胎盘，出血量较多，估计短时间内不能分娩。
5. 凶险性前置胎盘已达相应孕周。

## 二、术前准备

### （一）患者的准备

1. 详细询问病史及检查

(1) 了解现病史及既往史，重要脏器有无疾病史等。

(2) 完成体格检查及术前常规实验室检查和重要的影像学检查，包括血尿常规、凝血功能、输血前全套、肝功能、肾功能、电解质、血糖、心电图、胎儿超声等。必要时需结合孕妇病情完善其他检查。术前再次超声等影像学检查进一步明确胎盘附着位置、有无植入情况及胎位等情况以便制订合理的手术路径及方案，同时可根据测量的宫颈管长度、宫颈内口上方胎盘厚度、胎盘边缘无回声区预测术前、术中大出血风险。

2. 手术前合并症的处理

术前纠正休克、如时间急迫可输血纠正贫血，以维持血红蛋白含量在110g/L、血细胞比容在30%以上，增加母体储备，改善胎儿宫内缺氧情况。

3. 手术前的准备

(1) 皮肤准备：酌情备皮。

(2) 留置尿管：按无菌导尿法插入保留导尿管。

(3) 备血：为患者抽血进行血交叉检查，通过血库备足充足的血液制品，以备手术中应用。

(4) 预防感染：遵照卫计委抗菌药物使用规范。

(5) 充分准备好围术期所需的止血药物和用品，如宫缩剂、止血材料、宫腔球囊等。根据患者的具体情况选择术前预防性植入输尿管支架、堵塞盆腔血管、植入髂总动脉球囊导管甚至腹主动脉球囊导管等措施。

(6) 患者体位：取低腿的膀胱截石位。

### （二）手术人员的准备

1. 手术者组织手术小组成员术前讨论，明确手术方式、麻醉方法，评估手术风险及处理对策，尤其是对急危重症患者应做好围术期并发症评估及处理措施。

2. 术前向患者及家属充分交代手术和麻醉风险，签署手术及麻醉同意书。

3. 凶险型前置胎盘充分的术前准备至关重要。术前请妇科、泌尿外科、麻醉科、ICU、新生儿科等相关科室的专家会诊，同时与医院行政部门相关人员共同成立应急小组，共同参与手术及抢救。

## 三、手术要点、难点及对策

### （一）腹壁切口的选择

腹部切口建议采用下腹正中纵切口，利于术野的暴露及抢救。腹壁纵切口优点是操作简单，术野大，暴露好，延长切口容易。缺点是瘢痕明显，影响美观，术后疼痛程度较重，切口愈合时间较长。进腹后仔细检察子宫形态、子宫下段情况，再次进行风险评估。

### （二）膀胱损伤的预防

术中打开腹膜时，探清膀胱边缘，在腹膜相对透明处剪开。对于有多次盆腔手术史或剖宫产史的患者，尽量靠切口上缘打开腹膜入腹腔，严禁盲目蛮力操作。

### （三）子宫切口选择

根据术前 B 超和（或）MRI 检查提示的胎盘附着位置、胎位等情况综合决定子宫切口方式。原则上应尽量避开胎盘或靠近胎盘边缘，以免增加孕妇和胎儿失血。若胎盘完全附着于子宫下段前壁，血管怒张，可选择子宫体部或子宫下段纵切口，亦可选子宫体部下段的斜切口；若胎盘不对称附着于前壁，可行"J"形、"L"形切口以避开胎盘，可明显减少出血量。若胎盘完全附着子宫前壁，腹腔粘连严重，确实无法避开胎盘，宜在完全切开子宫肌层扩大切口后，选择胎盘较薄的小绒毛处穿透胎盘，迅速破膜娩出胎儿，减少母胎失血。

### （四）手术步骤

1. 腹壁纵切口　下腹正中纵切口位于脐耻之间腹白线处，长约20cm，必要时绕脐上延长切口，利于术野的暴露及抢救。

2. 探查腹腔　检查子宫旋转方向及程度、下段形成情况、胎头大小、先露高低、胎盘附着位置等，根据探查情况选择子宫切口方式及大小。

3. 膀胱处理　一般情况下，当子宫下段形成良好时，不推荐剪开膀胱腹膜反折而下推膀胱，除非是子宫下段形成不良或膀胱与子宫下段粘连者。打开腹膜时，摸清膀胱边缘，在腹膜相对透明处剪开，避免损伤膀胱。

4. 子宫切开　根据不同前置胎盘类型，选择不同的手术切口。后壁胎盘或前侧壁胎盘植入者，可行子宫下段剖宫产术，前壁胎盘植入者，行子宫体部剖宫产术，存在不对称附着的前置胎盘，按上述原则可行"L"形或"J"形切口以避开胎盘，减少出血；对于难以避开的前置胎盘，尽量取胎盘边缘切口；若胎盘完全覆盖整个子宫前壁，只能在胎盘最薄处"开窗"。

"J"形切口是在宫颈解剖内口上 2～3cm 处的子宫下段做一 2～3cm 的切口，用示指和中指伸入宫腔作为向导沿着侧边的圆韧带延长切口暴露宫腔。根据胎盘附着的位置、胎产式决定向左上或右上做"J"形切口（手术成功的关键是避免胎盘的损伤），具体见图4-2-1。

"J"形子宫切开的优点：①可根据胎盘位置调整"J"形切口在子宫下段左右的变化避开胎盘；②解决胎儿娩出困难；③便于宫颈内口附近粘连性及植入的胎盘的处理及止血；④不增加手术难度，术后连续缝合，有效控制出血，利于切口的愈合；⑤预后与常规手术无差异。

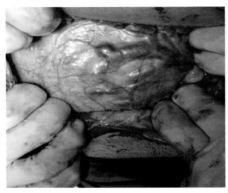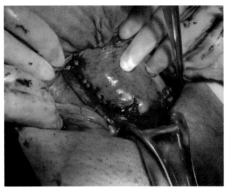

图 4-2-1　"J"形切口

5. 人工破膜　选择在胎盘附着的边缘部分或者胎盘附着较薄弱处破膜。

6. 娩出胎儿

(1) 用刀刺破胎膜，吸去羊水。用手伸入宫腔探查先露的方位及高低，将手伸入胎头前下方，同时术者左手（或助手左手）向上牵拉子宫切口上缘，助手在子宫底加压，协助娩出胎头。胎头娩出后立即用手挤出胎儿口、鼻腔中的液体。胎儿娩出后，视情况延长断脐时间，断脐交给台下。迅速用组织钳钳夹子宫切口的两端角及上下缘，视术中子宫收缩情况，予缩宫素 10～20U 直接行子宫肌壁注射，可以有效促进子宫收缩和减少产后出血。若胎头高浮，必要时胎头吸引器或产钳术娩出。

(2) 臀位：术者将右手伸入到臀部前方，将胎臀向子宫切口方向提拉，同时由助手压迫宫底，按臀位助产法娩出胎儿。如先露为足，术者右手示指置腘窝部，拇指置股骨下端，两指紧握胎腿向上牵拉，双足娩出后，再行臀牵引娩出胎儿。

(3) 横位：术者抓住胎足，以臀牵引方法娩出。应特别注意胎背向下而四肢都朝上的胎儿的娩出，可在娩出前宫外或宫内倒转调整胎儿姿势后再行娩出。

值得注意的是，随着切口的改变，胎儿娩出的方式应做相应灵活的调整，以最短时间娩出胎儿为宜。

7. 娩出胎盘　立即使用宫缩剂（胎儿娩出后子宫肌层注射 20U 缩宫素、0.25mg 卡前列素氨丁三醇快速注射子宫下段或快速静脉滴注 20U 的缩宫素）帮助子宫收缩。建议运用止血带压迫子宫下段阻止出血，人工剥离胎盘，并持续按压子宫以减少出血（如果切口周围缓慢出血、子宫收缩乏力，可以通过双手按压子宫和用纱布填塞进行止血）。切勿粗暴牵扯胎盘造成子宫下段的撕裂。胎盘娩出后仔细检查胎盘，胎膜是否完整，如有胎盘或胎膜残留，可用卵圆钳夹取，并用纱布擦拭宫腔。

8. 止血　迅速钳夹切口边缘及明显的出血点，用 1-0 的合成线间断 "8" 字或贯穿缝扎止血或行子宫下段的环形缝扎术。若视野不清可立即用棉垫压迫止血，以便看清出血点。若合并子宫收缩乏力，可运用 B-Lynch 或改良的子宫压迫缝合术达到止血目的。

9. 缝合子宫切口　缝合应于切口侧角外 0.5 ~ 1.0 cm 开始；第一层全层连续缝合，第二层连续或间断褥式缝合包埋切口；要注意针距、缝针距切缘的距离及缝线松紧度。

10. 缝合腹壁　清理腹腔，检查是否有活动性出血、双侧附件情况、清点纱布和器械；酌情缝合脏腹膜和壁腹膜；连续或间断缝合筋膜组织；酌情缝合皮下组织；间断或连续皮内缝合皮肤。

### （五）凶险性前置胎盘的手术难点

胎儿娩出后，根据出血量，植入胎盘的程度，患者是否有生育的要求及病情决定处理方式，主要包括保守治疗和子宫切除术。

1. 保守性手术

胎盘植入面积小、子宫壁厚、出血量少、患者迫切要求保留生育能力的凶险型前置胎盘患者可采取保守治疗。胎儿娩出后立即肌内注射宫缩剂，待子宫收缩后徒手剥离胎盘。也可用止血带将子宫下段血管扎紧数分钟，以利胎盘剥离时的止血，但仍需警惕结扎部位以下的出血。保守治疗术中可采取以下方法。

（1）术中局部切除植入的胎盘组织，经宫腔内或在子宫浆膜面对应位置的子宫浆肌层 "8"字缝扎开放的血窦。

（2）经缝扎后若创面仍止血困难，可采取填塞宫腔纱条，24 ~ 48 小时后取出。宫腔球囊（Bakri 球囊）填塞也得到了广泛的应用，既压迫前置胎盘植入部位，又可监测出血量，成功率高达 86%，可在术后 12 ~ 24 小时缓慢减少宫腔压力，同时观察引流管内出血量，直至拔出球囊。

（3）子宫压迫性缝合：对于凶险型前置胎盘，子宫下段胎盘剥离出血是最大的难题，因此子宫下段压迫性缝合术更适用于前置胎盘病例。包括：B-Lynch 缝合术；Hayman 缝合术，即在宫体部两条垂直背带缝合子宫前后壁，再在子宫下段进行两次水平峡部缝合；Ouahba 缝合术，即子宫中间的一次横行缝合、子宫下段的一次缝合和两侧宫角的两次缝合；"三明治"缝合术，应用 B-Lynch 缝合或 Hayman 缝合联合气囊压迫，术中同时对子宫壁内外两侧进行压迫止血；Cho 缝合术，即在子宫下段出血部位进行多个方形的子宫前后壁缝合；Hwu 缝合术，即在子宫下段垂直平行缝合子宫前壁及大部分后壁；峡部环形缝合术等。何时应用及应用哪种方法视具体情况而定，可灵活运用并同时使用。

（4）若采用上述方法仍不能很好止血，活动性出血明显，可行子宫动脉下行支、上行支或髂内动脉结扎。在结扎前后准确辨认髂外动脉及股动脉搏动，小心避免损伤髂内静脉，否则导致严重的盆底出血。

（5）保守治疗无效可行选择性子宫动脉栓塞，减少术中出血。

(6) 髂内或腹主动脉球囊导管预置术：剖宫产术前孕妇先行双侧髂内动脉或腹主动脉球囊阻塞导管置管。待胎儿娩出后扩张球囊，完全阻断髂内动脉的血流，然后根据具体情况按常规手术操作处理胎盘。

2. 全子宫切除术

(1) 适应证：凶险型前置胎盘植入面积大、子宫壁薄、胎盘穿透、子宫收缩差、短时间内大量出血 ( 数分钟内出血＞ 2000ml ) 的患者及保守治疗失败者。

(2) 切除原则：胎儿娩出后不剥离胎盘直接行全子宫切除术，以显著降低母婴并发症。在切除子宫之前，任何试图剥离胎盘的措施都是不可取的。

(3) 术中应仔细解剖、止血，注意避免损伤输尿管和膀胱。由于子宫切除时仍有活动性出血，故需以最快速度"钳夹、切断、下移"直至钳夹至子宫动脉水平以下，然后缝合打结。为减少切除子宫过程中出血，可在胎儿娩出后，用止血带快速夹扎子宫下段，暂时性压迫双侧子宫动静脉，阻止子宫动脉对子宫供血，但需注意输尿管受损。为避免损伤输尿管，钳夹子宫动脉时应紧贴子宫，连续少量钳夹组织。凶险型前置胎盘并胎盘植入侵犯膀胱，可用子宫侧入或后入法旷置膀胱切除子宫，以保全膀胱，减少术中出血及提供患者生活质量。术中应严密监测患者生命体征，并多次复查血红蛋白及凝血功能，以决定输注血液制品的种类及数量，及时纠正因大量失血导致的凝血功能障碍。术中持续的大出血还可采用血管结扎或栓塞、盆腔压迫或填塞等方法止血。

(4) 子宫侧入或后入法旷置膀胱切除子宫：手术特色为经子宫侧入法分离膀胱顶部的黏膜及植入，子宫切除。不下推膀胱，保存了膀胱的完整性，减少了此处的出血 ( 图 4-2-2 )。

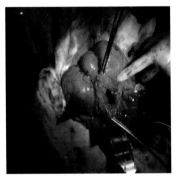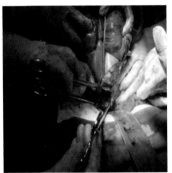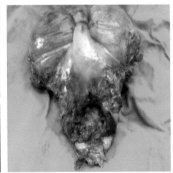

**图 4-2-2　子宫侧入或后入法**

## 四、术后监测与处理

1. 术后一般处理

(1) 生命体征的监护：术后给予心电监护仪监护，密切观察血压、心率、血氧饱和度。同时注意切口渗血、阴道出血及子宫复旧情况，在早期发现并发症及时处理。必要时监测血常规、凝血功能及肝肾功能等。

(2) 饮食：根据麻醉方式及根据消化功能恢复情况酌情安排进食进水。

(3) 术后抗感染：密切观察体温变化，腹部切口情况，还应及早发现腹腔感染，伤口感染的征象，及时处理。

(4) 尿管的管理：剖宫产术后次日酌情拔除留置的导尿管。

(5) 术后缩宫素的应用：术后依据子宫收缩情况给予促子宫收缩药物。

(6) 预防血栓形成：孕产妇深静脉血栓形成的风险增加。注意患者有无下肢疼痛或肿胀，必要时行下肢血管 B 超检查，了解有无下肢静脉血栓形成。可根据产妇有无血栓形成的高危因素给予个体化预防措施。

2. 保守性手术患者，由于子宫收缩乏力、胎盘残留等因素，术后仍有可能发生致命性大出血，术后需严密观察，警惕晚期产后出血的可能。术中压迫有纱条及球囊等需术后取出者，应严格按照有关常规，必要时备血及准备再次手术。术后应加强抗感染及宫缩治疗，密切监测阴道出血、子宫收缩、血常规、凝血功能情况，必要时行 B 超检查了解宫腔、腹腔情况。若采取上述保守治疗方法均失败，应果断再次手术切除子宫。

3. 全子宫切除患者由于术中大出血、子宫切除、膀胱修补等造成的严重创伤，术后需将患者送至重症监护病房进行严密监护，密切监测生命体征、尿量、中心静脉压、血红蛋白、凝血功能等指标。对于仍存在活动性出血的患者，必要时再次开腹探查彻底止血。

## 五、术后常见并发症的预防与处理

1. 出血：剖宫产术后出血的发病主要原因为子宫收缩乏力、胎盘剥离面出血、凝血功能障碍等。子宫收缩乏力性出血，加强宫缩是最迅速有效的止血方法。如按摩子宫、宫缩剂、宫腔填塞、子宫动脉或髂内动脉结扎，必要时需切除子宫；胎盘剥离面出血可采用上述方法加强宫缩，必要时可采取宫腔球囊进行压迫止血；凝血功能障碍者应积极纠正凝血功能。

2. 感染：剖宫产感染率明显高于阴道分娩。减少肛门及阴道检查次数，做好无菌操作，按照卫计委抗菌药物使用规范行预防性抗生素的使用。

3. 血栓形成：术后鼓励患者及早伸展并抬高下肢，加速血液流动。对于高龄血液黏稠度高、血脂高、肥胖患者，必要时可预防性使用抗凝药。发现血栓，可使用低分子肝素治疗，必要时置入血管滤网，避免血栓脱落发生严重并发症。

4. 子宫内膜异位症：剖宫产术后子宫内膜异位症常见于腹壁切口处，术中应小心仔细操作，避免内膜带出宫腔。

## 六、临床效果评价

对于有明确剖宫产指征的前置胎盘患者，剖宫产手术能显著降低围生期母儿的死亡率。但必须严格掌握剖宫产指征和时机及手术要点。

（邹　丽）

# 第三节　前置血管剖宫产术

## 一、适应证

1.低置胎盘、帆状胎盘、副胎盘、双叶胎盘、多叶胎盘、多胎妊娠等合并前置血管者。

2.前置胎盘伴大量出血、完全性前置胎盘或前置血管者。

## 二、术前准备

### (一) 患者的准备

1.详细询问病史及检查

(1) 了解现病史及既往史，重要脏器有无疾病史等。

(2) 完成体格检查及术前常规实验室检查和重要的影像学检查，包括血常规、尿常规、凝血功能、输血前全套、肝功能、肾功能、电解质、血糖、心电图、胎儿超声等。必要时需结合孕妇病情完善其他检查。前置血管产前可无任何临床表现，或表现为无痛性阴道出血。产前诊断前置血管有一定困难。产时识别前置血管的要点：阴道检查扪及索状、搏动的血管；胎膜破裂时伴阴道流血，同时出现胎心率变化。

(3) 应用经阴道超声多普勒检查发现脐带插入的位置较低，有助于诊断。产前超声诊断血管前置应遵循以下原则：①若中孕期常规超声检查发现低置胎盘时，必须检查脐带的插入部位；②产前检查发现有帆状胎盘、双叶胎盘、副胎盘等前置血管高危因素存在时，必须行经阴道超声，仔细检查宫颈内口；③发现可疑前置血管时，必须行经阴道超声彩色多普勒检查，即使采用经阴道超声彩色多普勒检查，前置血管也有漏诊可能。对产前超声难以显示脐带胎盘插入处的，高度警惕血管前置的可能性。超声检查过程中应仔细检查宫颈内口部位，并行经会阴或经阴道超声检查以排除前置血管的可能。

2.手术前的准备

(1) 皮肤准备：酌情备皮。

(2) 留置尿管：按无菌导尿法插入保留导尿管。

(3) 备血：为患者抽血进行血交叉检查，通过血库准备适量鲜血，以备手术中应用。

(4) 预防感染：遵照国家卫计委抗菌药物使用规范。

### (二) 手术人员的准备

1.手术者组织手术小组成员术前讨论，明确手术方式、麻醉方法，评估手术风险及处理对策，尤其是对急危重症患者应做好围术期并发症评估及处理措施。

2.术前向患者及家属充分交代手术和麻醉风险，签署手术及麻醉同意书。

## 三、手术要点、难点及对策

### （一）终止妊娠时机及方式

产前发现前置血管，妊娠达 34～35 周，促胎肺成熟后及时终止妊娠，以剖宫产方式终止妊娠。若产时发现前置血管，并发生前置血管破裂，胎儿存活，应立刻剖宫产终止妊娠。胎儿已死亡，则选择阴道分娩。

### （二）剖宫产术中注意事项

有些前置血管存在于主副胎盘之间或子宫下段前壁，位于子宫前壁下段手术切口位置。在切开子宫下段时，如不注意容易切断前置的血管，在胎儿娩出前人为导致前置血管断裂，发生胎儿失血、胎儿丢失。需在术前通过超声及仔细辨别明确子宫切口处有无附着的前置血管，以减少胎儿不良结局的发生。

### （三）手术切口及步骤要点、难点及处理

同前置胎盘剖宫产手术。

## 四、术后监测与处理

术后监测及处理同前置胎盘剖宫产手术。

## 五、术后常见并发症的预防与处理

术后并发症及处理同前置胎盘剖宫产术后。

（邹　丽）

# 第四节　胎盘早剥剖宫产术

## 一、适应证

1. 孕 32 周以上，胎儿存活，胎盘早剥 Ⅱ 级以上者。
2. 阴道分娩过程中，出现胎儿窘迫征象或破膜后产程无进展者。
3. 近足月的 Ⅰ～Ⅱ 级胎盘早剥者。
4. 胎盘早剥伴胎位异常者。

## 二、术前准备

### （一）患者的准备

1. 详细询问病史及检查

(1) 了解现病史及既往史，重要脏器有无疾病史等。

(2) 开放静脉通道。

(3) 完成体格检查及术前常规实验室检查和重要的影像学检查，包括血常规、尿常规、凝血功能、输血前全套、肝功能、肾功能、电解质、血糖、心电图、胎儿超声，胎心监护等。必要时需结合孕妇病情完善其他检查。超声典型声像显示胎盘与子宫壁之间出现边缘不清的液性低回声区，胎盘异常增厚或边缘圆形裂开。胎心监护改变为胎盘早剥时宫缩压力探头记录的曲线常显示高张力性子宫收缩的特点，可出现基线变异消失、变异减速、晚期减速、正弦波形、胎心缓慢等。

2. 病情判断及生命体征的维持 全面评价产妇病情，监测生命体征、维持血液循环系统的稳定。早期发现弥散性血管内凝血 (DIC)，给予新鲜血浆、血小板、冷沉淀等尽早纠正凝血功能障碍。同时监测心脏、肝肾功能，记录24小时出入量，必要时进行补液或输血治疗。

3. 手术前的准备

(1) 皮肤准备：酌情备皮。

(2) 留置尿管：按无菌导尿法插入保留导尿管。

(3) 备血：为患者抽血进行血交叉检查，通过血库准备适量鲜血，以备手术中应用。

(4) 预防感染：遵照国家卫计委抗菌药物使用规范。

(5) DIC 的救治：纤维蛋白原的补充尤其要注意，及时补充新鲜血浆、血小板、冷沉淀等尽早纠正凝血功能障碍。

### （二）手术人员的准备

1. 手术者组织手术小组成员术前讨论，明确手术方式、麻醉方法，评估手术风险及处理对策，尤其是对急危重症患者应做好围术期并发症评估及处理措施。

2. 术前向患者及家属充分交代手术和麻醉风险，签署手术及麻醉同意书。

## 三、手术要点、难点及对策

1. 孕 32 周以上，胎儿存活，胎盘早剥 Ⅱ 级以上者，建议尽快、果断进行剖宫产术，以降低围产儿死亡率。

胎儿存活时，处理原则为保证母体安全的前提下，尽力提高胎儿存活率。终止妊娠的时机和方式应结合孕周、胎儿宫内状况、早剥严重程度、合并症等情况进行，避免不必要的拖延。特别强调，Ⅱ 级以上的胎盘早剥，一旦诊断明确，应在 20 分钟内施行手术，方可极大提高新生儿的存活率。因胎盘早剥会增加死产的可能，0 ~ Ⅰ 级胎盘早剥，已达 37 孕周以上者推荐手术终止妊娠。

2. 怀疑胎盘早剥者，若胎儿存活，则很少发生严重的母体并发症。一旦胎儿死亡，即提示重度胎盘早剥，易发生严重的凝血功能障碍。从诊断胎盘早剥至终止妊娠的时间越长，母体预后越差。DIC 的发生提示胎盘早剥病情恶化。对于已发生 DIC 者，治疗关键在于移除胎盘，阻止促凝物质继续进入母血循环，同时补充血制品。即终止妊娠，恢复循环量。DIC 发生时，由于凝血功能障碍，剖宫产会增加腹部及子宫切口出血的风险，而阴道分娩时可以使用药物及按摩的办法促进子宫肌层血管收缩，在凝血因子缺乏的情况下避免严重出血。因此，当诊断明确、胎儿存活且有生存希望时，为抢救胎儿生命，以剖宫产为主，当胎儿已死亡时，应迅速促成阴道分娩。

应强调的是，提倡个体化处理，不可千篇一律。如果出现明显的胎位异常、母体病情恶化等，应手术终止妊娠。

3. 严重胎盘早剥发生危及生命的大出血时，应把孕妇安全放在首位。需外科手术止血、介入栓塞。如果以上保守止血方法无效，采用子宫切除术，同时及时纠正凝血功能异常。低血容量性休克在某些早剥病例里容易被掩盖——如高血压导致的早剥。可监测中心静脉压以指导补液量。

4. 胎盘早剥患者产后常因凝血功能异常及子宫收缩乏力而发生产后出血，故要做好应对产后出血的预防措施。尤其当发生Ⅲ级胎盘早剥时，常伴发子宫卒中，即血液侵入子宫肌层甚至达到浆膜层，使子宫表面呈现蓝紫色。应该予以有效的促宫缩处理，如使用缩宫素、卡贝缩宫素、前列腺素 F2α 等物质；给予输血、血小板、新鲜血浆、冷沉淀等凝血物质。当以上方法均不奏效时，根据情况选用合适的外科方式才是挽救生命的有效措施，如宫腔球囊压迫止血、宫腔填塞、B-Lynch 缝合、结扎子宫动脉髂内动脉、选择性的动脉栓塞等方法，子宫切除也是挽救生命的最终办法。

## 四、术后监测与处理

1. 生命体征的监护：术后给予心电监护仪监护，密切观察血压、心率、血氧饱和度。同时注意切口渗血、阴道出血及子宫复旧情况，在早期发现并发症及时处理。必要时监测血常规、凝血功能及肝肾功能等。

2. 饮食：根据麻醉方式及消化功能恢复情况酌情安排进食进水。

3. 术后抗感染：密切观察体温变化，腹部切口情况，还应及早发现腹腔感染，伤口感染的征象，及时处理。

4. 尿管的管理：剖宫产术后次日酌情拔除留置的导尿管。

5. 术后缩宫素的应用：术后依据子宫收缩情况给予促子宫收缩药物。

6. 预防血栓形成：发生胎盘早剥的患者应监测有无先天性或获得性的易栓症。孕产妇深静脉血栓形成的风险增加。注意患者有无下肢疼痛或肿胀，必要时行下肢血管 B 超检查，了解有无下肢静脉血栓形成。可根据产妇有无血栓形成的高危因素给予个体化预防措施。

7. 术后检查胎盘剥离面压迹，剥离胎盘应送病理检查，以明确早剥的病理生理。可能会发现胎盘血栓形成、绒毛纤维蛋白沉积、坏死蜕膜异常等情况。吸烟及嗑药与胎盘早剥发生密切相关。

## 五、术后常见并发症的预防与处理

1. 出血：剖宫产术后出血的发病主要原因为子宫收缩乏力、胎盘剥离面出血、凝血功能障碍等。子宫收缩乏力性出血，加强宫缩是最迅速有效的止血方法。如按摩子宫、宫缩剂、宫腔填塞、子宫动脉或髂内动脉结扎，必要时需切除子宫；胎盘剥离面出血可采用上述方法加强宫缩，必要时可采取宫腔球囊进行压迫止血；凝血功能障碍者应积极纠正凝血功能。

2. 感染：剖宫产感染率明显高于阴道分娩。减少肛门及阴道检查次数，做好无菌操作，按照卫计委抗菌药物使用规范行预防性抗生素的使用。

3. 血栓形成：术后鼓励患者及早伸展并抬高下肢，加速血液流动。对于高龄血液黏稠度高、血脂高、肥胖患者，必要时可预防性使用抗凝药。发现血栓，可使用低分子肝素治疗，必要时置入血管滤网，避免血栓脱落发生严重并发症。

4. 子宫内膜异位症：剖宫产术后子宫内膜异位症常见于腹壁切口处，术中应小心仔细操作，避免内膜带出宫腔。

5. 严重并发症的处理：强调多学科联合治疗，在DIC处理方面应重点补充血容量及凝血因子，应在改善休克状态的同时及时终止妊娠。对肾功能不全的处理，在改善休克后仍有少尿者(尿量 < 17ml/h)，给予利尿剂处理。同时注意检测肾功能，维持电解质和酸碱平衡，必要时行透析治疗。

（邹　丽）

## 参 考 文 献

刘新民 . 2003. 妇产科手术学 . 北京：人民卫生出版社

刘兴会，漆洪波 . 难产 . 2015. 人民卫生出版社，344-346

刘兴会，姚强 . 2011. 凶险型前置胎盘的诊断及处理 . 中国实用妇科与产科杂志，27：85-89

王泽华 . 2008. 现代妇产科手术学 . 上海：第二军医大学出版社

谢幸，苟文丽 . 妇产科学 . 第 8 版 . 2013. 人民卫生出版社，129-132

杨慧霞 . 产科诊治指南解读 . 2015. 病案分析 . 人民卫生出版社，385-407

詹姆斯 DK. 2008. 高危妊娠 . 段涛，杨慧霞译 . 第 3 版 . 北京：人民卫生出版社，2008：1126

张雪梅，漆洪波 . 2010. 瘢痕子宫妊娠胎盘植入临床诊断与处理措施 . 中国实用妇科与产科杂志，26：589-591

中华医学会妇产科学分会产科学组 . 2012. 胎盘早剥的临床诊断与处理指南 . 中华妇产科杂志，48(2)：148-150

中华医学会妇产科学分会产科学组 . 2013. 前置胎盘的临床诊断与处理指南 . 中华妇产科杂志，48(2)：148-150

中华医学会妇产科学分会产科学组 . 2014. 剖宫产手术的专家共识 . 中华妇产科杂志，49(10)：721-724

邹丽 . 2013. 前置胎盘的临床诊断与处理指南 . 中华妇产科志，48(2)：1-3

Cunninghan F，Leveno K，Bloom S，et al. 2010. Williams Obstetrics. 23rd ed. New York：McGram-Hill Companies，757-803

Grönvall M，Tikkanen M，Tallberg E，et al. 2013. Use of Bakri balloon tamponade in the treatment of postpartum hemorrhage：a series of 50 cases from a tertiary teaching hospital. Acta Obstet Gynecol Scand，92(4)：433-438

Publications Committee. 2010. Society for Maternal-Fetal Medicine，Belfort MA. Placenta accrete. Am J Obstet Gynecol，203(5)：430-439

Sheiner ES. E Bleeding during pregnancy：a comprehensive guide. 2011. New York：Springer

Vegas G, Illescas T, Muñoz M，et al. 2006. Selective pelvic arterial embolization in the management of obstetric hemorrhage. European Journal of Obstetrics & Gynecology and Reproductive Biology，68-72

Zou L，Zhong S，Zhao Y，et al. 2010. Evaluatiion of "J"-shaped Uterine Incision during Caesarean Section in Patients with Placenta Previa：A Retrospective Study. J Huazhong Univ Sci Technology Med Sci，30(2)：212-216

# 第五章　产科止血手术

## 第一节　人工剥离胎盘

人工剥离胎盘术是用手剥离、取出滞留于宫腔内胎盘的手术。

### 一、适应证

1.胎儿娩出后，胎盘部分剥离引起子宫大量出血，经按摩宫底或用宫缩剂等处理，胎盘不能完全排出者。

2.胎儿娩出后 30 分钟，胎盘仍未剥离排出者。

### 二、禁忌证

植入性胎盘。

### 三、术前准备

1.取膀胱截石位，术者按外科无菌术刷手消毒，或原术者更换无菌手套及手术衣。重新消毒外阴及外露脐带，撤换无菌巾、单；导尿。

2.肌内注射哌替啶 100mg，静脉麻醉或气管内全身麻醉，部分亦可不予麻醉，但须对患者交代清楚，以便配合。

3.输液，缩宫素 10IU 缓慢静脉注射、肌内注射或经腹壁宫底部注射。

4.做好输血准备。

### 四、手术要点、难点及对策

1.术者左手牵引脐带，右手涂滑润剂，如液状石蜡，五指合拢成圆锥状，沿脐带经阴道进入宫腔，摸清胎盘附着位置 ( 图 5-1-1)。

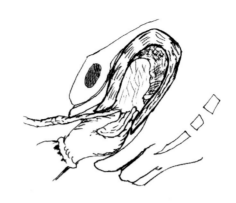

图 5-1-1　右手摸清胎盘位置

2.左手移至腹部经腹壁下压宫底，宫腔内的手掌展开，四指并拢，手背紧贴宫壁，摸及胎盘边缘，以手指尖和桡侧缘向上左右划动，将胎盘自宫壁剥离（图 5-1-2）。开始时手指和胎盘间有一层柔滑的胎膜相隔，以后胎膜可能被撑破，以致手指直接与胎盘母面和宫壁接触，一般剥离无困难，继续剥离直至完全剥离胎盘，按压宫底排出胎盘。缩宫素 10 ～ 20IU 肌内注射或静脉注射；或卡贝缩宫素；或卡前列素氨丁三醇子宫底或肌内注射。若出血不多，可暂观察，给予宫缩素。若出血多，即予开腹处理。若遇阻力时或宫腔内的右手无法判定解剖关系时，外在的左手用力压宫底，使子宫壁紧夹于内外手间，利于判断子宫壁厚度及与胎盘的关系，再在内外两手配合下仔细剥离，遇少许索状粘连带时可用手指断开；粘连面广而紧，不能用手剥离者，可能为胎盘粘连或植入，应即停止手术。可用缩宫剂加强宫缩。

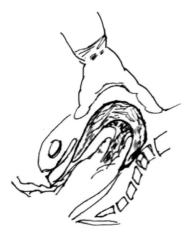

图 5-1-2　剥离胎盘

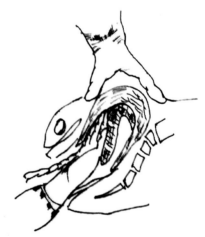

图 5-1-3　剥离前壁胎盘

3.若胎盘附着子宫前壁，则手掌朝子宫前壁贴宫壁剥离胎盘（图 5-1-3）。

4.估计大部分已剥离，可一手再牵拉脐带，帮助查明并分离剩余部分，然后将胎盘握于手中，边旋转边向下牵引而出。注意避免用强力牵引以免胎盘或胎膜部分残留。

5.检查胎盘和胎膜有无缺损，再次伸手进入宫腔检查，并清除残留组织（图 5-1-4），亦可用卵圆钳在手指引导下夹取，或用大钝刮匙刮除。

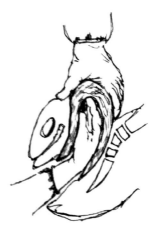

**图 5-1-4 清除残留组织**

6.注意检查子宫有无破损。若发现子宫壁有凹陷，并配合外面的手检查局部比较薄，可能有子宫损伤。若出血不多，可以使用子宫收缩剂保守治疗。若出血多，保守治疗无效，则需开腹处理。

## 五、术后处理

(1) 观察子宫收缩及阴道流血量。

(2) 及时排空膀胱，以免过度充盈的膀胱影响子宫收缩。

(3) 子宫收缩剂的使用，缩宫素 10 ~ 20IU 静脉注射或肌内注射；或卡贝缩宫素静脉滴注，或卡前列素氨丁三醇子宫底或肌内注射。必要时持续静脉点滴缩宫素 12 ~ 24h，以后口服宫缩剂，如米索前列醇片。

(4) 抗生素的使用。

## 六、并发症

### （一）子宫出血

若胎盘剥离困难或剥离不全时，会影响子宫收缩而致大出血。应请有经验者迅速完成手术，清除子宫残存的内容物，同时加强宫缩，控制出血。不能有效控制时应立即开腹处理。

### （二）子宫损伤或穿孔

子宫损伤或穿孔多发生于胎盘严重粘连或胎盘植入患者，手术操作不当也可损伤子宫，严重会发生子宫穿孔。子宫穿孔小，出血不多时可使用宫缩剂和抗生素严密观察。子宫损伤严重或出血不止者应开腹探查并予修复或切除。剥离时发现胎盘与子宫壁之间界限不清，找不到疏松的剥离面不能分离者，应疑为植入性胎盘，不可强行剥离。

## （三）产后感染

徒手剥离胎盘后应常规使用抗生素，并严密观察有否感染。

（欧阳为相）

# 第二节　产道血肿清除术

产道血肿是由阴道分娩或剖宫产手术过程中所导致的外阴、阴道、宫旁、腹膜后血管破裂出血积聚形成的。由于出血的部位、出血量所形成的血肿情况不一，故其临床表现也多样。出现在外阴、阴道内的血肿常因疼痛易被发现；阴道、直肠周围血肿，体积较小时易被忽视，增大则可由于疼痛、压迫被发现。盆腔内宫旁、腹膜后由于位置隐蔽，且组织疏松，不易被发现，容易形成较大血肿。如果发现较晚，则可能由于严重的失血性休克、凝血功能障碍而危及生命。本节根据血肿所发生的部位分别阐述。

## 一、外阴血肿清创缝合

外阴血肿是由于外阴黏膜下静脉破裂出血积聚所致，更多见于会阴切开裂伤，修复缝合、止血不彻底和残留无效腔血液所致。当产妇合并有严重的血小板减少、凝血功能障碍、高血压，局部伤口易渗血。或产后一过性血压降低，伤口出血不明显，而缝扎不彻底，产后血压回升，伤口重新出血形成血肿。表面隆起、皮肤黏膜呈紫红色，有波动感，触诊疼痛明显，容易诊断。如图 5-2-1，患者为妊娠脂肪肝继发消耗性凝血功能障碍，自然分娩后在左侧大阴唇处形成血肿。

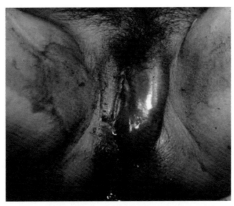

**图 5-2-1　左侧大阴唇血肿**

## （一）适应证

对已局限或出血已停止的小血肿，应保守治疗，予以局部镇痛、观察和冰敷、预防性使用抗生素等保守治疗，待其自行吸收。如果疼痛不能有效控制且血肿体积增大，保守治疗困难，需要手术处理。

### （二）术前准备

仔细检查血肿部位、大小。急查血常规、凝血功能、DIC 全套、备血。如有血小板减少或凝血功能障碍，给予补充血小板、凝血因子、新鲜血浆、冷沉淀等纠正凝血功能紊乱。

### （三）手术要点、难点及对策

对于有会阴切口者，需要拆除伤口缝线，切开血肿，清除积血及血块，找到出血点，予以缝扎止血，封闭血肿腔，缝合适宜使用可吸收缝线。

如无会阴伤口，则在阴道黏膜与皮肤交界处切开至血肿，清除血肿后，关闭血肿腔，如找不到出血点，可使用 2-0 可吸收缝线间断缝合加压止血，局部压迫冷敷，并密切观察。

### （四）术后常见并发症的预防与处理

1.出血：外阴血肿，位置表浅，早期发现及时处理可以获得良好效果。但严重损伤，并合并有严重的阴道血肿、盆腔内血肿时，处理复杂。找到出血部位，彻底缝扎止血、术后严密观察。

2.感染：外阴血肿及积血，引流不畅，被污染，易并发感染。应予以抗生素预防感染，以利于治疗。

### （五）临床效果评价

血肿无增大，症状缓解，局部无肿痛，提示处理较好。

## 二、阴道血肿清创缝合

阴道血肿是由于产伤所导致的阴道黏膜下静脉破裂出血积聚所致的血肿。常见于分娩过程中，阴道裂伤或会阴切开延裂，修复缝合过程止血不彻底或残留死腔内血液积聚所致。表现为阴道局部肿胀、压迫感。检查时可以触诊到包块、触痛明显。因阴道黏膜疏松，血肿可扩散形成巨大血肿，当血肿位于阴道后壁直肠前，则有肛门压迫感；前壁血肿增大可压迫尿道出现尿路刺激征，甚至排尿困难。短期内大量失血可发生失贫血、血压及心率发生变化，严重时甚至休克。当发现阴道血肿较大，局部肿痛，则须行血肿清创缝合。

### （一）适应证

阴道血肿较大、局部压痛明显。

### （二）术前准备

1.患者的准备：详细了解阴道血肿发生原因。

(1) 分娩导致阴道裂伤：急产时胎儿分娩过快，产道扩充不充分，可以导致阴道的撕裂伤，损伤血管血液聚集在局部可以形成血肿。

（2）会阴侧切伤口的延裂：会阴侧切口向内向上延裂，严重时甚至达到后、侧穹隆，回缩血管未予以缝扎，或大血管断裂未能单独缝扎、结扎止血，而导致血肿。

（3）患者凝血功能障碍：患者存在血小板减少性紫癜、子痫前期血小板减少、妊娠合并肝病而导致的凝血功能障碍、胎盘早剥患者消耗性凝血功能障碍及其他血液性疾病。

（4）患者存在高血压，产时产后一过性低血压，伤口出血不明显，术中缝扎止血不彻底，术后血压升高，伤口内出血增多形成血肿。

2. 手术前的准备：评价患者生命体征、注意血压、脉搏、尿量。仔细检查血肿部位、大小。急查血常规、凝血功能、DIC 全套、备血。存在休克时立即给予输血、输液，稳定生命体征，同时进行探查。如有血小板减少或凝血功能障碍，给予补充血小板、凝血因子、新鲜血浆、冷沉淀等纠正凝血功能紊乱。

3. 麻醉：产妇紧张疼痛时，可以给予止痛药物，如暴露困难，可在全身麻醉下进行。

### （三）手术要点、难点及对策

1. 会阴切开伤口血肿处理：拆除伤口缝线，小心清除血块，暴露出血部位、寻找出血点、1-0 合成线缝扎止血，闭合血肿腔。

2. 如无会阴伤口，于血肿侧阴道黏膜与皮肤交界处切开，清除血肿，缝扎出血部位，闭合血肿腔。

3. 如找不到明确血肿，则 1-0 合成线缝合止血，血肿腔内可填入止血材料。术毕阴道内填塞纱布压迫止血，24 小时后取出。

4. 若已有感染者，无论血肿大小，均应做彻底引流。

### （四）术后监测与处理

1. 生命体征的监护：术后密切观察血压、心率，并注意局部压迫症状。

2. 术后抗感染：常规使用抗生素预防感染，并密切观察体温变化。

3. 纠正贫血，增强体力，防治感染。

4. 尿管的管理：术后如排尿困难可留置导尿管，注意观察尿量及尿色，术后 24 小时拔除阴道内纱布后，可拔除尿管。

### （五）术后常见并发症的预防与处理

1. 出血：阴道血肿，早期发现及时处理可以获得良好效果。但严重损伤，未及时发现、及时处理时，可能并发阴道旁、直肠旁甚至盆腔深部如阔韧带血肿。处理复杂，在处理血肿同时，紧急寻找原因，了解有无凝血功能障碍，或者大血管的损伤。可在输血输液、给予止血药的同时，及时寻找出血血管予以结扎。必要时需开腹探查。必要时可行髂内动脉结扎。如无明确出血点，或血肿无法彻底缝合止血，可考虑纱布填塞压迫止血 24 ~ 48 小时后取出。

2. 感染：阴道内血肿及积血，引流不畅，被污染，易并发感染。应予以抗生素预防感染。纠正贫血增强体质，以利抗感染治疗。

## （六）临床效果评价

出血停止、血肿无增大、症状缓解、局部无肿痛、全身情况良好，提示阴道血肿处理有效。

## 三、后腹膜血肿清创缝合

分娩时如发生严重的宫颈裂伤、子宫侧壁不完全破裂累及子宫动脉和分支，血液聚积于阔韧带内或向上延伸可形成巨大的后腹膜血肿。剖宫产过程中，如手术切口选择位置不当，瘢痕子宫再次手术，如切口接近原瘢痕，切缘对和不良或血供不足影响愈合，易继发形成血肿。切口缝合不当，子宫切口延裂，反复缝合稀疏达不到止血目的，过密时局部缺血坏死。手术中大血管未能单独缝扎，或手术过程局部血管退缩未及时发现，术后可发生再度腹腔内出血，或局部形成血肿。

偶尔因产后腹腔及盆腔内压力骤减，可使会阴受压部位组织充血和血管破裂，如出血继续并向上延伸则可积聚于盆底、阔韧带及腹膜后形成自发性血肿。

由于出血范围和位置不同，临床表现多样。较小的血肿无明显症状，仅有血红蛋白下降，行阴道检查及超生检查时可发现。如出血多、范围大，可发生心率增快、血压下降、贫血于外出血不成比例，并出现血容量不足之少尿、无尿。较大血肿深达盆底，可有压迫症状（如便意）及发热。

### （一）适应证

对无继续出血、稳定的阔韧带血肿、腹膜后血肿，可适当给予止血药、预防性给予抗生素，必要时输血改善贫血状况，并严密观察。如条件许可，可以行经导管动脉栓塞术(transcatheter arterial embolization，TAE)，进行子宫动脉栓塞治疗。但对于生命体征不稳定、不宜搬动的患者；合并有其他脏器出血的DIC；严重的心、肝、肾和凝血功能障碍；对造影剂过敏者，如盆腹腔血肿较大，并伴后子宫破裂、大量失血导致休克，应立即剖腹探查。

### （二）术前准备

评价患者生命体征、注意血压、脉搏、尿量。急查血常规、凝血功能、DIC全套、备血、输血、输液，稳定生命体征，同时进行剖腹探查。检测凝血功能DIC状况，必要时给予补充血小板、凝血因子、新鲜血浆、冷沉淀等纠正凝血功能紊乱。做好术前与患者及家属沟通，如发生严重的子宫破裂，无法挽救则需要行修补术，必要时行子宫切除术。

麻醉：协同麻醉师稳定患者生命体征，手术可在全身麻醉下进行。

### （三）手术要点、难点及对策

剖腹探查发现为后腹膜血肿，清除血块，找到明显出血点，用丝线缝扎。如静脉丛出血，呈弥散性，可用大纱条压迫止血，24小时后开始取出，72小时全部取出。并可考虑子宫动脉、髂内动脉结扎。由于后腹膜存在血肿，又毗邻输尿管，手术时需注意输尿管等邻近脏器的损伤。

《威廉姆斯产科学》曾介绍使用伞状填塞可用于子宫切除后持续盆腔出血，常常合并使用髂动脉结扎或盆腔动脉栓塞治疗。填塞包是用X线可显示的无菌袋内填充相互连接的纱布卷组成，以提供足够的体积填塞骨盆腔，如图5-2-2所示。填塞包经腹放入，并可通过牵拉填塞包尾部退出阴道。将填塞包尾部与悬吊在床底的1L水袋相连来提供一定的牵引力。留置导尿管监测尿量并预防尿路阻塞。经皮盆腔引流管的放置用于监测腹腔内出血的情况。应给予广谱抗生素，通常在24小时后从阴道取出。这种技术的评价尚无确切数据，但可推荐将其作为最后一个方法。使用这种方法更加有利于纱条在术后的取出，而不必要再次开腹。

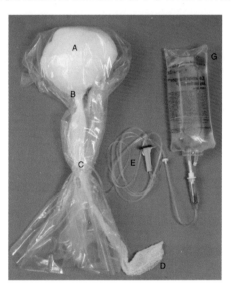

图5-2-2 盆腔压力填塞装置用于控制出血。X线可显示的无菌袋内填充相互连接的纱布并折叠成球状(A)放置于暗盒包内，能通过尾部(D)牵拉无创性取出。导管(E)系于颈部(C)并与1L的水袋(G)相连。一旦放入盆腔，纱布包(A)充满盆腔压迫静脉，狭窄的上颈部(B)通过阴道(C)。静脉水袋悬吊于床脚以在出血部位维持足够的纱布卷压力

### （四）术后监测与处理

1. 生命体征的监护：术后密切观察血压、心率、出血情况。

2. 术后抗感染：常规使用抗生素预防感染，除密切观察体温变化。

3. 纠正贫血，增强体力，防治感染。

4. 填塞物的取出：术后出血停止，病情稳定，可考虑24小时后开始取出，72小时全部取出。填充物可经阴道取出，取出困难时可经腹部取出。取出时，需建立静脉通道，备血，做好再次出血的预防工作。

### （五）术后常见并发症的预防与处理

失血性休克及其并发症：术后需严密监护病情变化，及时发现再度出血。给予有效补充血容量、改善凝血功能异常、监测尿量、肝肾功能，严防多器官衰竭。予以抗生素预防感染、给予相关辅助治疗，纠正贫血，增强体质。

## （六）临床效果评价

出血停止、病情稳定、血红蛋白稳定，体温正常，全身情况好转。

（赵　茵）

# 第三节　髂内动脉结扎术

## 一、适应证

1. 子宫收缩乏力、剖宫产切口撕裂、子宫动脉破裂、子宫破裂、子宫卒中、植入性胎盘术中发生大出血难以控制者。

2. 宫颈裂伤延长到子宫下段，阔韧带血肿难找出出血者。

3. 严重阴道会阴裂伤止血困难者。

## 二、禁忌证

手术部位局部粘连、解剖结构层次不清或手术者不熟悉手术操作、解剖结构或患者血流动力学不稳定的均为相对禁忌证。

## 三、术前准备

### （一）患者的准备

1. 详细询问病史及检查

(1) 了解现病史及既往史，重要脏器有无疾病，有无出血倾向及炎症史。

(2) 完成体格检查、产科检查及术前常规实验室检查和重要的影像学检查，包括心电图、胎儿 B 超检查等，应对每一位产妇的胎盘位置、与子宫内口的关系有全面的了解。

2. 手术前合并症的处理

(1) 积极纠正贫血；有效治疗出血倾向。

(2) 纠正营养不良及代谢紊乱。

(3) 监测血压、血糖等，及胎儿宫内情况。

(4) 有其他系统疾病者，请相关专科协助治疗。

3. 手术前的准备

(1) 患者及其家属需充分了解手术的必要性、危险性及预防危情发生的具体措施。

(2) 依据手术出血风险大小准备足量的血源。

(3) 保证充分的休息和适当的精神安慰。

## （二）手术人员的准备

1. 评估患者出血的原因、血流动力学是否稳定、对生育意愿等。

2. 充分了解盆腔脏器解剖是否异常、局部是否粘连等。

3. 术前向患者及家属充分交代手术风险，签署手术同意书。

4. 准备好缝线、直角钳等手术器械，严格保证器械正常运行。

# 四、手术要点、难点及对策

## （一）麻醉和体位

采用气管插管全身麻醉或下腹部腰麻。体位采取仰卧位，消毒铺巾后留置尿管。

## （二）手术范围

腰大肌正上方，骶岬水平、髂总动脉分叉处，以与输尿管平行的方向切开侧腹膜 8 ~ 10cm，打开腹膜后间隙。

## （三）手术步骤

1. 暴露髂内动脉　以盐水棉垫上推肠曲及大网膜，切口放置牵开器，充分显露手术野。通过后腹膜可以看到或触到髂血管及输尿管。以血管钳提起后腹膜，在输尿管外侧和髂内动脉的内侧后腹膜上，于髂内动脉起始部下方 2 ~ 3cm 处纵行切开，打开腹膜后间隙暴露髂内动脉 ( 图 5-3-1 )。

2. 分离髂内动脉　将髂总动脉分叉处和髂内动脉上的结缔组织钝性分离，充分暴露髂内动脉。以阑尾钳夹住髂内动脉并将其提出血管床。此时用大弯钳细心无损伤地分离髂内动脉后壁与髂内静脉前壁间的脂肪组织。髂内静脉粗大而壁薄，易于损伤，术时宜小心 ( 图 5-3-2 )。

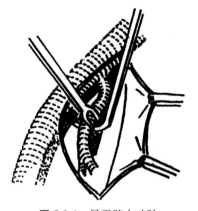

图 5-3-1　暴露髂内动脉

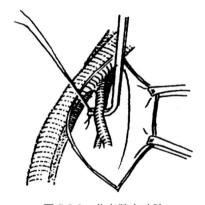

图 5-3-2　分离髂内动脉

3. 双重结扎　大弯钳可以从髂内动脉的内侧或外侧插入以两根 4 号丝线用大弯钳从髂内动脉下面穿过，两线相距 0.5cm。确定即将结扎的血管系髂内动脉无误时，方能结扎，两结扎线间不必剪断。同法处理对侧髂内动脉 ( 图 5-3-3)。

4. 关闭后腹膜　髂内动脉结扎后，以 0 号可吸收线连续缝合后腹膜，使切缘松松地靠拢即可，注意勿使腹膜内侧叶上的输尿管扭曲。

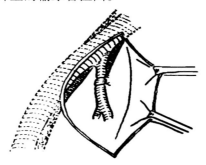

图 5-3-3　双重结扎髂内动脉

## 五、术后监测与处理

1. 生命体征的监护：术后 24 小时内给予心电监护仪监护，密切观察血压、心率、血氧饱和度。

2. 饮食：根据消化功能恢复情况，术后第一天可饮少量清水、汤等流质，排气后进半流质，以后逐渐恢复正常饮食。

3. 术后抗感染：根据具体实施的手术要求予以抗感染治疗。

4. 尿管的管理：术后留置导尿管，注意观察尿量及尿色，每日消毒尿道口两次，根据具体实施的手术要求及尿的形状酌情拔除导尿管。

5. 了解双下肢足背动脉搏动情况。

6. 预防血栓形成：术后鼓励患者及早伸展并抬高下肢，加速血液流动。注意患者有无下肢疼痛或肿胀，必要时行下肢血管 B 超检查，了解有无下肢静脉血栓形成。

7. 随访：根据具体实施手术告知患者及其家属术后随访情况。

## 六、术后常见并发症的预防与处理

1. 损伤：易损伤髂内静脉和髂外动脉及输尿管，手术技术要求高，尽量由有手术经验丰富的医生完成，结扎髂内动脉前进行确认有无误扎髂外动脉。

2. 手术失败，出血不止：由于手术无法完成操作、出血迅猛或持续、血流丰富侧支循环迅速建立而使得单纯的血管结扎无法有效止血，应及时采取其他方法或切除子宫。

## 七、临床效果评价

髂内动脉结扎术多用于子宫动脉结扎后效果不理想或由于子宫动脉暴露困难等情况。由于手术时多为急诊手术，应特别注意盆腔血管的走行与分布。

结扎髂内动脉后其各分支血压骤减，流血量减少而达到止血的目的。双侧髂内动脉结扎后远端（包括子宫动脉分支）仍有血流，无非是将动脉系统变成类似静脉的血流（局部脉压降低，血流量减少）。单侧髂内动脉结扎，血供靠对侧髂内动脉及分支通过吻合的血管供应。双侧髂内动脉结扎后，血供由卵巢动脉、腹壁下动脉、痔上动脉、股深动脉、腰动脉供应，而且这种有效时间约 1 小时，因为研究得知，髂内动脉结扎后的侧支循环可在结扎45 ~ 60 分钟后建立。

髂内动脉结扎治疗产后出血的成功率为 40% ~ 70%，并发症为 13%，产妇死亡率为 2%，血管造影显示，近端髂内动脉结扎，远端髂内动脉快速重建。Bruinse 等认为髂内动脉结扎具有以下缺点：技术要求高，一般医生不容易完成；操作费时；可以引起髂内静脉出血；止血成功率较低；可发生输尿管损伤和髂外动脉结扎等并发症；此手术增加出血量，花费时间长，延误了子宫切除。但是也有相反的报道，其治疗效果有待进一步研究。

（丁依玲）

# 第四节　剖宫产术后子宫切除术

## 一、适应证

1. 子宫收缩乏力性出血：指已经使用各种足量的宫缩剂、按摩子宫、子宫动脉或髂内动脉结扎术，子宫仍收缩不良、出血不止。

2. 胎盘植入：正常位置胎盘或前置胎盘合并部分或大部胎盘植入，经强行剥离后，用创面缝合及压迫止血仍不能有效止血者。

3. 子宫破裂：子宫严重、复杂的破裂，无法修补，或已发生感染，或修补后有可能发生产后出血者。

4. 子宫下段切口严重裂伤：当切口扩展伤及子宫血管或子宫颈无法完全止血者。

5. 子宫肌瘤：子宫肌瘤若妨碍切口缝合，或致使子宫收缩不良引起严重出血，或子宫肌瘤发生变性者。

6. 重度宫内感染：因宫内感染导致脓毒血症而抗感染药物难以控制，不得不切除子宫内感染病灶者。

7. 宫颈重度不典型增生或原位癌。

## 二、术前准备

### （一）患者的准备

1. 重点复习病史

(1) 了解现病史及既往史，重要脏器有无疾病，有无出血倾向史。

（2）复查血常规、凝血功能。

2. 手术前合并症的处理

（1）纠正全身情况，根据不同病情予以相应处理，如有失血性休克，应及时补足血容量及纠正凝血功能障碍。

（2）控制感染病灶。

3. 手术前的准备

备血。产科出血常常很急且量大，要随时做好输血的准备。产前已有出血者应在输血时同时手术。

### （二）手术人员的准备

1. 手术者组织手术小组成员术前讨论，明确手术方式、手术时间、麻醉方法，评估手术风险及处理对策。

2. 术前向患者及家属充分交代手术和麻醉风险，签署手术及麻醉同意书。

## 三、手术要点、难点及对策

### （一）麻醉和体位

采用持续硬膜外麻醉或气管插管全身麻醉。体位采取平卧位，术前留置尿管。

### （二）手术范围

遵循标准的操作技术进行子宫次全切除或全切术。

### （三）手术切口

原剖宫产切口。

### （四）子宫次全切除术手术步骤

1. 膀胱子宫反折腹膜的处理：应尽可能向下分离膀胱至子宫颈水平。在剖宫产和胎盘娩出后，如果子宫切口出血明显，可以选择缝合，或者用鼠齿钳钳夹止血。如果出血不明显，既不需要缝合也勿需钳夹止血。

2. 各韧带的处理：提拉子宫、处理子宫圆韧带（图 5-4-1）、切断输卵管峡部及卵巢固有韧带或骨盆漏斗韧带，方法同未孕子宫的次全切除术。由于妊娠子宫的相关韧带较松弛，故上述操作均可在将子宫提拉至盆腹腔外进行。

3. 分离并剪开阔韧带后叶至子宫峡部或子宫内口水平，暴露子宫血管。注意勿损伤附着在阔韧带后叶

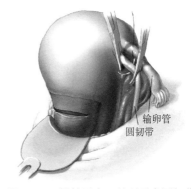

输卵管
圆韧带

**图 5-4-1**　提拉子宫、处理子宫圆韧带

上的输尿管。

4. 处理子宫血管：自子宫颈内口水平或稍高处钳夹、切断子宫血管，并双重结扎其远侧断端。因妊娠子宫颈增粗和输尿管位置变异，需要特别小心避免损伤从子宫动脉下方穿过的输尿管。为了做到这一点，一名助手持续牵拉子宫远离结扎的子宫血管方向。上行的两侧子宫动脉和静脉可以在靠近其起源处找到。迅速双重钳夹这些血管，在紧邻子宫处断开，并行双重缝合结扎。如图 5-4-2 所示，我们常使用三个长弯钳钳夹，切断位于最内侧和两个侧钳之间的组织，然后结扎钳夹靠子宫侧的两个断端。

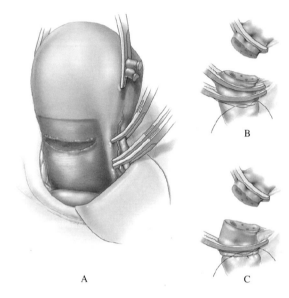

图 5-4-2　双重钳夹两侧紧邻子宫的动、静脉并断开 (A)，血管断端双重缝扎 (B、C)

5. 切除子宫体、缝合宫颈残端、缝合盆腔腹膜及腹壁各层：进行子宫次全切除术，在紧靠近子宫动脉结扎平面以下切除子宫体是必要的。宫颈残端用铬羊肠线连续或间断缝合关闭。

### （五）子宫全切术手术步骤

1. 膀胱子宫反折腹膜的处理：必须充分下推膀胱，一般以达到前穹隆为度。这将有助于在膀胱退缩至耻骨联合下方时牵走输尿管，并防止在切除子宫颈和关闭阴道残端时损伤或误缝膀胱。

2. 各韧带的处理：同子宫次全切除术。

3. 分离并剪开阔韧带后叶：同子宫次全切除术。

4. 处理子宫血管：同子宫次全切除术。

5. 切断、缝扎子宫骶骨韧带：助手将子宫向前提拉，平宫颈内口处，钳夹切断、缝扎子宫骶骨韧带。

6. 处理子宫主韧带：在子宫血管和骶韧带断端内侧，紧靠宫颈侧壁分次钳夹、切断、缝扎主韧带至阴道侧穹隆顶。应避免损伤输尿管，必要时可将输尿管做部分游离并推向外侧。

7.切除子宫：经阴道试产、尤其是宫颈口开全后剖宫产者，子宫颈一般触不清，可以通过子宫中线前方的纵切口识别产后子宫颈阴道的交界处，或通过已经切开的子宫切口，也可以通过子宫血管结扎的水平来识别交界处。以手指直接进入切口下方确定扩张子宫颈的游离缘和阴道前穹隆并更换受污染的手套。另一种确定子宫颈缘的有效方法是在子宫切除术之前经阴道放置4个金属皮肤夹或在子宫颈边缘12点、3点、6点和9点钟的位置缝上颜色鲜艳的缝线作为标识。弯钳于子宫颈水平下方钳夹阴道侧穹隆，在弯钳内侧切开组织（图5-4-3）。切下的侧穹隆可同时双重结扎并缝合至主韧带残端。检查子宫颈以确保已完全切除，然后缝合阴道。阴道侧穹隆的每个角都应固定于主韧带和宫骶韧带上（图5-4-4）。

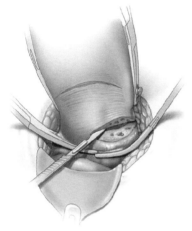

图 5-4-3　剪开阴道壁

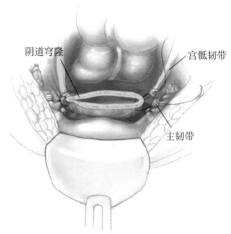

图 5-4-4　侧穹隆缝合至主韧带残端

8.缝合阴道断端、盆底腹膜、关腹：对子宫出血并发DIC者，阴道断端宜连续锁边缝合（图5-4-5），使之开放以利渗血流出。盆腔后腹膜缝合完毕，仔细检查各切断的血管、韧带，确认无误后，腹腔内留置引流管，关腹。

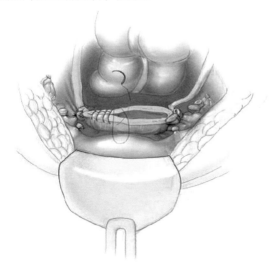

图 5-4-5　缝合阴道残端

## 四、术后监测与处理

1. 生命体征的监护：术后 24 小时内给予心电监护仪监护，密切观察血压、心率、血氧饱和度。同时注意引流管渗液、渗血情况，在早期发现并发症及时处理。

2. 纠正贫血：术后需根据血常规结果是否继续输血纠正贫血。

3. 饮食：根据消化功能恢复情况，术后第一天可饮少量清水，术后第二天进流质，排气后进半流质，以后逐渐恢复正常饮食。

4. 术后抗感染：常规使用抗生素预防感染，除密切观察体温变化、腹部切口和阴道分泌物外，还应及早发现腹腔感染、肺部感染及泌尿系感染的征象，及时处理。

5. 尿管的管理：术后留置导尿管，注意观察尿量及尿色，每日消毒尿道口两次，术后第 2 天，拔除导尿管，鼓励自行排尿。

6. 腹腔引流管的管理：保持引流管通畅，注意观察引流液性状。待腹腔引流物明显减少后，可以拔管。

7. 预防血栓形成：注意患者有无下肢疼痛或肿胀，必要时行下肢血管 B 超检查，了解有无下肢静脉血栓形成。

8. 随访：如一般情况良好，术后 7 天左右可以出院。术后 3 个月复查，以后每年随访一次。

## 五、术后常见并发症的预防与处理

1. 出血：术后短时间内出血多由于止血不确实或者电凝止血痂皮脱落致血管重新开放所致，如在阴道，可以压迫、钳夹、缝扎止血，如在腹腔，且出血量多，应立即开腹止血。如在术后数日发生，多来自线结脱落或继发感染所致，可用大量抗生素控制感染，如阴道出血，可在局部应用抗生素、血管收缩剂等压迫止血；如在腹腔大出血，应及时开腹止血，放置引流，加强抗生素的使用。

2. 感染：由于失血多、手术时间较长，术后感染是常见并发症。术后应用广谱抗生素，纠正贫血，营养支持。

3. 血栓形成：术后鼓励患者及早伸展并抬高下肢，加速血液流动。对于血液黏稠度高、血脂高、肥胖患者，少用促凝血药物。发现血栓，可使用低分子肝素治疗，必要时置入血管滤网，避免血栓脱落发生严重并发症。

4. 盆腔脏器损伤：以膀胱损伤为主，常发生膀胱阴道瘘。发生的原因主要是直接损伤。术中发现损伤可以直接修补。一旦证实输尿管通畅，可以用 3-0 可吸收或延迟吸收缝线分两层或三层缝合膀胱。第一层将黏膜包埋入膀胱，随后分层进一步缝合膀胱肌层。术后需要膀胱持续引流 7 ~ 10 天。

## 六、临床效果评价

随着围生医学和相关学科的发展，分娩和手术并发症已明显减少，但为抢救某些危重患者，如果用常规方法不能控制出血、感染和损伤，当机立断地施行剖宫产子宫切除术仍是不可缺少的重要措施。手术尽量选择子宫次全切除术，力争缩短时间，这样有利于妇女的身心健康和生理健康。但对于子宫颈有病变或裂伤延及子宫颈者应行子宫全切术。无论是子宫全切术或次全切除术，在卵巢和输卵管没有病变的情况下，均应保留附件，以维持女性特征。值得注意的是，由于妊娠期女性内生殖器及其邻近器官移位，组织水肿肥厚，血管丰富，如不谨慎止血，反易导致出血、感染和损伤，切不可掉以轻心。

产科一旦发生大出血则病情凶险，延误诊治易发生多器官功能损害，甚至死亡。治疗原则是标本兼顾，以提高抢救成功率。剖宫产术后晚期发生的大出血，多与剖宫产时机选择、感染及缝合技术不当有关。同时，我们也必须看到，手术虽挽救了患者的生命，但也留下失去生育能力的问题，给年轻及未育患者带来一定的身心伤害。为了减少和避免产科急症子宫切除术的发生，结合我们的经验教训，注意做好以下方面：①进一步提高围产期保健质量，加强高危妊娠管理，做好妊娠中、晚期并发症的防治工作。临产后应加强产程观察。②正确掌握剖宫产指征与剖宫产时机。尤其值得提出的是，医源性因素及社会因素所导致的剖宫产率上升应予以控制，努力降低剖宫产率，不断提高剖宫产术质量，可以减少剖宫产术晚期出血的发生。

（漆洪波）

## 参 考 文 献

刘丽霞，王仁存. 2014. 子宫动脉结扎术治疗剖宫产术中阔韧带血肿 15 例临床分析. 中国实用医药，16:103-104

Cunningham F，Kenneth L，Steven B，et al. 2009. Williams Obstetrics. 23rd ed. New York：McGraw-Hill Professional，757-803

Howard RJ，Straughn JMJr，Huh WK，et al. 2002. Pelvic umbrella pack for refractoryobstetric hemorrhage secondary to posterior uterine rupture. Obstet Gynecol，100：1061

# 第六章 产前诊断手术

## 第一节 胎儿脐血管穿刺术

### 一、适应证

1. 胎儿核型分析。
2. 胎儿宫内感染的诊断。
3. 胎儿血液系统疾病的产前诊断及风险估计。
4. 胎儿宫内输血纠正贫血。
5. 其他需要抽取脐血标本检查的情况。

### 二、禁忌证

1. 先兆流产。
2. 术前两次测量体温（腋温）高于37.2℃。
3. 有出血倾向（血小板计数 ≤ $70 \times 10^9$/L，凝血功能检查有异常）。
4. 有盆腔或宫腔感染征象。
5. 无医疗指征的胎儿性别鉴定。

### 三、术前准备

#### （一）患者的准备

1. 详细询问病史及检查

(1) 详细了解孕妇的现病史、既往史、孕产史、遗传病家族史、产前诊断指征。

(2) 完成体格检查、产科检查及术前常规实验室检，包括血常规、尿常规、肝肾功能、HIV抗体、HBsAg、抗梅毒抗体、ABO血型和Rh因子，如Rh(–)，查间接库姆斯（Coombs）试验，告知胎母输血的风险，建议准备抗D球蛋白。

2. 手术前准备

(1) 医生应帮助孕妇正确理解胎儿可能罹患先天性疾病或遗传性疾病的风险，以及这些疾病的临床表现。

(2) 医生应告知孕妇或其家属本次产前诊断的目的和必要性，说明产前诊断的局限性、胎儿脐血管穿刺术可能发生的各种并发症的风险。

(3) 按照知情同意、孕妇自愿的原则，由孕妇签署手术知情同意书。

(4) 超声检查了解胎儿、脐带和胎盘情况。

## （二）手术人员的准备

1. 在临床实践工作中开展胎儿脐血管穿刺术要遵循国家卫计委制订的《胎儿常见染色体异常与开放性神经管缺陷的产前筛查与诊断技术标准》。

2. 胎儿脐血管穿刺术的操作应在具有产前诊断资质的医疗机构中、由经过专门培训的、有产前诊断资质的医师承担。

3. 医师只对已签署知情同意书，并同意接受产前诊断的孕妇实施胎儿脐血管穿刺术。

## 四、手术要点、难点及对策

1. 穿刺时间：胎儿脐血管穿刺术应在孕 18 周之后进行。过小孕周或过大孕周进行穿刺，流产、早产发生风险较高。最适穿刺孕周为 20 ~ 28 周。

2. 取血量：一般取胎血量不宜超过 5ml，取血量过多将影响胎儿循环，出现心动过缓等并发症的机会增加。

3. 手术步骤

(1) 术前先常规超声检查，明确胎盘位置及胎心，了解胎儿一般情况，并观察脐带位置及走向，进行初步定位。脐带在声像图表现为漂浮于羊水中的管状结构，其中有一大二小的暗带，大者为脐静脉，小者为脐动脉，一般选择游离脐带作为穿刺部位。

(2) 孕妇排空膀胱，取仰卧位，常规消毒铺巾。

(3) 超声定位穿刺部位。

(4) 在超声引导下，将穿刺针经腹壁及子宫穿刺入脐带；当针尖靠近脐带附近时以"冲击式"手法插入脐带，针尖便能刺入圆滑的脐静脉。

(5) 拔出针芯，连接注射器，抽取需要量的脐血，取血量不宜多于 5ml。插入针芯后拔针。

(6) 超声观察胎心、胎盘和脐带情况。

(7) 手术时间不宜超过 20 分钟，如穿刺针两次经皮穿刺均未穿入脐带则应终止手术，1 ~ 2 周后重新手术。

(8) 对于 Rh 阴性未致敏的孕妇，术后应给予 300μg Rh (D) 免疫球蛋白以减少致敏。

(9) 胎血的鉴定：所获取的胎血标本必须行胎血鉴定排除母血污染，从而确保检测结果的准确性。可选择以下方法。

1) 血红蛋白电泳：纯胎血 $HbA_2$ 应为 0。

2) Kleihaure 染色：每例标本取血制成薄而均匀的涂片，1 小时后置于 80% 乙醇固定，

pH 3.3 柠檬酸 - 磷酸盐缓冲液洗脱 5 分钟，0.5% 伊红溶液染色 3 分钟。经上述步骤后，胎儿血红蛋白未被洗脱，仍为双凹圆盘状，色鲜红。而成人血红蛋白被洗脱，呈无色空泡状。

3) 抗碱变性试验：取试管 1 支，加入 1/12mol/L NaOH( 或 KOH) 溶液 2ml，滴少许血入试管内，摇匀，1 分钟后肉眼观察是否胎血：胎血 (HbF 抗碱变性的能力比 HbA 强 ) 不变色，暗红，成人血则变色 (HbA 变性 )，为棕色。

## 五、术后监测与处理

1. 胎儿脐血管穿刺术完成后，超声检查胎儿状况。有 Rh 同种免疫风险的孕妇穿刺后应注射 Rh 免疫球蛋白 300μg。

2. 胎儿脐血管穿刺术的质量控制：一次穿刺成功率应在 90% 以上，术后一周内的胎儿丢失率小于 2%。

3. 术后应随访妊娠结局。

## 六、术后常见并发症的预防与处理

由于胎儿脐血管穿刺术的指征本身导致其较绒毛活检术或羊膜腔穿刺术的风险高，因此其操作相关性的并发症的发生率也高于这两项穿刺技术。尽管如此，当由有经验的医生进行操作时，经腹脐静脉穿刺术还是相对安全的。母体并发症罕见，包括羊膜炎和胎盘出血。

1. 穿刺失败：可能的原因如下。

(1) 如孕周过小，脐静脉直径太细。

(2) 羊水过少，脐带显影不清。

(3) 孕妇精神紧张，子宫收缩。

(4) 胎儿肢体运动致脐带难以固定。

术前要确定孕周，胎儿宫内情况，并安抚孕妇情绪。如果连续 3 次进针均未抽到胎血，为穿刺失败，应停止继续穿刺，观察胎心变化。

2. 胎儿一过性心动过缓：较常见，其发生率为 3% ~ 12%。如果出现一时性子宫收缩、脐静脉痉挛，可能会引起胎儿迷走神经兴奋而出现胎儿一过性心动过缓。此时要立即停止穿刺，让孕妇左侧卧位，吸氧。

3. 胎儿宫内死亡、早产：发生率不超过 3%。与术者操作技术熟练程度有关，多次穿刺、穿刺时间过长，胎儿并发症机会增加。

4. 胎盘、脐带渗血：穿刺针经过胎盘或脐带的穿刺部位可引起渗血，一般出血在 1 分钟内自止，此时需超声监测出血情况和胎心变化。

5. 母体并发症罕见，一般为羊膜炎，穿刺必须严格遵守无菌操作，避免引起宫腔感染。

（戚庆炜）

# 第二节　绒毛活检术

## 一、适应证

1.孕妇预产期年龄大于等于 35 岁。

2.孕妇曾生育过染色体异常患儿。

3.夫妇一方有染色体结构异常者。

4.孕妇曾生育过单基因病患儿或先天性代谢病患儿。

5.既往多发畸形儿分娩史。

6.早孕期血清学非整倍体筛查高风险者。

7.早孕期超声提示胎儿结构异常者。

8.其他需要抽取绒毛标本检查的情况。

## 二、禁忌证

1.先兆流产。

2.术前两次测量体温（腋温）高于 37.2℃。

3.有出血倾向（血小板计数 $\leqslant 70 \times 10^9$/L，凝血功能检查有异常）。

4.有盆腔或宫腔感染征象。

5.无医疗指征的胎儿性别鉴定。

## 三、术前准备

### (一) 患者的准备

1.详细询问病史及检查

(1) 详细了解孕妇的现病史、既往史、孕产史、遗传病家族史、产前诊断指征。

(2) 完成体格检查、产科检查及术前常规实验室检，包括血常规、尿常规、肝肾功能、HIV 抗体、HBsAg、抗梅毒抗体、ABO 血型和 Rh 因子，如 Rh(−)，查间接 Coombs 试验，告知胎母输血的风险，建议准备抗 D 球蛋白。

2.手术前准备

(1) 医生应帮助孕妇正确理解胎儿可能罹患先天性疾病或遗传性疾病的风险，以及这些疾病的临床表现。

(2) 医生应告知孕妇或其家属本次产前诊断的目的和必要性，说明产前诊断的局限性、绒毛活检术可能发生的各种并发症的风险。

(3) 按照知情同意、孕妇自愿的原则，由孕妇签署手术知情同意书。

## （二）手术人员的准备

1. 在临床实践工作中开展绒毛活检术（chorionic villus sampling，CVS）要遵循卫计委制订的《胎儿常见染色体异常与开放性神经管缺陷的产前筛查与诊断技术标准》。

2. 绒毛活检术的操作应在具有产前诊断资质的医疗机构中、由经过专门培训的、有产前诊断资质的医师承担。

3. 医师只对已签署知情同意书、并同意接受产前诊断的孕妇实施绒毛活检术。

## 四、手术要点、难点及对策

1. 穿刺时间：孕 $10 \sim 13^{+6}$ 周。

2. CVS 的途径及操作方法：早孕期绒毛活检可采取经宫颈 CVS、经腹 CVS 和经阴道穹隆 CVS 三种途径，经宫颈和经阴道穹隆 CVS 由于受孕期发展限制、所获取绒毛数量少、母体污染重、流产率高而基本被淘汰，经腹 CVS 则由于没有上述缺点而得到广泛的应用。

3. 手术步骤

经腹 CVS 可采用单针或双针套管技术，均需在超声实时引导下进行操作。双针套管法经腹 CVS 的手术步骤如下。

(1) 孕妇排空膀胱，取仰卧位，常规消毒铺巾。

(2) 超声定位穿刺部位。

(3) 在超声引导下，将引导套针经腹壁及子宫穿刺入胎盘。拔出针芯，将活检针经引导套针内送入胎盘绒毛组织；引导套针一般为 1.2mm 外径 (18G)，活检针一般为 0.9mm(20G) 或 0.8mm(21G)。

(4) 接含 $2 \sim 4$ml 生理盐水的 20ml 注射器，以 5ml 左右的负压上下移动活检针以吸取绒毛组织，在抽吸及拔针时均要保持负压。

(5) 取绒毛量一般不超过 25mg。获取需要量的绒毛标本后插入针芯，拔出穿刺针。

(6) 术毕超声观察胎心及胎盘情况。

(7) 如引导套针两次穿刺均未穿入胎盘绒毛组织则应终止手术，$1 \sim 2$ 周后重新手术。

采用单针技术时，监测并确认合适的绒毛位置，再用 20G 腰穿针徒手穿刺，沿超声探头的大切面插入，从最短路径直接刺入，可实时见到针尖进入胎盘，通过徒手操作技术到达取材位置后，接含 $2 \sim 4$ml 生理盐水的 20ml 注射器，以 5ml 左右的负压上下移动活检针以吸取绒毛组织。在抽吸及拔针时均要保持负压。

## 五、术后监测与处理

1. CVS 完成后，超声检查胎儿状况。有 Rh 同种免疫缝线的孕妇穿刺后应注射 Rh 免疫球蛋白 300μg。

2. CVS 的质量控制标准：一次穿刺成功率应在 98% 以上，术后一周内的胎儿丢失率应小于 1.5%。

3. 术后应随访妊娠结局。

## 六、术后常见并发症的预防与处理

(1) 胎儿丢失：不同的文献对经腹 CVS 的胎儿丢失率的报道各不相同。美国妇产科医师协会 (American College of Obstetrician & Gynecologists，ACOG)2007 年的指南总结在大的产前诊断中心由有经验的医师进行操作，该风险和中孕期羊膜腔穿刺术的风险相近，为 1/500 ~ 1/300。一般而言，经腹 CVS 的胎儿丢失率与操作者的经验、取材的孕周及孕妇的年龄相关。取材的孕周越小、孕妇的年龄越大，CVS 术后的背景流产率就越高。最近的一篇文献对在 2000 年之后的共计 8899 例经腹 CVS 的在孕 24 周之前发生操作相关性流产风险所进行的系统性回顾和荟萃分析，纳入标准之一是样本量在 1000 例以上的文献，且 CVS 都是在大的产前诊断中心由有经验的医师进行操作。结果发现接受 CVS 的孕妇在孕 24 周之前发生流产的风险为 2.18%(95% CI，1.61 ~ 2.82)，但背景人群的流产风险也高达 1.79%(95% CI，0.61 ~ 3.58)，经校正之后，经腹 CVS 在孕 24 周之前的操作相关性风险仅为 0.22%(95% CI，0.71 ~ 1.16)。该数字远低于以往的文献报道，作者认为其可能的原因：高分辨超声引导的应用、纳入研究的样本量较大从而避免了统计学上的偏倚、操作人员的经验较为丰富。

(2) 胎儿肢体发育缺陷 (limb reduction defects，LRD)：CVS 和 LRD 之间的关系一度受到广为关注，为此，WHO 对 CVS 的安全性问题进行了长期的多中心的监测，认为在妊娠 10 ~ 13+6 周由有经验的操作者进行 CVS，其术后胎儿发生 LRD 的发生率和背景人群的发生率之间无统计学差异，早孕期 CVS 是一项安全可靠的产前诊断技术。

(3) 母体的轻微的并发症包括轻微出血、点滴出血、腹部疼痛、血肿等，通常在 CVS 后数日内发生，都不会明显影响妊娠结局。

(4) 感染：尽管子宫感染（如绒毛膜羊膜炎）是导致 CVS 后流产的可能原因，穿刺后临床显性感染很罕见。感染的原因可能是无意中刺入肠道、皮肤污染或超声探头 / 耦合剂存在微生物。为了预防感染，严格消毒和严格掌握 CVS 的适应证是降低穿刺后感染并发症最重要的因素。

（戚庆炜）

### 参 考 文 献

Akolekar R，Beta J，Picciarelli G，et al. 2015. Procedure-related risk of miscarriage following amniocentesis and chorionic villus sampling：a systematic review and meta-analysis. Ultrasound Obstet Gynecol，45：16-26

American College of Obstetrician and Gynecologists. 2007. ACOG Practice Bulletin No.88. Invasive prenatal testing for aneuploidy. Obstet Gynecol，110：1459-1467

WHO/PAHO. 1999. Consultation on CVS. Evaluation of chorionic villus sampling safety. Prenat Diagn，19：97-99

# 第二篇　妇科篇

Section 2

# 第七章  外阴手术

## 第一节  前庭大腺囊肿切除术

### 一、适应证

前庭大腺囊肿非急性炎症期，反复发作需治疗为达根治目的。

### 二、禁忌证

1.严重的心、肺、肝、肾等脏器疾病或体质虚弱不能耐受手术者。
2.前庭大腺囊肿急性感染期或脓肿形成者。
3.不能耐受麻醉者。

### 三、术前准备

(1) 外阴炎症、湿疹等应予以治疗后再行手术。
(2) 手术在月经干净后 3 ~ 7 天进行。
(3) 1 ：5000 高锰酸钾溶液术前坐浴，每日 1 次，共 3 ~ 5 天。
(4) 术前 1 天外阴剃毛，用肥皂水擦洗外阴，0.5% 的活力碘清洗阴道。
(5) 术前 1 天清洁灌肠或术前 2 天给予缓泻剂，如番泻叶 15g 泡水服，或液状石蜡 30ml 口服。
(6) 术前 2 天进食软食，术晨禁食。
(7) 术前留置导尿管。

### 四、手术要点、难点及对策

#### (一) 麻醉和体位

局部麻醉或阴部神经阻滞麻醉、连续硬膜外麻醉、腰麻或气管插管全身麻醉，采用膀胱截石位。

## （二）手术范围

前庭大腺囊肿切除手术范围包括患侧前庭大腺囊肿完整囊肿壁。

## （三）手术切口

在处女膜根部外侧黏膜与皮肤交界处，从囊肿薄弱突起处做纵切口，视囊肿大小而确定切口长度，一般接近囊肿上下两端即可。

## （四）手术步骤

1. 切开黏膜及囊肿壁，提起黏膜切缘，用刀柄或手指钝性剥离囊肿壁与黏膜间隙，由浅入深，达囊肿底部。因既往常有炎症存在，分离时常常界限不清，可用剪刀做锐性分离。注意勿将囊肿壁及阴道黏膜剥破（图 7-1-1）。

2. 自囊肿根部钳夹，完整切下，4 号丝线缝扎根部（图 7-1-2）。

3. 囊肿壁如有出血，可电凝、1 号或 4 号丝线缝扎止血。

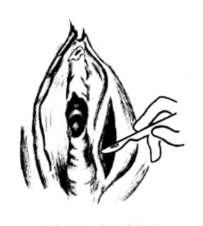

图 7-1-1　切开囊肿壁

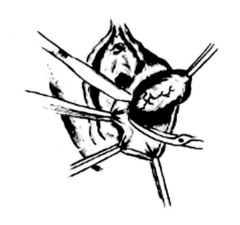

图 7-1-2　切下囊肿

4. 检查囊腔无出血，用 2-0/3-0 可吸收缝线行间断缝合瘤腔，不留无效腔。必要时放橡皮片引流。残腔离尿道或直肠近者，缝合后应导尿或做肛诊检查有无损伤（图 7-1-3）。

5. 修剪多余的黏膜，切缘平齐后，以 3-0 可吸收缝线间断或皮内缝合切口。留置导尿管，盖以无菌纱布，术毕。

## 五、术后监测与处理

1. 术后第 1 天可以进流质饮食，术后第 2 天进普

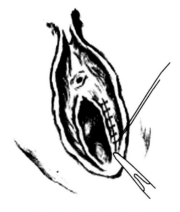

图 7-1-3　间断缝合瘤腔

087

食，嘱尽早下床活动。

2.注意手术部位有无血肿。

3.保持外阴部清洁，术后 5 天拆线。

4.常规使用抗生素 24 小时预防感染，密切观察体温及外阴切口情况。

5.术后留置导尿管 24 小时，注意观察尿量及尿色。

6.术后 2~3 天拔除橡皮片引流条。

7.术后 2~3 天出院，1 个月后月经干净复诊。

## 六、术后常见并发症的预防与处理

1.出血：较少见，术后近期出血或血肿的形成多由于止血不彻底所致。如果一般情况好、出血量少、生命体征平稳可以给予止血药、局部加压包扎止血，适当休息处理。如出血量多或血肿大者，应立即打开囊腔找到出血点止血。

2.感染：较少见，由于炎性包块手术，必要时延长抗生素使用时间，放置橡皮片引流。

## 七、临床效果评价

前庭大腺囊肿切除术适用于前庭大腺囊肿反复发作的非急性炎症期。常常因前庭大腺囊肿造口术后反复复发而选择手术。切除范围包括完整切除前庭大腺囊肿囊壁，应当完整剥离囊肿，避免囊肿壁残留。囊肿过大剥离时注意避免损伤直肠。缝合时勿留死腔。如有粘连，可用剪刀做锐性分离，勿将囊肿壁及阴道黏膜剥破。术后并发症较少见，主要是出血和感染，术后需密切观察术区有无出血、血肿及感染情况。手术切除之标本应常规剖视并送冰冻病理检查，排除前庭大腺肿瘤可能。

（李东林）

# 第二节　处女膜闭锁切开术

## 一、适应证

1.凡诊断为处女膜闭锁的。

2.因炎症粘连或瘢痕挛缩所致处女膜狭窄。

## 二、禁忌证

(1) 在未排除先天性无阴道及部分阴道闭锁前，不宜盲目施行处女膜切开术。

(2) 急性炎症期。

## 三、术前准备

1. 常规外阴消毒。
2. 术前留置导尿管。

## 四、手术要点、难点及对策

### （一）麻醉和体位

局部浸润麻醉、连续硬膜外麻醉、骶管麻醉、腰麻或全身麻醉。采用膀胱截石位。

### （二）手术步骤

1. 手术者左手戴双层手套，示指伸入肛门，向阴道顶起作引导，以免损伤直肠。用5ml注射器在处女膜膨隆部位中点穿刺抽出经血，同时了解闭锁处女膜的厚度及内容物性质，可能因黏稠抽吸困难，取积血行培养 + 药敏试验（图 7-2-1）。

2. 以穿刺点为中心点，在闭锁的处女膜上做"X"形切口，首先仅切开表面黏膜层不要直达阴道腔，外周达处女环，作好切口标示后于中心穿刺孔处切开达阴道内，可见陈旧经血流出（图 7-2-2）。为避免伤及尿道和直肠，不能做"+"字形切口。如闭锁部位高，且间隔的组织较厚时，可用金属导尿管插入尿道、膀胱，以示指伸入肛门作为标志，引导切开闭锁处，以避免损伤尿道、膀胱或直肠。

3. 排净阴道积血，生理盐水冲洗干净，沿处女膜上标记"X"形切口切开至处女膜根部扩大切口；查看子宫颈，如宫口闭合或较小，应用小号扩张器予以扩张，使宫腔积血溢出。输卵管积血多能逐渐排出，不可用力揉压腹部，以免输卵管破裂或使更多积血流入腹腔。

4. 环状剪除处女膜中央部组织，处女膜边缘用 3-0 可吸收缝线连续锁扣缝合形成处女膜环。如处女膜薄而无出血，亦可不缝。切开后的阴道口以能顺利通过两指以上为宜（图 7-2-3、图 7-2-4）。

089

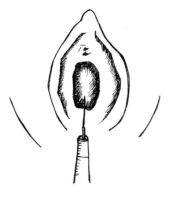

图 7-2-1　穿刺

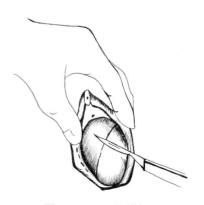

图 7-2-2　"X"形切口

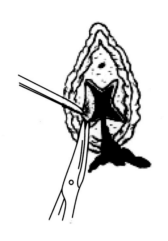

图 7-2-3　剪除组织

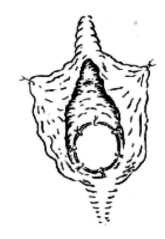

图 7-2-4　锁边缝合

5.阴道内放凡士林纱条引流。对闭锁位置高，组织厚者，应放置阴道模型，以免切口挛缩或阴道狭窄。给予抗生素预防感染。

## 五、术后监测与处理

1.保持外阴部清洁，消毒会阴垫保护创面，擦洗外阴 1 ~ 2 次 / 日至积血排净，不宜坐浴和阴道冲洗。

2.保留尿管 24 小时。

3.术后常规应用抗菌药物预防感染，有细菌上行感染风险，密切观察感染指标。

4.1 个月后月经干净后行妇科检查，了解处女膜有无粘连及子宫或输卵管有无积血。

## 六、术后常见并发症的预防与处理

1.处女膜粘连：较少见，多由于炎症感染同时无月经来潮未予重视而导致。术后预防和控制感染，及时复诊了解恢复情况很重要。

2.感染：较少见，手术时已存在细菌的可能，术后常规应用抗菌药物预防感染，必要时延长抗生素使用时间。

3.出血：较少见，多由于止血不彻底或感染后引起渗血。如出血量少，一般情况好、生命体征平稳可以给予止血药、局部加压包扎止血，适当休息。如出血量多，应立即查找到出血点止血；感染后引起渗血给予止血消炎治疗多能好转。

## 七、临床效果评价

处女膜闭锁切开术适用于处女膜闭锁患者。处女膜闭锁引起经血潴留需要手术切开解决经血引流,于处女膜膨隆部位中点穿刺抽出经血后做"X"形切口,为避免伤及尿道和直肠,不宜做"+"字形切口。如闭锁部位较高,间隔组织较厚者,需用金属导尿管插入尿道,将示指伸入肛门作为标志引导切开。手术以达到经血引流为目的。

（李东林）

# 第三节　小阴唇粘连分离术

## 一、适应证

幼女外阴炎症或创伤后引起小阴唇粘连。

## 二、禁忌证

急性炎症期。

## 三、术前准备

1. 仔细检查粘连部位及范围,有无感染征象,肛诊了解有无阴道异物。
2. 必要时做尿液常规检查。
3. 准备止血粉及雌激素油膏。
4. 其他同一般外阴手术术前准备。

## 四、手术要点、难点及对策

### （一）麻醉和体位

表面麻醉或局部浸润麻醉,幼女选择全身麻醉。采用膀胱截石位。

### （二）手术步骤

1. 用手向两侧轻轻分离粘连,当粘连疏松时多能成功(图7-3-1)。
2. 用探针或止血钳插入粘连形成的隧道内,以此为引导下进行钝性分离(图7-3-2)。
3. 粘连较为致密者,止血钳分离失败时用尖刀沿粘连的中线处切开。涂上止血粉或雌激素油膏(图7-3-3)。
4. 无菌纱布覆盖创面。

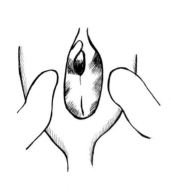
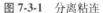

图 7-3-1　分离粘连

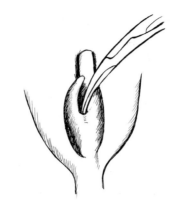

图 7-3-2　钝性分离

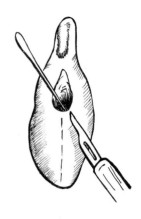

图 7-3-3　切开粘连

## 五、术后监测与处理

1. 保持外阴清洁，0.5％的碘伏清洗外阴，每日 1～2 次。

2. 保持小阴唇分离缘的止血粉或雌激素油膏。

## 六、术后常见并发症的预防与处理

1. 出血、感染：较少见，术后渗血局部涂以云南白药粉剂多能止血；感染的预防很重要，局部抹上金霉素膏剂效果不错。

2. 术后小阴唇再粘连：较少见，多由于术后感染而未及时控制所致。出院时告知随访的重要性，发现有再粘连迹象及时处理，再次分离并涂以药膏促进修复，预防粘连的发生。

## 七、临床效果评价

小阴唇粘连分离术可以根据粘连程度不同选择局部麻醉或全身麻醉下进行钝性或锐性的分离方法。手术效果好，但术后应进行创面局部护理、促进愈合、告知定期复诊，预防再粘连非常重要。

（李东林）

# 第四节　外阴血肿清除术

## 一、适应证

1. 血肿直径 > 5cm 者。
2. 有进行性出血、血肿继续增大，经保守治疗无效者。
3. 合并感染者。

## 二、禁忌证

1. 外阴小血肿。
2. 急性炎症期。

## 三、术前准备

1. 全身检查及备血。
2. 了解血肿大小及部位，有无复合伤和外伤合并症，如骨折、尿道和直肠损伤等。
3. 准备止血药物，明胶海绵、止血粉、凡士林纱布等备用。

## 四、手术要点、难点及对策

### （一）麻醉和体位

硬膜外麻醉、骶管麻醉或全身麻醉。膀胱截石位。

### （二）手术步骤

1. 沿血肿内侧大阴唇皮肤与阴道黏膜交界处取切口，或在血肿波动感最明显的部位切开皮肤直达血肿腔，清除血块，生理盐水冲洗，有活动性出血则 4 号丝线结扎或缝扎止血（图 7-4-1）。

2. 检查腔内无活动出血，用 2-0/3-0 抗菌可吸收缝线做荷包或间断缝合血肿腔，不留无效腔，3-0 可吸收缝线或 1 号丝线间断缝合切口。对弥漫性少量渗血，可于腔内放置橡皮片引流，同时阴道内 0.5% 碘伏纱条填塞，并加压包扎伤口，以达到压迫止血的目的，术后仍要密切观察。血肿合并感染者取血肿腔内物送细菌培养，仍需放置橡皮片引流（图 7-4-2、图 7-4-3）。

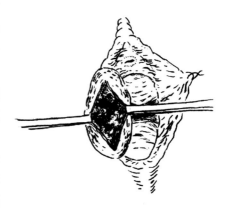

图 7-4-1　切开清除血肿

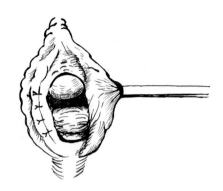

图7-4-2 缝合切口          图7-4-3 缝合完毕

## 五、术后监测与处理

1.外阴保持清洁，每日用0.5%碘伏棉球擦拭1～2次。

2.留置导尿24小时。

3.一般应用抗生素3天，如有感染应延长抗生素使用时间，给止血药物促进止血。

4.术后48～72小时取出引流条和阴道纱布。

## 六、术后常见并发症的预防与处理

1.出血：较少见，术后近期出血多由于止血不彻底，常见于深大的血肿止血困难。如出血量少，一般情况好、生命体征平稳可以给予止血药、局部加压包扎止血，适当休息。如出血量多，应立即打开血肿腔找到出血点止血。

2.感染：较少见，常见于血肿时间长者，必要时延长抗生素使用时间，放置橡皮片引流并保持通畅，术中取积血培养有利于针对性选择抗生素药物。

## 七、临床效果评价

外阴血肿清除术适用于血肿直径＞5cm；有进行性出血、血肿继续增大，经保守治疗无效；合并感染者。术前应充分准备，了解有无骨折、尿道和肠道损伤。手术的目的是清除血肿、制止出血。术中仔细止血并关闭腔穴非常重要。术后密切观察有无再出血及感染，如有发生及时处理。

（李东林）

# 第五节　外阴良性肿瘤切除术

## 一、适应证

外阴良性肿瘤如乳头状瘤、纤维瘤、脂肪瘤、皮脂腺囊肿等。

## 二、禁忌证

急性炎症。

## 三、术前准备

1.常规外阴消毒。
2.术前留置导尿管。

## 四、手术要点、难点及对策

### （一）麻醉和体位

局部浸润麻醉、连续硬膜外麻醉或骶管麻醉。采用膀胱截石位。

### （二）手术步骤

1.以外阴良性带蒂肿瘤为例，用刀在肿瘤蒂根部周围做梭形切口（图7-5-1）。

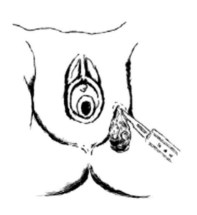

图 7-5-1　梭形切口

2.切开皮肤，分离蒂根部，用止血钳夹住蒂根部，切断取下肿瘤，7号丝线缝扎蒂部。术中切除的肿物立即送冰冻病理检查，如为恶性视情况扩大手术范围。

095

3. 用 2-0/3-0 抗菌可吸收缝线做荷包或间断缝合闭合瘤腔，不留无效腔。

4. 用 3-0 可吸收缝线皮内缝合或 1 号丝线间断缝合切口，无菌纱布覆盖创面。

## 五、术后监测与处理

1. 保持外阴部清洁，大便后要清洗肛门及周围，每日 0.5% 碘伏擦洗外阴 2 次。

2. 预防性给予抗生素 24 小时。

3. 若肿瘤近尿道口，术后酌情延长留置导尿管至 3 天。

4. 术后 5 天拆除缝线。

## 六、术后常见并发症的预防与处理

1. 出血：较少见，术后近期出血多由于止血不彻底，结扎线滑脱血管重新开放所致。如出血量少，一般情况好、生命体征平稳可以给予止血药、局部加压包扎止血，适当休息。如出血量多，应立即拆除皮肤缝线、打开囊腔找到出血点止血。

2. 感染：较少见，由于加强术后护理，预防性使用抗生素多可以防止发生，一旦发生感染需取分泌物培养明确病原体，针对性使用抗生素预后良好。

## 七、临床效果评价

外阴良性肿瘤切除术适用于外阴良性肿瘤需要手术切除的患者。常常因肿瘤引起不适、生长快，需要明确性质而行手术治疗。切除范围应包括完整肿瘤，避免肿瘤残留而复发。术中应送肿瘤病理学检查，尤其是术中若发现组织质脆、鱼肉样或髓样改变时，应立即冰冻病理检查，若为恶性应扩大手术范围。在切除过大肿瘤时注意避免损伤直肠及尿道。在缝合外阴时应该注意外阴的修复整形，保持外形美观，缝合时勿留死腔。术后常见并发症主要是出血和感染，但均较少见，术后需密切观察术区有无血肿及感染情况，保持外阴清洁及预防感染。

（李东林）

# 第六节　局部外阴切除术

## 一、适应证

1. 外阴上皮内瘤样病变，包括外阴上皮不典型增生及外阴原位癌。

2. 外阴湿疹样癌。

3. 外阴干枯症、外阴象皮症经各种治疗无效者。

## 二、术前准备

### （一）外阴准备

1. 高锰酸钾溶液（1 ： 5000）坐浴，每日 1 次，共 3 ~ 5 天。
2. 术前 1 天外阴备皮，用肥皂水擦洗外阴，阴道用 0.5% 的活力碘清洗阴道。

### （二）麻醉

1. 硬膜外麻醉或骶管麻醉。
2. 全身麻醉。

### （三）体位

膀胱截石位。

## 三、手术要点、难点及对策

1. 在外阴行内、外两个椭圆形切口。外围切口距病灶约 1cm，自阴蒂前方呈椭圆形，分左、右两侧，向下延伸至后联合（图 7-6-1）。

内圈切口围绕尿道外口上缘、左缘、右缘，向下经前庭及阴道口侧缘及下缘，止于阴唇系带部位（图 7-6-2）。

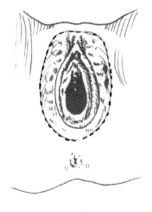

图 7-6-1 外圈切口

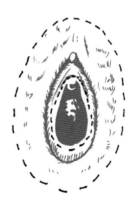

图 7-6-2 内圈切口

2. 切开外圈和内圈皮肤，用鼠齿钳夹持切开的皮肤边缘，用刀进行锐性分离（图 7-6-3）。由上而下逐步切开外圈和内圈之间的皮下脂肪。切除阴阜及阴蒂部组织（图 7-6-4）。

3. 切除外阴皮肤。创面上的出血点用细线结扎，妥善止血（图 7-6-5）。用 1 号丝线间断缝合皮肤和前庭部黏膜（图 7-6-6）。

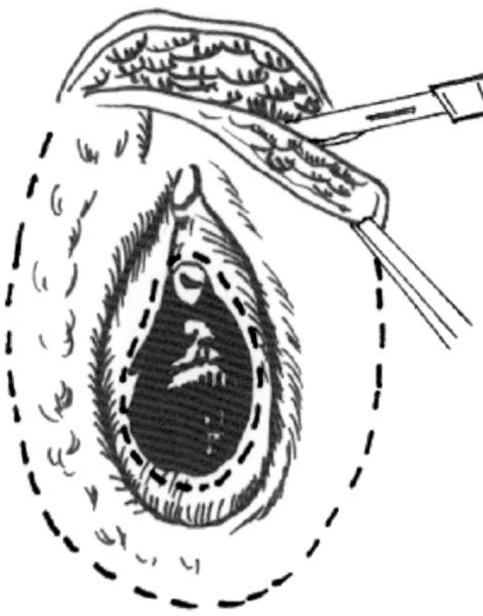

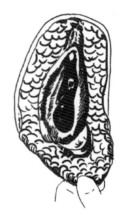

图 7-6-3　切开皮肤

图 7-6-4　切除组织

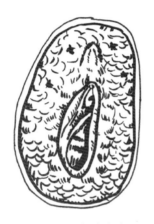

图 7-6-5　切除皮肤

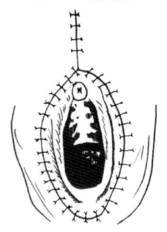

图 7-6-6　缝合

## 四、术后监测与处理

1. 术后留置导尿管 7 天。

2. 保持外阴部清洁，预防感染。

3. 术后 7 天拆线。

（汪宏波）

# 第七节　广泛外阴切除术

## 一、适应证

1. 外阴浸润癌。

2.外阴恶性黑色素瘤。

## 二、术前准备

同单纯外阴切除术。

## 三、手术要点、难点及对策

1.切口起于阴蒂上方，向两侧延伸，呈椭圆形，切口于后联合处会合，即外侧切口。切开皮肤，并沿切开的皮肤边缘向外侧将皮下脂肪剥下，在切缘外侧 2 ~ 3cm 处切下皮下脂肪，直达耻骨骨膜 ( 图 7-7-1 ) 。在尿道口上缘，沿其两侧，经阴道口在处女膜痕内 1cm 处做另一椭圆形切口，即内侧切口 ( 图 7-7-2)。

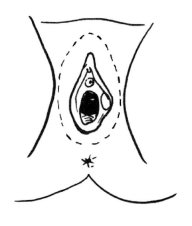

图 7-7-1　外侧切口

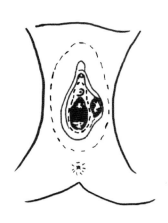

图 7-7-2　内侧切口

2.游离阴阜前的皮下脂肪，将脂肪组织向下剥离至阴蒂悬韧带,并切断、结扎 ( 图 7-7-3)。将切除的皮肤及皮下脂肪向下牵引，并游离耻骨联合下横韧带间的疏松组织 ( 图 7-7-4)。

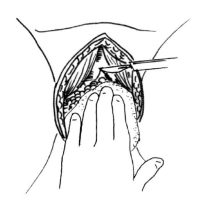

图 7-7-3　切除皮下脂肪

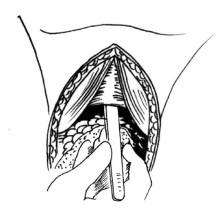

图 7-7-4　游离组织

3.继续分离及切除左侧的皮肤及皮下脂肪，在会阴体左旁切口下，扪及左阴部内动脉的搏动，阴部内深静脉也在此，分离左阴部内动、静脉，予以钳夹、切断，用4号丝线结扎或缝扎之（图7-7-5）。同法处理右侧阴部内动、静脉。缝扎止血，可见切断的残端（图7-7-6）。

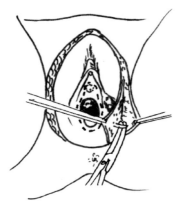

图7-7-5　缝扎血管

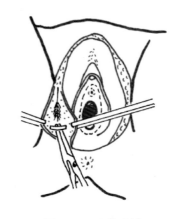

图7-7-6　血管残端

4.继续分离外侧切口直到会阴体，两侧皮肤切线相连，用两把鼠齿钳夹起皮肤切缘，向上提起，显露直肠及肛提肌筋膜（图7-7-7）。继续分离两侧下方组织（图7-7-8）。沿内侧切口切开阴道壁黏膜（图7-7-9）。阴道壁黏膜切开后，术者左手示指伸至外侧切线切除的脂肪下，剪刀从内侧切缘伸入，使之贯通（图7-7-10）。

5.用鼠齿钳提起尿道口上方的内切缘，用刀柄沿内侧切缘分离尿道上方的软组织，直到贯通（图7-7-11）。左手示指穿出尿道上方，各向两侧牵拉（图7-7-12）。显露右侧坐骨海绵体肌，钳夹、切断之用4号丝线缝扎（图7-7-13）。整个外阴除阴道后壁外，均已游离，于是沿内侧切口将其全部切下（图7-7-14）。

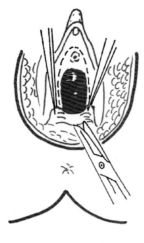

图7-7-7　暴露直肠

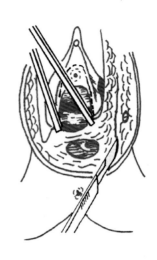

图7-7-8　分离组织

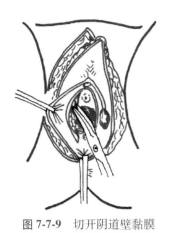

图 7-7-9　切开阴道壁黏膜

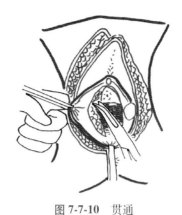

图 7-7-10　贯通

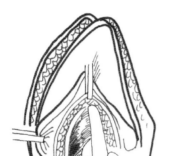

图 7-7-11　分离软组织

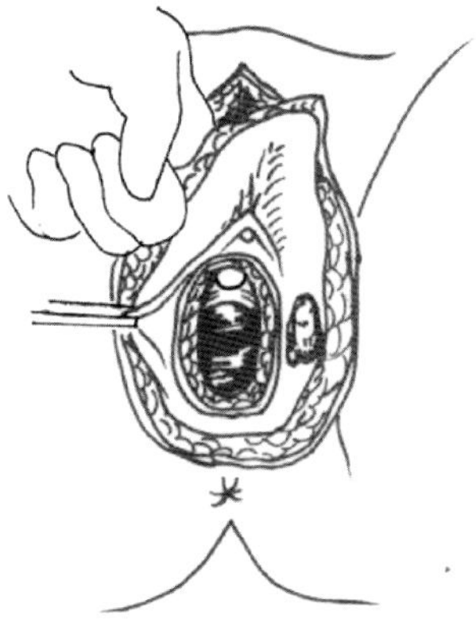

图 7-7-12　向两侧牵拉

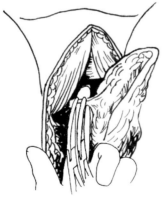

图 7-7-13　断坐骨海绵肌

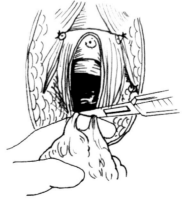

图 7-7-14　切除外阴

6.检查创面有无活跃性出血，活跃性出血应缝扎止血。左、右两侧创面放置橡皮片引流条，细丝线间断缝合耻骨联合前的皮下组织及皮肤，再缝合尿道口前方和阴道口两侧的皮肤黏膜，最后缝合后联合处（图 7-7-15）。外阴创面缝合完毕，留置气囊导尿管（图 7-7-16）。

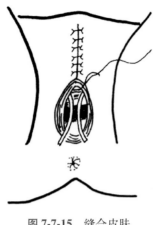

图 7-7-15　缝合皮肤

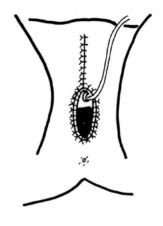

图 7-7-16　留置导尿管

## 四、术后监测与处理

1.注意橡皮片的引流量，如引流量少，可于术后 48 ~ 72 小时取出。

2.术后留置气囊导尿管 7 天。

3.外阴创口需每日检查一次，保持干燥，以利伤口愈合。

4.术后 7 天拆线。

5.术后患者如有发热，伤口有红肿，疑有局部感染时，应及早拆线，显露创面。

（汪宏波）

### 参 考 文 献

刘新民 .2005.妇产科手术学 .第 2 版 .北京：人民卫生出版社

孙垄，潘丹，朱兰，等 .2013.外阴和阴道良性肿瘤 236 例临床分析 .癌症进展，11(6):592-595

王泽华，童晓文 .2008.现代妇产科手术学 .上海：第二军医大学出版社

谢幸，苟文丽 .2013.妇产科学 .北京：人民卫生出版社

张和平 ,张红 ,王晓洁 .2009.青春期前外阴纤维瘤 1 例，诊断病理学杂志 ,16(4):276

Ajibona OO, Richards CJ, Davies Q. 2007. A distinctive vulval fibroma of so-called prepubertal type in a postmenopausal patient. J Clin Pathol, 60(4):437-438

Iwasa Y, Fletcher CD. 2004. Distinctive prepubertalvulval fibroma: a hitherto unrecognized mesenchymal tumor of prepubertal girls: analysis of 11 cases, Am J Surg Pathol, 28(12):1601 -1608

# 第八章 阴道手术

## 第一节 阴道隔切开术

阴道由副中肾管和泌尿生殖窦发育而来。在胚胎发育过程中，双侧副中肾管发育并融合形成子宫和部分阴道。副中肾管的形成和融合过程异常及其他致畸因素均可引起阴道的发育异常。双侧副中肾管连合后，其尾端和尿生殖窦相连接处未贯通或部分贯通，而形成阴道横隔；双副中肾管会合后，中隔未消失，则形成阴道纵隔。阴道斜隔表现为一片两面均覆盖阴道上皮的膜状组织，起源于两个子宫颈之间，斜升附着于一侧的阴道壁，形成一个盲管把该侧的子宫颈遮蔽在内，隔的后方与子宫颈之间有一个腔为"隔后腔"。阴道斜隔常合并双子宫、阴道阻塞（单侧、部分或完全）及同侧肾脏发育不良。总体上分为三类：①无孔斜隔型（Ⅰ型）。一侧阴道完全闭锁，隔后的子宫与外界及对侧子宫完全隔离，两子宫间和两阴道间无通道，宫腔积血聚积在隔后阴道腔。Ⅰ型患者多以痛经为主诉，发病年龄较小，而且初潮至发病时间短。②有孔斜隔型（Ⅱ型）。一侧阴道不完全闭锁，隔上有一个直径数毫米的小孔，隔后子宫亦与对侧隔绝，经血可通过小孔滴出，但引流不畅。③无孔斜隔合并子宫颈瘘管型（Ⅲ型）。一侧阴道完全闭锁，在两侧子宫颈之间或隔后阴道腔与对侧子宫颈之间有一小瘘管，隔后腔积血可通过另一侧子宫颈排出，但引流亦不畅。Ⅱ型和Ⅲ型（尤其是Ⅱ型）主要以阴道脓性或血性分泌物为主诉，易被误诊为青春期功能失调性子宫出血、阴道炎、盆腔炎、阴道壁囊肿、盆腔包块等。

## 一、适应证

1. 阴道隔导致经血流出不畅。
2. 影响性生活。
3. 影响受孕及分娩。

## 二、禁忌证

1. 急性生殖道炎症。

2.严重的全身性疾病无法耐受手术及麻醉。

3.严重出血倾向。

## 三、术前准备

1.手术于月经干净后进行，阴道斜隔可在月经期手术。

2.术前 3 天起每日用 0.5% 的活力碘清洗阴道一次。

3.术前排空膀胱。

4.子宫附件 B 超，双肾输尿管 B 超，子宫输卵管造影等检查，了解有无其他生殖泌尿系畸形。

## 四、手术要点、难点及对策

### （一）麻醉和体位

采用气管插管全身麻醉或连续硬膜外麻醉。体位采取膀胱截石位。

### （二）手术步骤

1.阴道纵隔

(1) 探查阴道纵隔的位置、厚度，与阴道前后壁的关系。

(2) 在距阴道壁 0.5cm 的部位用直血管钳钳夹纵隔，切除纵隔，如果纵隔较薄，直接电凝止血，如果纵隔较厚，3-0 合成线间断缝合止血。

(3) 上导尿管，凡士林纱卷填塞阴道，48 小时后取出。

2.阴道横隔

(1) 探针插入横隔上的小孔，了解横隔的厚度和横隔后腔隙的大小。

(2) 组织钳牵拉横隔小孔部位，向周围做"X"形切开直到阴道壁，暴露子宫颈，沿阴道环形剪除多余横隔，伸入两个手指做阴道检查，应觉手指进出阴道无阻力，3-0 合成线间断缝合切缘。若横隔位置高、膜厚缝合困难，可直接放置阴道塞扩张局部，压迫止血。如果完全性阴道横隔上方有积血，应先排出积血后再行切除。

(3) 上导尿管，阴道内置入碘纺纱条、活力碘纱条及凡士林纱卷，48 小时取出。

3.阴道斜隔

(1) 暴露阴道，于膨出最明显部位切开，使血液或脓液充分排出，充分暴露斜隔面，切除斜隔。切除时插入金属导尿管探明斜隔一端与尿道的关系，肛诊查明斜隔另一端与直肠的距离。

(2) 3-0 合成线间断缝合切缘。

(3) 阴道内置入碘纺纱条、活力碘纱条及凡士林纱卷，48 小时后取出。

## 五、术后监测与处理

1. 密切观察阴道出血情况，如果出血量多，必要时再次缝合。
2. 应用抗生素预防感染。
3. 禁性生活 1 个月。

## 六、术后常见并发症的预防与处理

1. 创面出血：如果出血不多，可局部压迫止血，如果出血超过月经量，应再次缝合。
2. 阴道挛缩：较少见。阴道隔切除后，应使两手指进入阴道无阻力。术后第 3 天起放置阴道模型，定期更换。

## 七、临床效果评价

阴道隔的临床表现常常表现为闭经、痛经、性生活障碍等。治疗总的原则：解除梗阻、缓解痛经、尽量保留生育功能。阴道纵隔患者往往无异样感觉，如不影响经血排出，或者能正常性生活或分娩，通常可不用治疗。如果合并其他的泌尿生殖道畸形，影响月经及生育，可手术治疗，所以充分的术前评估非常重要。手术后，通常能达到较满意的治疗效果。完全性阴道横隔建立月经周期后一旦明确诊断，尽早手术治疗。手术方法必须根据阴道横隔位置、横隔厚度而定。手术应尽可能切除横隔，术后定期更换阴道模具。不完全阴道横隔若生育前出现临床症状，则需要行阴道横隔切开手术；分娩时，若横隔较薄，可于胎先露部下降压迫横隔时，切开横隔，胎儿娩出后再切除横隔。若横隔较厚，则行选择性剖宫产手术。阴道斜隔一经诊断，应行手术治疗，绝大部分患者可以通过只进行阴道斜隔切开术而获得治愈。手术时机选择在月经期较好，阴道壁肿物张力大，易于定位。阴道斜隔切除面积不能太小，要尽可能充分引流，防止阴道斜隔切除处再次粘连，术后放置阴道模具，防止阴道挛缩。

（董卫红）

105

# 第二节　阴道前后壁修补术

## 一、适应证

1. Ⅰ度子宫脱垂和（或）膀胱、直肠膨出，而无宫颈延长者。
2. 子宫脱垂的手术，多可同时修补阴道前、后壁及会阴。
3. 单纯阴道前壁或后壁膨出，出现症状者。

## 二、禁忌证

1.全身状况不良，如严重心脏病、高血压、肾炎、糖尿病、肝硬化、肝功能损害、活动性肺结核、肺功能不全、长期咳嗽、精神异常、恶性肿瘤、出血性疾病及严重贫血等，均不宜手术，待好转后再考虑。

2.急性女性生殖器炎症，应于控制后施术。

3.子宫颈和（或）阴道溃疡，未愈合时不宜手术；如溃疡表浅且位于切除范围内者，亦可手术。

4.宫颈或宫体有恶性病变者。不宜进行子宫脱垂手术。宫颈原位癌或很早期子宫体癌，可考虑经阴道切除子宫，修补阴道前、后壁。

5.月经期、妊娠期及哺乳期均不宜手术。

## 三、术前准备

### （一）详细询问病史及检查

除常规的术前检查外，应该行尿动力学的检查，检查是否有尿失禁合并存在，合并张力性尿失禁患者可以同时手术处理，合理估计术后预期效果。

### （二）手术前合并症的处理

严重心脑血管疾病、糖尿病、高血压患者及慢性咳嗽或长期便秘患者应行相应处理后再考虑手术。

### （三）手术前的准备

1.术前数日食富营养、易消化饮食，术前2天少渣饮食，术前晚餐少量为宜，手术日禁早餐，以免术时呕吐。

2.术前3天开始，每日用0.5%活力碘轻轻擦洗阴道壁各部，擦干阴道壁。

3.手术前晚及次晨清洁灌肠，单纯修补阴道前壁者可只行普通灌肠。

4.手术前1天备皮，备皮范围包括耻骨联合、外阴部、大腿上1/3内侧面臀部下面及肛门周围；估计手术困难、需经腹部手术者，同时清理腹部皮肤。

## 四、手术要点、难点及对策

### （一）麻醉和体位

1.全身麻醉或局部麻醉，包括阴道神经阻滞麻醉、硬膜外麻醉或腰麻。

2.取膀胱截石位。

### （二）手术步骤

1. 阴道前壁修补

(1) 常规消毒铺巾。

(2) 用 0.5% 碘伏纱球消毒尿道口，液状石蜡润滑金属导尿管前端，用金属导尿管导尿。

(3) 用 4 号丝线将两侧小阴唇缝于大阴唇外侧皮肤上，以暴露前庭。用阴道拉钩撑开阴道，暴露子宫颈，再以双爪钳或组织钳夹住宫颈前唇，向阴道外口牵引。注射普鲁卡因或生理盐水加适量肾上腺素（高血压者禁用）入阴道黏膜下、膀胱两侧等处。阴道前壁的膀胱沟下做弧形切开，两侧应达侧穹隆。

(4) 用弯剪刀自切口伸入阴道壁与膀胱壁之间，剪刀尖朝向阴道壁，一张一合，自膀胱分离阴道壁，小心向尿道口方向、直达阴道横沟，若有明显尿道膨出，可达尿道口下约 1cm 处。纵行剪开阴道前壁。切口呈倒置的 "T" 形。

(5) 用鼠齿钳夹住已剪开的阴道前壁，向两侧牵引，暴露切口下的膀胱。钝性分离，推开耻骨膀胱宫颈筋膜，达到耻骨直肠肌的内缘。

(6) 牵引子宫颈向下，可见膀胱附着子宫颈上。膀胱与子宫颈交界处被覆一层筋膜，剪开此筋膜、并向两侧延伸。

(7) 用纱布包裹手指，分离膀胱与子宫颈间的疏松结缔组织，上推达膀胱子宫腹膜反褶处，游离膀胱。

(8) 在阴道横沟与膀胱沟之间的膀胱，如膨出严重，可用 4 号丝线在其壁上做 1 次或 2 次荷包缝合；膨出较轻，可在膀胱表层筋膜上间断缝合数针，均可缩小膨出的膀胱。然后将膀胱及尿道两侧的筋膜缝合于中线上，矫正膀胱和尿道膨出。

(9) 将多余的阴道壁剪除（也可不剪，缝合时将多余的阴道壁重叠缝合）。用 1-0 合成线缝合阴道壁，先相对缝合近子宫颈端的阴道壁，再将子宫颈与阴道黏膜前后间断缝合，后相对缝合两侧阴道壁。

(10) 阴道填塞碘伏纱条和凡士林纱卷，留置双腔气囊导尿管。

2. 阴道后壁修补：修补阴道后壁的目的主要是将因子宫脱垂而扩大了的生殖裂孔缩小，即将两侧肛提肌缘缝合于直肠之前。

(1) 将鼠齿钳分别夹着两侧小阴唇内下方（约在前庭大腺管开口的下方），将两钳向中线并拢，以两指伸入阴道、感到松紧适宜为度，然后将鼠齿钳向两侧提取拉开，用刀切开会阴皮肤与阴道后壁黏膜交界线，或用组织剪横行剪开约 0.3cm 的皮肤黏膜组织。

(2) 用两把鼠齿钳分别钳住横切口的上、下缘，作为牵引。在会阴体与阴道壁之间用剪刀稍加分离，随即用弯剪刀沿正中线一张一合，分离阴道后壁与直肠，剪刀尖紧靠阴道后壁，避免损伤直肠。

(3) 用纱布包裹手指，将阴道后壁向上、向外分离，暴露直肠及其侧方的肛提肌。

(4) 直肠膨出轻者，用圆针 4 号丝线自上而下缝合直肠两侧的结缔组织，直肠膨出重者，在直肠壁上做 1 或 2 次荷包缝合，缩小膨出的直肠壁。后用 1-0 合成线，自顶端开始将直肠两侧的筋膜相对间断缝合于直肠前的中线。

(5) 相对间断缝合肛提肌内缘，在第一缝线结扎前，应先测试阴道腔，可容两指为适宜。

缝完后肛提肌裂缩小。

(6) 剪除两侧的多余阴道黏膜。用 1-0 合成线、自顶端开始间断缝合阴道壁。

(7) 再次清点物品，用角针 1 号丝线间断缝合会阴部皮肤，或用 4-0 合成线于皮下连续缝合。手术结束后，阴道口应能通过两指。

(8) 阴道填塞碘伏纱条和凡士林纱卷，留置双腔气囊导尿管。

## 五、术后监测与处理

1. 术后取平卧或侧卧位。

2. 注意血压、脉搏、体温、呼吸、尿量及阴道有无流血。

3. 术后 6 小时可饮水、进流质饮食，次日进半流质饮食，术后 3 小时进普通饮食。术后 3 小时不能大便者，睡前可服液状石蜡 30ml，或用"开塞露"塞入肛门。

4. 留置导尿管 3 ～ 4 天，尿液引流管接于一次性密闭塑料袋引流瓶，管和瓶应每日更换，口服大量饮料。拔去尿管后不能自解小便者，可热敷下腹或针灸。

5. 会阴创口及外阴部应覆盖消毒纱布，每次大小便后应消毒、换敷料。会阴皮肤以丝线缝合者，术后 5 天拆线。

## 六、术后常见并发症的预防与处理

### （一）出血或血肿

阴道壁、膀胱壁、直肠壁有丰富的静脉丛分布，手术玻璃创面出血，尤其在膀胱侧缘处，剥离时要注意找准层次，不要太靠近侧方，遇有动脉性出血结扎或电凝止血，渗血可用热盐水纱布压迫止血。术时血管或残端结扎不牢固，术后短时间内可发生大量出血，应拆开阴道壁缝线，寻找出血的血管，重新缝扎。如只有少量出血，可用纱布填塞阴道压迫止血，并用止血药等。术后逐渐形成血肿，小的可待其自然吸收，大的必须拆除缝线止血。

### （二）创口感染

阴道皱襞多，故不易彻底消毒。术野小血管渗血的积聚，有利于细菌繁殖，术后有血肿形成，则更易发生感染。轻者阴道内有臭味的脓性分泌物流出，伴有阴道灼热感；重者体温波动、升高，阴道壁缝合处愈合不良或坏死，有脓性分泌物，可应用抗生素，引流，并保持外阴清洁。

### （三）泌尿道并发症

1. 尿少（＜ 600ml/d)，由于术后不愿喝水或天热汗多所致，应自静脉补充生理盐水或 5% 葡萄糖液。

2. 尿道炎、膀胱炎，多因反复导尿所致，有尿频、尿急、血尿等症状，给予抗生素、利尿剂等治疗。

## （四）脏器损伤

1.膀胱损伤：阴道前壁切口的部位和深浅要合适，正确分离子宫颈与膀胱间隙及阴道前壁和膀胱尿道间隙，找准层次，如遇解剖不清，可在分离过程中不断用手指触摸膀胱内的金属导尿管，缝合膀胱筋膜时不可穿透膀胱黏膜以免日后形成膀胱瘘。如发生损伤及时修补，术后注意抗感染，保持膀胱导尿通畅，预后可良好。

2.直肠损伤，分离阴道直肠间隙时误入直肠壁或缝线穿透直肠，术毕做肛门指诊，若缝线穿透直肠需拆除缝线，若损伤直肠，可行修补，术后注意饮食控制和护理，一般预后良好。

3.输尿管损伤：比较少见。如向阴道两侧剥离过多过深，或缝合两侧阴道壁时误穿三角区，可能损伤输尿管，术中要注意缝合只穿透筋膜就不至于损伤输尿管，术中发现应及时修补。

## （五）阴道狭窄

阴道狭窄表现为性交困难和性交痛。术时要根据阴道宽度选择入口的切口，切口应该能容两指。必要时可做倒"T"形、三角形或长菱形切口。阴道后壁切口太高会使阴道缩短，阴道前后壁的剪除不宜过多，肛提肌的缝合也不宜太高，会阴后联合皮肤的缝合应与阴道后壁成一水平。

## （六）张力性尿失禁

因有较大的膀胱膨出，术前尿道膨出被忽略，未行尿道膨出修补。过多切除膀胱颈两侧的阴道壁，缝合修补后，膀胱与尿道的自然角度消失，几乎成一条直线，也可发生张力性尿失禁。

## （七）膀胱膨出、直肠膨出复发

复发与手术操作、术后腹压作用及盆底支撑组织萎缩有关。手术时缝合阴道前壁筋膜，注意将两侧的膀胱支柱，膀胱筋膜缝合在一起，缝合阴道后壁前，注意将两侧肛柱、直肠筋膜及肛提肌对合缝合，起到加固作用，术后注意控制长期慢性咳嗽和便秘，避免增加腹压的因素。

（闵　洁）

# 第三节　乙状结肠代阴道成形术

## 一、适应证

1.先天性无阴道。

2.子宫或阴道恶性肿瘤，阴道大部分或全部切除。

## 二、禁忌证

1. 严重的心、肺、肝、肾等脏器疾病或体质虚弱不能耐受手术者。
2. 不能耐受麻醉者。
3. 盆腔有急性炎症且有广泛粘连者。

## 三、术前准备

### (一) 患者的准备

1. 详细询问病史及检查

(1) 了解现病史及既往史,重要脏器尤其是胃肠道有无疾病,有无出血倾向及炎症史。

(2) 完成体格检查、妇科检查及术前常规实验室检查和重要的影像学检查,包括胸片、心电图、妇科 B 超了解子宫发育情况,染色体核型分析及泌尿系 B 超排除泌尿系统畸形,避免手术损伤。

2. 手术前的准备

(1) 观察生命体征:术前 3 天观察体温、脉搏、呼吸、血压变化,体温超过 37.5℃视为发热,应推迟手术日期。

(2) 饮食:术前 3 天开始少渣饮食,由半流质到流质,术前 1 天晚上禁食。

(3) 灌肠:术前 2 天普通灌肠,术前口服泻药,术前当晚及手术当日清晨各清洁灌肠 1 次。

(4) 术野皮肤准备:术前 1 天进行。清洁周身皮肤,剃去腹部汗毛及阴毛,范围:腹部上至剑突,下至耻骨联合、外阴及大腿上 1/3 范围,特别注意清洗脐孔内的污垢。

(5) 睡眠:术前夜晚口服艾司唑仑片。

(6) 药物过敏试验:术前 1 天按需要做抗生素皮试。

(7) 备血。

(8) 术前应用阿托品、异丙嗪。

3. 心理准备

医师应与患者建立良好的医患关系,有计划的向患者及家属交代病情,告知其手术的目的、意义、方法、麻醉方式,手术对器官功能的影响,术中和术后可能出现的问题及遇到这些问题的处理方法等。如果患者及亲属对手术有疑虑应进一步解释手术的必要性及相关风险,由其自愿选择是否手术治疗。

### (二) 手术人员的准备

1. 手术者组织手术小组成员术前讨论,复习患者的各项检查资料和结果,明确手术方式、手术时间、麻醉方法,评估手术风险及处理对策。

2. 术前向患者及家属充分交代手术和麻醉风险,签署手术及麻醉同意书。

3. 准备好腹腔镜手术器械,严格保证器械正常运行。

## 四、手术要点、难点及对策

### (一) 麻醉和体位

采用气管插管全身麻醉。体位采取膀胱截石位或仰卧人字形体位,分腹部和阴部两个部分进行,常规行术野消毒。

### (二) 手术切口

(1) 腹腔镜手术腹部切口:选脐上 1 ~ 2cm 作为置镜孔,镜下于右下腹麦氏点处做 5mm 助手操作孔,左下腹相对应位置做 5mm 术者第一操作孔,在置镜孔与术者第一操作孔连线中点外侧 5mm 处做 10mm 术者第二操作孔。

(2) 阴部切口:对先天性无阴道者,在尿道口与肛门之间相当于阴道口处做一横切口,长 4 ~ 5cm。

### (三) 手术步骤

1. 游离乙状结肠:超声刀切开乙状结肠侧肠系膜,游离乙状结肠两侧至盆腔腹膜反折处,保留肠系膜动脉。游离乙状结肠长度应视阴道缺损的长度而定,通常预留约 15cm,以免张力过大影响吻合。本手术成功的关键在于确保保留移植乙状结肠的血供,应于肠系膜根部认清并保留乙状结肠动脉,按照所选肠道部位,分别切段乙状结肠最下动脉属支和左结肠动脉降支属支,必要时可先行阻断试验,观察肠壁上的动脉有无停搏,如无则可断扎,范围相当骶骨岬水平的乙状结肠上段,下达乙状结肠末段,分别切段近端、远端肠段。

2. 处理肠段:以腹腔镜成型融合切割器封闭并切割乙状结肠近端及远端,扩大右侧腹腔镜丘卡切口至 3cm,将降结肠远端断端牵拉出腹壁。将肠吻合器 T 钻置入断端,荷包缝合后将吻合器插入直肠断端与 T 钻吻合,上肛管引流。

3. 游离膀胱直肠间隙:左手示指伸入肛门内做引导,水平方向锐性分离膀胱与直肠间隙,分离约 4cm 后,用两手示指向左右纵深钝性分离,直至深达腹膜,长度至少在 10cm 以上,宽可容两指。

4. 人工阴道形成:腹腔镜下切开盆底腹膜,使腔穴与盆腔相通,由造穴口伸入卵圆钳进入腹腔,将乙状结肠远端断端牵拉至穴口,将肠管断端与腔穴用 3-0 合成线间断缝合。

5. 固定游离的乙状结肠:将盆腹膜间断缝合在游离的乙状结肠周围,使移植的肠管 1/3 段在腹膜内,2/3 段在腹膜外。并将游离的乙状结肠的肠系膜固定于盆腹膜,以防发生肠嵌顿。

## 五、术后监测与处理

1. 生命体征的监护:术后 24 小时内给予心电监护仪监护,密切观察血压、心率、血氧饱和度。同时注意腹腔引流管渗液、渗血情况,肛管引流情况,在早期发现并发症及时处理。

2. 饮食:根据消化功能恢复情况,术后第 7 天可进少量流质,逐渐过渡至半流质,持续 1 个月左右恢复正常饮食。

3.术后抗感染：常规使用抗生素预防感染，密切观察体温变化、腹部切口、阴道分泌物、腹腔感染，肺部感染及肠瘘的征象，及时处理。

4.尿管的管理：术后留置导尿管 48 小时，注意观察尿量及尿色，每日消毒尿道口两次，拔除导尿管，鼓励自行排尿并观察小便自解情况。

5.腹腔引流管的管理：保持引流管通畅，注意观察引流液性状。术后 3 天内的引流物以血性液体为主，待腹腔引流物明显减少后，可以拔管。

6.肛管的管理：保持引流管通畅，注意观察引流液性状。术后 7 天少量流质饮食，逐渐过渡至半流质饮食，观察引流液无明显异常后可以拔管。

7.模具的管理：术后 3 天从人工阴道间隙抽出凡士林模具，换以阴道模具，并每日更换、灌洗阴道一次。

8.预防血栓形成：注意患者有无下肢疼痛或肿胀，鼓励患者早期床上适度活动，尽早下床活动，必要时行下肢血管 B 超检查，了解有无下肢静脉血栓形成。

9.随访：如一般情况好，术后 10 天左右可以出院。术后 3 个月复查。

## 六、术后常见并发症的预防与处理

1.出血：手术中注意正确分离膀胱、直肠间隙层次，可减少出血，对分离后创面要彻底止血。

2.感染：由于手术时间长且涉及肠管，术后有并发感染的可能，术前应充分准备，积极治疗感染灶，术中精细操作，减少出血，术后应用广谱抗生素，保持腹腔引流管通畅，保持外阴的清洁和干燥，预防呼吸道及泌尿系感染。

3.直肠、尿道及膀胱的损伤：熟悉解剖关系，操作时解剖层次要清晰，避免暴力，术中发现损伤直接修补。

4.肠瘘：术中精细操作，术后做好饮食管理，待进食后观察腹腔引流管、肛管及患者不适主诉，及时发现肠瘘征象，必要时二次手术。

5.阴道挛缩、粘连甚至闭锁：手术 3 天后需要每日更换阴道模具，在手术半年后可每日取出 12 小时，以后取出时间可逐渐延长，较长时间停止性生活时，仍需应用模具。

6.血栓形成：术后鼓励患者及早伸展并抬高下肢，加速血液流动。对于年龄大、血液黏稠度高、血脂高、肥胖患者，不用或少用促凝血药物，或预防性使用抗凝药。发现血栓，可使用低分子肝素治疗，必要时置入血管滤网，避免血栓脱落发生严重并发症。

## 七、临床效果评价

乙状结肠代阴道术是阴道成形术的最佳选择。该手术应用双祥的结肠来保持直肠和膀胱之间分离出来的空间，所形成的阴道有足够的深度和宽度，成形后很少缩短，管腔宽大且不需佩戴模具，自发分泌的黏液能促进性交，没有皮肤移植造成的恶臭，组织结构及外观接近正常阴道，且腹腔镜手术出血少、创伤小、恢复快、术后疼痛轻，且腹腔镜手术具有腹壁切口美观、创伤小等优势，有利于减轻患者婚后的心理负担。但是该手术有较高的手术并发症和死亡率，因而使用受到一定的限制。

（熊宙芳）

## 参 考 文 献

卞美璐，黄荣丽，吴葆桢，等. 1985.先天性阴道斜隔.中华妇产科杂志，20(2)：85-88
卞美璐，马莉. 2013.阴道斜隔综合征分型和诊治.中国实用妇科与产科杂志，29(10)：768-769
华克勤，陈义松. 2009.阴道发育异常的分类及诊治.实用妇产科杂志，9：513-515

# 第九章　宫颈手术

## 第一节　宫颈锥切术

### 一、适应证

1. 宫颈活检为原位癌，为确定病变范围及有无浸润。
2. 宫颈中、重度非典型增生。
3. 宫颈刮片多次阳性，但活检未能发现病变者。
4. 阴道镜未见鳞柱交界，或病灶主要位于宫颈管内，超出阴道镜检查范围。
5. 子宫颈管搔刮术所得标本病理报告为异常或不能肯定者。
6. 怀疑为宫颈腺癌者。

### 二、禁忌证

1. 急性生殖道炎症、性传播疾病。
2. 宫颈浸润癌。
3. 生殖道畸形。
4. 血液病，严重出血倾向。

### 三、术前准备

1. 治疗生殖道炎症。
2. 术前 3 日每日用 0.5% 活力碘清洗阴道。
3. 术前排空膀胱。

## 四、手术要点、难点及对策

### (一) 麻醉和体位

采用气管插管全身麻醉。体位采取膀胱截石位。

### (二) 手术步骤

1. 阴道拉钩暴露子宫颈，擦净宫颈黏液。

2. 鼠齿钳钳夹宫颈前后唇，牵拉。

3. 手术刀在子宫颈病灶外 0.5 ~ 1cm 处，做环形切口，以宫颈口为中心，向宫颈管内斜行切向宫颈内口，但不要超过宫颈内口。切除范围应包括子宫颈的病灶和移行带区域的宫颈管组织 (图 9-1-1)。病变主要累及宫颈表面，锥形切除宽而浅；病变主要累及颈管，切除则为狭而深的圆锥体。

4. 创面电凝止血，1 号合成线缝合止血，形成新的子宫颈 (图 9-1-2)。

5. 检查无活动性出血，局部填塞氯仿、活力碘纱条和凡士林纱卷，持续尿管引流。

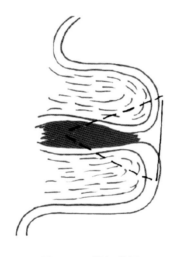

图 9-1-1　锥切范围

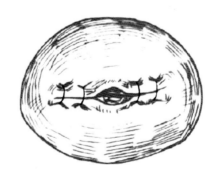

图 9-1-2　新的宫颈

## 五、术后监测与处理

1. 注意阴道出血情况：术后 24 小时内，如果出血量多于月经量，应检查宫颈创面，必要时再次缝合止血。

2. 术后 48 小时，注意拔出阴道内留置的纱条、纱卷。

3. 抗生素预防感染。

4. 禁性生活和盆浴 3 个月。

5. 随访：在术后第 3 个月时，复查宫颈细胞学 (LCT) 和人乳头瘤病毒 (HPV)；之后第 6 个月和第 9 个月、第 12 个月分别再复查，根据复查结果结合切缘情况行不同处理。

## 六、术后常见并发症的预防与处理

1.残端出血：早期出血多因创面电凝结痂脱落或结扎不紧，所以我们要求患者在手术的早期应少活动（而一般手术是鼓励尽早活动）；术后 2 周左右的出血多因缝线吸收、张力消失所致，创面感染也可引发或加重出血。对于锥切后出血患者，轻者（少于月经量）可观察并使用止血药物；重者需直视检查寻找出血部位，压迫止血，必要时缝合。

2.创面感染：手术前检查阴道清洁度，治疗阴道炎症，进行阴道擦洗；术中阴道填塞氯仿纱条、活力碘纱条；术后应适当使用抗生素，并禁性生活及盆浴 3 个月。

3.宫颈管狭窄：注意术后月经情况，如果出现经血不畅或腹痛应及时就诊，必要时行宫颈管扩张术。

## 七、临床效果评价

宫颈锥切术具有诊断和治疗的双重价值。锥切的病理结果一定要注明切缘、腺体、脉管的累及情况。切缘阳性率随病变的严重程度而增加，切缘阳性的患者，病变进展和复发的概率均大，但切缘阴性者不能保证剩余子宫颈内无残留病变，其残留病变的发生率也与病变的严重程度成正比，不过发生的机会比切缘阳性患者低。为了避免病变的残留，应选择适当大小的锥切尺寸。总的来说，切除宽度应在病灶外 0.5cm，锥高延至颈管 2 ～ 2.5cm。由于鳞柱交界的柱状上皮细胞化生为鳞状上皮细胞时需从未成熟化生转为成熟化生，易受致癌因素的影响而发生癌变，所以，锥切时要将鳞柱交界一并切除。

（张　媛　王泽华）

# 第二节　残端子宫颈及阴道切除术

子宫（次）全切除以后，因缺乏子宫体、前次手术后是否关闭缝合盆腔腹膜、可能感染及粘连等因素，残端子宫颈（阴道）周围解剖可能出现变异。肠管壁、大网膜可能粘连或致密粘连于盆壁和（或）子宫颈（阴道）残端；膀胱子宫颈间隙可能因粘连而层次不清；输尿管宫旁段可因粘连和手术瘢痕而移位，与子宫颈间分离困难等，导致了该类手术的难度极大，有条件者尽量行保留神经的广泛阴道旁组织切除。

## 一、手术适应证

1.残端宫颈（阴道）癌组织学诊断明确。
2.临床分期 Ⅰ A2 ～ Ⅱ A 期。

## 二、禁忌证

### （一）绝对禁忌证

1. 患者全身情况危重、休克、脱水、失血严重或合并有其他重要脏器障碍。
2. 子宫颈、盆腔局部或全身合并严重急性期感染。
3. 曾有盆腹腔结核、脓肿等病史致严重粘连手术无法暴露者。
4. 其他内外科合并症有手术禁忌者。
5. 临床分期Ⅲ期及以上者。

### （二）相对禁忌证

临床分期ⅡB或ⅢA期患者，经术前辅助放疗和（或）化疗后临床分期降低，且一般情况较好者，亦可考虑手术治疗。

## 三、术前准备

术前首先需组织学诊断明确，两位以上妇科肿瘤医师共同确定其临床分期；B超检查盆腔、肾脏、输尿管及膀胱情况；必要时盆腔CT或PET-CT了解肿瘤与周围脏器关系、盆腹腔淋巴结是否肿大及是否存在远处转移；术前需完善心脏、肺、肝及肾脏等重要脏器功能检查和常规术前检查外，充分备血；个别病例可考虑术前输尿管置管，以利术中输尿管的辨认和暴露；术前常规白带检查和阴道准备。

## 四、手术要点、难点及对策

### （一）手术时机

对组织学诊断明确的残端宫颈（阴道）癌，临床分期ⅠA2～ⅡA期患者，只要无明确手术禁忌证，原则上在完善术前检查和准备后，尽快择期手术。临床分期ⅡB或ⅢA期患者，经术前辅助放疗和（或）化疗后临床分期降低，且一般情况较好者，亦可考虑手术治疗。对术前行放射治疗病例，手术时机应在严重纤维化之前。

### （二）麻醉、体位和穿刺孔的选择

麻醉方式可以考虑采用硬膜外麻醉或全身麻醉，但全身静脉麻醉效果更好，患者的舒适程度较硬膜外麻醉高，且也较安全。

体位采用头低脚高截石位，一般倾斜度不大于30°，若术中患者生命体征平稳，为更好地暴露腹主动脉旁手术视野，倾斜度可适当加大。

穿刺孔的选择：脐部穿刺孔置观察镜，左下腹壁置第二操作穿刺孔，右麦氏点置第三操作穿刺孔。

### (三) 手术步骤

手术可以根据患者条件不同，采用两种手术路径，目的是避免输尿管和膀胱的损伤。一是先分离膀胱阴道间隙；另一是先辨识和解剖游离输尿管直至其汇入膀胱。

1.患者体位为膀胱截石位，术前经阴道用组织钳两把分别钳夹于子宫颈前、后唇，起暴露固定宫颈作用。

2.膀胱阴道间隙的辨识与分离：用抓钳提起膀胱与子宫颈（阴道）残端的腹膜，于子宫颈残端顶端切开腹膜，建立膀胱子宫颈和（或）阴道间隙，向侧方向切开腹膜，拓展扩大膀胱阴道间隙。有时精准辨识膀胱阴道间隙困难，可以用亚甲蓝生理盐水充盈膀胱，以便辨识膀胱边缘（图9-2-1）。

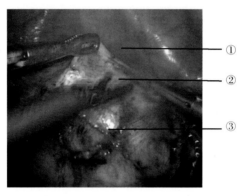

**图 9-2-1　建立膀胱子宫颈和（或）阴道间隙**
①膀胱；②残端子宫颈顶部；③膀胱宫颈处腹膜

3.膀胱阴道间隙的拓展：沿间隙分离膀胱及相应宫颈和阴道前壁，往下方分离暴露阴道前壁约2cm，往侧方分离扩大间隙，直至膀胱宫颈（阴道）韧带内侧（图9-2-2）。

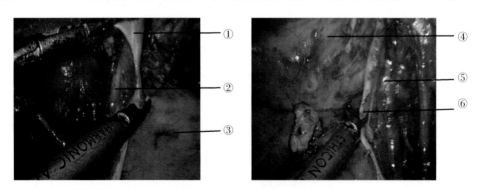

**图 9-2-2　拓展膀胱阴道间隙**
①左输尿管内腹膜；②左输尿管；③直肠；④残端宫颈（阴道）后壁；⑤右输尿管；⑥右输尿管内侧腹膜

4.输尿管走行的辨识与分离：从输尿管骨盆入口处开始，辨识输尿管走行，打开侧腹膜游离双侧输尿管至子宫颈（阴道）旁，同样会有瘢痕或粘连致输尿管走行移位或扭曲，分离时要特别小心（图9-2-3）。

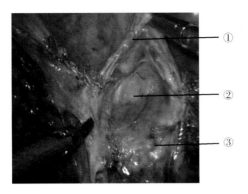

**图 9-2-3　游离双侧输尿管**
①膀胱；②膀胱阴道前壁间隙；③子宫颈

5. 子宫动脉的辨识与游离：自髂总动脉分支处切口腹膜，自此沿髂外动脉走向切开腹膜及在圆韧带入腹壁处凝固切断圆韧带，再将子宫颈或阴道顶端向头侧牵拉，从切断的圆韧带及盆侧壁腹膜处开始弧形切开盆腔腹膜，于膀胱腹膜反折处会师。再于子宫骶骨韧带外侧切开腹膜，沿直肠外侧直至子宫骶骨韧带的子宫颈或阴道附着处。将切开的腹膜片向内侧牵拉并切除，此时可以游离暴露左侧子宫动脉（图 9-2-4）。

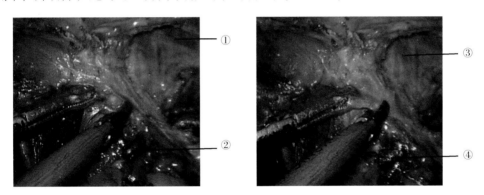

**图 9-2-4　游离双侧子宫动脉**
①、③阴道前侧壁；②、④子宫动脉宫颈侧断端

6. 子宫动脉的离断与分离：游离子宫动脉后，在（左）输尿管的外上方于距离其与髂内动脉的分叉处 1cm 位置电凝并切断子宫动脉，并子宫动脉断端钳夹牵拉向子宫颈方向，游离输尿管与子宫动脉之间的间隙，沿输尿管内侧向外下方钝性游离、将输尿管推离子宫颈或阴道侧壁，直至其进入膀胱子宫颈韧带处（图 9-2-5）。

7. 膀胱宫颈（阴道）韧带前叶的切断与阴道旁间隙的建立：用分离抓钳提起并牵拉膀胱侧的结缔组织，暴露并使膀胱宫颈韧带前叶保持一定张力，靠输尿管内侧切断膀胱子宫颈韧带浅层，将输尿管牵拉推向外侧，分离阴道旁膀胱与阴道及子宫颈之间的疏松结缔组织，建立阴道旁间隙（图 9-2-6）。

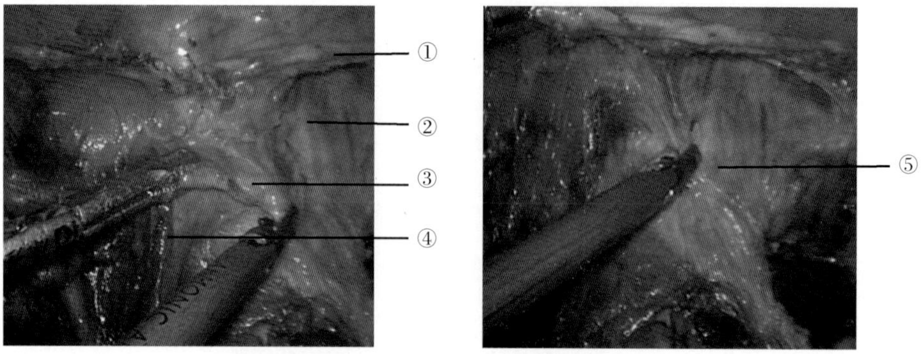

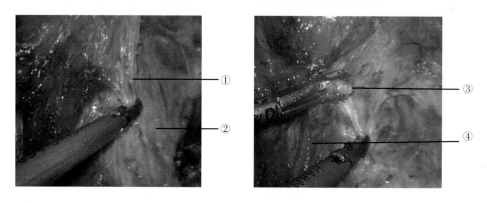

图 9-2-5　离断与分离子宫动脉

①膀胱；②阴道前侧壁；③膀胱宫颈韧带前叶；④输尿管；⑤膀胱宫颈韧带前叶

图 9-2-6　建立阴道旁间隙

①、③膀胱子宫颈韧带；②子宫颈；④左输尿管

8.分离直肠侧间隙，辨识腹下神经主干：钳夹子宫骶骨韧带，往直肠侧牵拉暴露直肠侧窝，分离输尿管与阔韧带后叶上的组织，钝性打开子宫直肠韧带与输尿管之间的间隙。辨识腹膜下的腹下神经丛，侧推腹下神经至盆壁；继续分离拓展直肠侧间隙，辨识盆内脏神经丛并推向盆侧壁方向。

9.膀胱旁间隙的辨识与分离：往对侧方向操纵子宫颈（阴道）残端，并将输尿管同时推向内侧方向牵拉，并上提膀胱侧前方腹膜，可以暴露膀胱侧间隙筋膜，分离筋膜直达肛提肌和闭孔内肌表面，拓展该间隙内侧可见主韧带和膀胱宫颈韧带。

10.膀胱子宫韧带中后叶血管的解剖分离：向前方推开输尿管及膀胱，可以看到位于阴道侧间隙和膀胱侧间隙中的膀胱子宫韧带后叶，在膀胱子宫韧带后叶中小心分离膀胱中静脉和膀胱下静脉（从膀胱至子宫颈走行注入子宫深静脉），电凝并切断。

11.分离子宫深静脉和下腹下神经丛：为了保留下腹下神经丛膀胱支，游离主韧带的血管部（即子宫深静脉）。提起输尿管并切断其后方的系膜，辨识并游离子宫深静脉主干，于距离子宫颈旁3cm左右处电凝闭合并切断之，提起断端向子宫颈方向牵拉，游离子宫深静脉主干靠近子宫颈旁。同时，向主韧带和子宫后侧壁方向跟踪腹下神经，腹下神经与盆内脏神经丛汇合形成下腹下神经丛。在此发出膀胱支和子宫支，因此我们定位该神经束（由下腹下神经丛分支的膀胱支）从主韧带到膀胱与膀胱子宫韧带后叶平行走行。

12.下腹下神经丛子宫支和阴道旁组织的切断：向头侧平推子宫颈（阴道），提起切断的主韧带血管部断端，继续暴露阴道旁间隙，辨识从宫主韧带往膀胱子宫颈韧带走行的下腹下神经丛膀胱支，从直肠侧间隙往阴道侧间隙方向切断主韧带和部分膀胱宫颈韧带，将直肠侧间隙和阴道旁间隙融合，至此，下腹下神经膀胱支得以保留（图9-2-7）。

13.直肠阴道间隙的分离：向前方操纵子宫颈（阴道）残端，并往后方推开直肠，于距离子宫颈（阴道）残端顶部约2cm处切开直肠阴道之间的腹膜，分离直肠阴道间隙，暴露阴道后壁约3cm长，可在直肠前间隙与侧间隙间见子宫骶韧带。侧推腹下神经丛，切断子宫骶韧带。直肠前间隙与直肠旁间隙合并，与此同时，腹下神经丛的主干及下腹下神经丛的起始端得以保留（图9-2-8）。

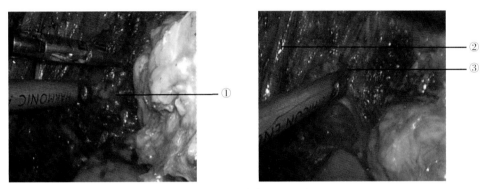

**图 9-2-7 阴道旁组织的处理**

①左侧主韧带；②左输尿管；③阴道旁筋膜

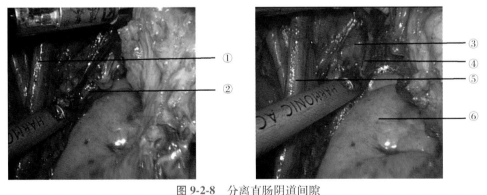

**图 9-2-8 分离直肠阴道间隙**

①、⑤左输尿管；②、④左子宫骶骨韧带；③左子宫骶骨韧带与主韧带间间隙；⑥直肠

14.处理完宫旁韧带后，行盆腔淋巴结清除，部分病例行髂总淋巴结和（或）腹主动脉旁淋巴结清除。

15.盆腔淋巴清除后，经阴道于游离阴道壁2cm处环形切开阴道，将残端子宫颈（阴道）及宫旁组织从阴道取出，并缝合阴道残端（图9-2-9）。

16.缝合阴道残端后，重建气腹，对部分保留卵巢的患者，将卵巢移位悬吊与同侧髂窝，并以钛夹标记，以利放疗时判断卵巢位置。

17.结束手术前，行盆腔手术创面清洗，充分止血并留置引流管。

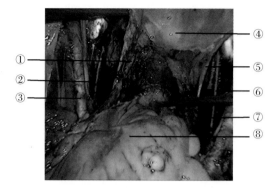

**图 9-2-9　术毕完整手术视野**

①左输尿管；②左闭孔神经；③左髂外动脉；④膀胱；⑤右闭锁脐动脉；⑥右闭孔神经；

⑦右髂内动脉；⑧直肠

### （四）术中要点及注意事项

残端宫颈癌病例因曾经子宫次全切除的手术史，盆腔存在不同程度的粘连。对于肠管与原手术创面粘连病例，分离粘连过程中应特别注意肠管的损伤，多采用钝性分离和锐性切割分离相结合的方式，锐性分离一般多采用超声刀等损伤较小的切割工具，单极电切热辐射较强，对切割间隙要求较宽，控制性相对较差，易增加肠管损伤的风险。

残端宫颈癌术中因无子宫体，无法使用子宫操纵器，影响术中视野暴露。术中可用2把组织钳分别钳夹子宫颈前后唇起子宫操纵器作用；若宫颈癌组织侵犯，组织钳钳夹困难，用组织钳钳夹折叠的纱布置于阴道穹隆，术中调整纱布的位置、推举的力度及方向起到协助暴露手术视野的目的。

术中输尿管、膀胱的游离是该手术的关键步骤。考虑前次手术引起的手术瘢痕粘连可能引起下段输尿管的走向和解剖位置关系的改变，游离暴露输尿管从前次的非手术创面开始，输尿管跨髂总动脉分叉处是一易找且表浅的解剖标识点，从该处始游离输尿管。输尿管子宫动脉较差处游离，传统开腹手术以钝性分离，"打隧道"方式分离输尿管与子宫动脉间间隙，再切断结扎子宫动脉暴露输尿管上方。腹腔镜下游离宫旁部位输尿管上方子宫动脉方式是在输尿管外侧上方游离子宫动脉，凝固切断后，将子宫动脉近子宫侧向子宫方向牵拉游离暴露输尿管，形象称为"掀被子"方式。残端子宫颈手术时，子宫动脉在子宫次全切除时贴近子宫处子宫动脉已被结扎离断，游离该处输尿管，亦在输尿管外侧游离出子宫动脉，凝固切断后，向输尿管上内侧牵拉提起，游离并切除该段子宫动脉，暴露出输尿管。子宫体切除后，无明显膀胱子宫颈腹膜反折，分离膀胱子宫颈间隙较为困难，膀胱的损伤亦多发生在这一手术过程。术中分离膀胱宫颈间隙时应通过阴道将子宫颈尽量向盆腔方向推举，膀胱内可经导尿管适当注入一定量的亚甲蓝生理盐水，可看见膀胱壁轮廓，待分离出膀胱宫颈间隙后放出膀胱内液体。

手术结束前，充分冲洗手术创面，检查止血。膀胱可经留置尿管注入亚甲蓝，检查膀胱是否存在损伤。盆腔引流管可通过阴道残端经阴道引出或经腹壁腹腔镜5mm穿刺孔引出。

## 五、术后处理及重点观察内容

术后常规抗感染、对症支持治疗同时要重点观察处理以下方面情况。

保持引流管通畅，观察引流液颜色、量、是否有异味及有无粪渣等情况。通过引流液观察结合症状体征，若考虑有局部感染，在进行全身加强抗感染的同时，可通过引流管进行局部冲洗，或将阴道残端缝合部分或全部拆除进行盆腔冲洗引流。术后引流管拔出时间视引流液量而定，一般术后 2 ~ 3 天，基本无引流液后拔出。

留置尿管应保持通畅，时间以 7 ~ 14 天为宜。停留置尿管后需检测膀胱残余尿量，一般残余尿量大于 100ml 需重新置入尿管，残余尿量小于 100ml 者，可连续检测，残余尿量增多需重新留置尿管。

残端宫颈 ( 阴道 ) 癌术后的放疗、化疗根据肿瘤的临床分期、病例类型、术后病理情况而定，治疗原则与宫颈癌相同。

（梁志清）

# 第三节　广泛宫颈切除术

宫颈癌保留生育功能的手术包括宫颈锥切 ( 或宫颈切除术 ) 和宫颈根治术 ( 或称广泛性宫颈切除术 )。前者主要适用于 Ⅰ A1 期、无脉管浸润 (LVSI) 的早期宫颈癌患者。对于绝大部分 Ⅰ A2 期 ~ Ⅰ B1 期宫颈癌来说，标准的保留生育功能的手术是宫颈根治术 (radical trachelectomy，RT)。目前主要包括经阴道根治性宫颈切除术联合腹腔镜淋巴清扫术 (laparoscopic vaginal radical trachelectomy，LVRT)、腹式根治性宫颈切除术 (abdominal radical trachelectomy，ART)、腹腔镜下根治性宫颈切除术 ( laparoscopic radical trachelectomy，LRT) 及机器人广泛性宫颈切除术 (robotic radical trachelectomy，RRT)。本节主要介绍腹腔镜下保留生育功能的 RT。

## 一、适应证

1. 患者有强烈的生育要求。
2. 国际妇产科联盟 (FIGO) 分期为 Ⅰ A1 期伴 LVSI、Ⅰ A2 或 Ⅰ B1 期。
3. 肿瘤直径 ≤ 2 cm。
4. 组织学类型为鳞癌、腺癌或腺鳞癌。
5. 病变局限于子宫颈外口，未达颈管上方及未累及内口。
6. 无盆腔淋巴结和远处转移。
7. 无手术禁忌证。

123

## 二、禁忌证

1. 年龄＜18岁或年龄＞40岁。
2. 患者为妊娠期间。
3. FIGO分期为≥ⅠB2期。
4. 肿瘤最大直径＞2cm。
5. 阴道穹隆受累、子宫颈内口上方有浸润。
6. 区域淋巴结受累。
7. 存在其他不育因素。

需要指出的是，手术的适应证、禁忌证并非绝对不变。例如，有些妇女虽无生育要求，但为了达到来月经或提高生命质量的目的，也可以保留宫体而进行根治性宫颈切除术。故2011年NCCN宫颈癌临床治疗指南中，将"保留生育功能的根治性宫颈切除术"修改为"根治性宫颈切除术"，体现了现代肿瘤治疗理念对患者生活质量的重视。另外，随着辅助生育技术的发展和提高，不孕症目前不应成为保留生育功能宫颈癌手术的绝对禁忌证。即使术前不存在不孕因素，RT术后仍可发生不孕。随着腹腔镜技术和保胎水平的提高，也见到妊娠期行广泛子宫颈切除术的个案报道。

## 三、术前准备

### （一）患者的准备

1. 详细询问病史及检查

(1) 病史方面：充分询问患者的生育史，以及对生育要求的程度。了解患者是否有与生育有关的疾病及重要脏器有无疾病，如血液系统疾病等。

(2) 检查方面：妇科检查中主要仔细测量子宫颈肿瘤的大小；术前常规实验室检查及重要的影像学检查，包括胸片、心电图、泌尿系统CTU、盆腔磁共振扫描，必要时做肺功能检查、膀胱镜检查等。特别需要注意的是，肿瘤在影像检查中的大小；子宫颈内口是否有受侵；区域淋巴结是否有肿大及转移征象。

2. 手术前合并症的处理

(1) 积极纠正贫血：特别要注意患者贫血是否因本身的血液系统疾病引起。

(2) 控制感染病灶：一般术前不常规采用预防性抗生素治疗。但是要注意阴道的清洁度，肿瘤表面是否有感染，如果有感染，需要处理感染后再仔细检查子宫颈局部肿瘤的情况，准确测量肿瘤大小非常重要。

(3) 如果有其他系统疾病者：请相关专科协助治疗。

3. 手术前的准备

(1) 肠道准备：术前3天开始少渣饮食，由半流质到流质，术前1天晚上禁食。术前2天普通灌肠，术前口服泻药，术前晚及手术当日清晨各清洁灌肠1次。

(2) 阴道准备：术前3天开始用0.5%活力碘擦洗阴道，每日1次。

(3) 皮肤准备：术前 1 天进行。腹部上至剑突，下至耻骨联合，外阴及大腿上 1/3 范围，特别注意清洗脐孔内的污垢。

(4) 睡眠：术前夜晚口服艾可唑仑片。

(5) 备血：2 ~ 4U 红细胞悬液。

(6) 术前应用阿托品、异丙嗪。

## （二）手术人员的准备

1. 手术者组织手术小组成员术前讨论：复习术前的各项检查，特别是影像资料中输尿管是否有畸形、肿瘤大小、子宫颈内口是否有受侵、盆腔淋巴结是否有肿大等，明确手术方式、手术时间、评估手术风险及处理对策。

2. 术前与患者及家属充分沟通：需要交代保留生育功能手术的意义和条件，以及手术中两次快速病理检查决定手术方式的选择，术中放弃保留生育功能手术的可能性，甚至手术后常规病理与术中快速病理不符合的可能性。

3. 术前与病理科做好沟通：告知手术中，需要做两次快速病理，第一次是左右的盆腔各组淋巴结，最好每侧各取 5 枚以上淋巴结做病理检查；第二次的广泛子宫颈标本尤其重要，需要取子宫颈切断面的上、下两个切缘做快速病理之外，还需要测量癌灶距颈管切缘的距离。

## 四、手术要点、难点及对策

### （一）麻醉和体位

采用气管插管全身麻醉。体位采取改良的膀胱截石位，大腿向两侧平移并充分外展，腹股沟区展平；术中要求头低 25° ~ 35° ，以肠管上移，充分暴露出手术区域的血管解剖结构为达标。消毒铺巾后留置尿管。

### （二）手术范围

手术要切除阴道上 2 ~ 3cm，大部分的子宫颈及宫旁组织切除 2 ~ 3cm。应该说 LRT 手术基本同经典的广泛子宫全切术，必须打开膀胱侧间隙，直肠侧间隙及阴道直肠间隙等重要子宫颈周围解剖间隙；以及完整游离出输尿管，使主韧带、宫骶韧带及阴道充分游离。手术范围示意图见图 9-3-1。

### （三）手术切口

选脐上缘或在脐上 2 ~ 3cm 为 10mm 的置镜孔；右侧下腹麦氏点处置 5mm Troac 为助手操作孔；左下腹相对应位置穿 5mm Troac 为术者第一操作孔，在置镜孔与术者第一操作孔连线中点处穿 5mm Troac 为术者第二操作孔。应当说明的是，无论是脐部的置镜孔还是术者、助手的操作孔，都需要根据患者的体型和术者的习惯而定。

125

## （四）手术要点

1. LRT 要求在不切断圆韧带和骨盆漏斗韧带的情况下，进行盆腔淋巴结清扫（图 9-3-2）。从髂血管分叉上 3cm 水平开始，依次切除双侧髂总淋巴结、髂外淋巴结、腹股沟深淋巴结、闭孔内淋巴结、髂内淋巴结 5 组盆腔淋巴结。

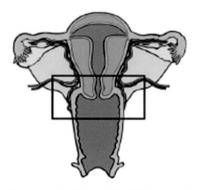

图 9-3-1 广泛子宫颈切除范围示意图

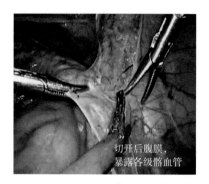

图 9-3-2 盆腔淋巴结清扫

2. 在保留子宫动脉的情况下，将输尿管完整解剖出来（图 9-3-3）。完全游离子宫动脉至子宫颈峡部，将子宫动脉下的输尿管充分显示出来，形成明确的"桥下流水"；注意分离出膀胱阴道旁间隙，沿输尿管走行打开输尿管隧道，连同膀胱一起下推输尿管 3cm 以上。

3. 暴露几个重要解剖间隙，切断合适长度的主韧带、骶韧带。充分暴露出左右成对的直肠侧间隙和膀胱侧间隙；锐性分离阴道直肠间隙、膀胱阴道间隙至子宫颈外口下 3 ~ 4cm 水平；游离切断骶骨韧带 2 ~ 3cm，游离切断主韧带 2 ~ 3cm（图 9-3-4）。

4. 切除合适长度的阴道和足够长度的子宫颈（图 9-3-5、图 9-3-6）。能做保留生育功能的早期宫颈癌患者，期别上应该是阴道穹隆没有受侵，阴道受累的可能性极小，故阴道不宜过多切除，仅切除 2 ~ 3cm 即可；本手术的关键是切除足够长度的子宫颈，游离出子宫动脉及上行支并保留，在子宫颈峡部横切断子宫颈。

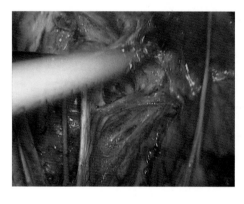

图 9-3-3 保留子宫动脉，游离输尿管

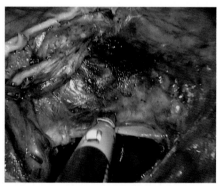

图 9-3-4 切断合适长度的主韧带及宫旁组织

126

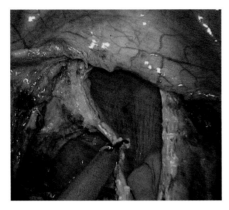

图 9-3-5  切断合适长度阴道

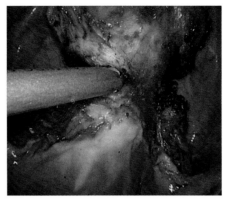

图 9-3-6  在子宫颈峡部横切颈管

5. 用不可吸收的幕丝林带环扎残留的子宫颈；将阴道残端与子宫颈残端吻合，重建子宫颈外口（图 9-3-7）；放 T 型节育环。

6. 在腹腔镜下，将盆腔腹膜尽可能缝合，重新腹膜化（图 9-3-8）；放置防粘连材料（防粘连的隔离膜或者防粘连液）。

7. 检查盆腔。注意输尿管、膀胱、直肠有无损伤；输尿管走行有无异位迂曲，蠕动是否正常；置入腹腔引流管 1 根，再次检查无出血，清点纱布、器械，关腹。

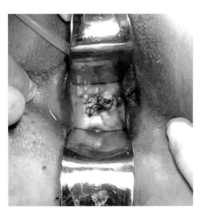

图 9-3-7  将阴道与子宫颈峡部吻合

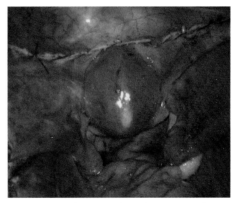

图 9-3-8  将盆腔腹膜缝合，重新腹膜化

## （五）手术需注意事项和策略

1. 在进行盆腔淋巴结清扫时，还要注意子宫动脉周围淋巴结的清扫（图 9-3-9）；另外，按照无瘤原则要求，盆腔淋巴结尽量整块清扫并完整取出；不要通过腹部穿刺孔取淋巴结，以免造成不必要的肿瘤种植，建议在阴道切开后将盆腔各组淋巴结整块送检。

2. 在游离输尿管时，最好是保留双侧的子宫动脉，但是如果一侧甚至双侧子宫动脉被无意切断，仍然可以继续行该手术。

3. 在切断子宫骶韧带和主韧带时，最好注意保留盆腔自主神经，因为可以做保留生育功能的宫颈癌根治术的患者期别均较早，韧带及宫旁切除的范围可以界于 Ⅱ~Ⅲ 型的广泛全子宫切除。

127

4. 子宫颈上端的切除是该手术成败及预后的关键，也是本手术最难点，为了较好地完成横切子宫颈峡部，可以先环切阴道，为了防止肿瘤污染，还需要将阴道断端封闭（图 9-3-10）；将子宫倒提，比较方便游离子宫动脉下行支，切断子宫下行支保留子宫动脉及上行支，在子宫峡部下 0.5cm 横切子宫颈。

5. 手术中需要做淋巴结及子宫颈标本的快速冰冻病理学检查（图 9-3-11、图 9-3-12），主要检查淋巴结有无转移和子宫颈标本上、下切缘有无肿瘤生长，以及肿瘤据切缘距离。如子宫颈标本上切缘距离肿瘤边缘 < 5mm，需补充将剩下相应的子宫颈再切除 3 ~ 5 mm，切缘阴性并与病灶距离 8 ~ 10mm 以上，行根治性宫颈切除术。如病理提示淋巴结转移和（或）宫颈标本上、下切缘阳性，则切除子宫完成广泛子宫切除术。

总之，该手术的成功与多因素有关，如保留子宫颈的长度、子宫颈旁组织的切除范围及子宫颈成形缝合的技巧等，故应由同时具备丰富腹腔镜手术经验和妇科肿瘤知识的专家来施行。

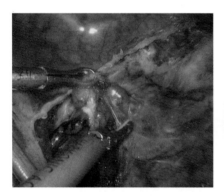

图 9-3-9　注意子宫动脉旁淋巴结切除

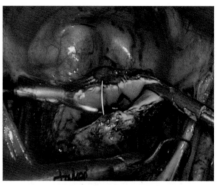

图 9-3-10　缝合阴道断端，防止肿瘤污染

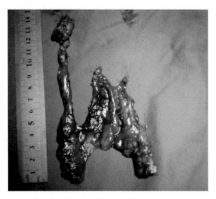

图 9-3-11　整块切除盆腔淋巴结

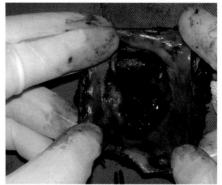

图 9-3-12　广泛宫颈切除标本

## 五、术后监测与处理

1. 生命体征的监护：术后 24 小时内给予心电监护仪监护，密切观察血压、心率、血氧饱和度。同时注意引流管渗液、渗血情况，在早期发现并发症及时处理。

2.饮食：根据消化功能恢复情况，术后第 1 天可饮少量清水，术后第 2 天进流质，排气后进半流质，以后逐渐恢复正常饮食。

3.术后抗感染：常规使用抗生素预防感染，除密切观察体温变化，特别需要注意更换阴道内引流条，最好在手术结束时，阴道内填塞一块碘仿纱条，压迫止血的同时可以预防吻合创面的感染，术后第 3 天更换一次。

4.尿管的管理：术后留置导尿管，注意观察尿量及尿色，每日消毒尿道口两次，术后第 5 ~ 7 天复查双肾及输尿管 B 超，如无异常，术后第 7 天，拔除导尿管，鼓励自行排尿，并测量残余尿。如残余尿超过 100ml，按尿潴留处理。

5.腹腔引流管的管理：保持引流管通畅，注意观察引流液性状。一般情况下，术后第 1 天引流液以淡血性液体为主，术后 3 天内引流液较多，引流物以淋巴液为主，为 200 ~ 300ml，但是也有多到 300 ~ 500ml 的情况，如果引流液清亮，可以观察，待术后第 3 ~ 5 天后，引流液少于 150ml/24h，可以拔除腹部引流管。

6.随访：患者如一般情况良好，术后 5 天左右可以出院。术后 3 个月开始复查，第 1 年每 3 个月一次，复查内容同普通宫颈癌之外，还需要注意月经情况，阴道与子宫颈管吻合口的愈合情况。第 2 年每 3 ~ 6 个月随访一次，第 3 ~ 5 年每 6 ~ 12 个月随访一次，第 5 年后每年随访一次。

7.妊娠及分娩：手术 1 年后，如果细胞学检查、病毒学检查、影像学检查均正常，嘱患者可以尝试自然怀孕，或者直接接受辅助生育技术的帮助。妊娠期间除接受与妊娠相关的检查之外，一般情况下不需要专门做宫颈癌的细胞学检查和病毒学检查。注意流产、感染等情况的发生；分娩方式只能选择剖宫产。

## 六、术后常见并发症的预防与处理

LRT 术后常见并发症的预防及处理，同腹腔镜下广泛全子宫切除术，本节不再赘述。

## 七、临床效果评价

1984 年法国学者 Dargent 首次采用了阴式根治性宫颈切除术 (VRT) 配合腹腔镜下盆腔淋巴清扫术 (LPL)，也称腹腔镜阴式根治性宫颈切除术 (laparoscopic vaginal radical trachelectomy，LVRT) 来治疗希望保留生育功能且小癌灶局限于子宫颈的患者。1994 年 Dargent 首次报道，8 例年轻早期宫颈癌患者采用 LVRT 取得了满意结果。其中 1 例患者治疗后足月分娩一活婴。这种新手术方式改变了对早期宫颈癌特别是渴望生育的年轻患者的治疗模式，开创了保留生育功能手术的新纪元，被称为 20 世纪宫颈癌手术发展的里程碑。

2013 年 Gizzo 等统计了 1293 例 RT 手术病例，结果发现 RT 术后复发率为 3%(0 ~ 16.8%)，与宫颈癌根治术 (RH) 的复发率 (5% ~ 6%) 相比，差异无统计学意义，同时其中 284 例患者在 RT 术后获得妊娠，最终 173 例分娩活胎。因此，RT 被视为近十余年来妇科恶性肿瘤保守性手术中最有发展前景的新进展之一，是充分体现恶性肿瘤治疗中"规范化"、"人性化"、"个体化"的典范术式。

LRT 充分利用了腹腔镜微创和视野放大的优势，使宫旁间隙、主骶韧带和血管神经更易识别。因此 LRT 比 ART 手术更容易保留子宫动脉，减轻手术粘连，更有利于妊娠，并避免了经腹手术创伤大、出血多的情况。LRT 比 VRT 手术视野好，可切除更加足够的宫旁组织。对于未生育、病灶偏大的患者，经 LRT 术可以切除更宽的宫旁组织和更好确定子宫峡部切开的位置。因此，虽然腹腔镜下保留生育功能的手术方式学习曲线较长，掌握起来有一定的难度，但该术式体现了恶性肿瘤治疗"微创化"趋势，具有不可替代的优势。

腹腔镜下的广泛子宫颈切除手术最早从 2003 年开始，截止到 2014 年有报道的只有由 8 家医学中心总共 144 份手术病例，其中很多还只是个例报道。Kim 等报道了 27 例接受 LRT 手术的患者在 31 个月的随访时间里没有死亡和复发的，月经恢复正常是 24 例，其中 6 例想妊娠，3 例妊娠成功，最终有 1 例足月分娩。2013 年 Ebisawa 统计了 12 年间 (2001 ~ 2012 年 )56 例接受 LRT 手术的患者，25 例患者有意愿受孕，最后的成功分娩率达 52%(13/25 例 )，其中 10 人接受了辅助生育技术，61.5% 的患者 (8/13 例 ) 出现胎膜早破。同时，一份来自中国朝阳医院的报道是 8 年间 (2005 ~ 2012 年 )25 例 LRT 手术患者，其中 9 人获得妊娠，4 人最终分娩活胎。Ebisawa 等报道 TLRT 术后妊娠率 52%。

影响 RT 手术患者的自然妊娠等生育问题主要包括以下几点。①宫颈管狭窄：这是一个很重要的原因，它不仅影响患者的妊娠，也影响患者的月经，临床发现有 40% 的患者术后发生有宫颈管狭窄并需要进行宫颈扩张；②阴道缩短和狭窄：这可能会导致患者出现性交疼痛，从而惧怕性交；③手术对卵巢功能的影响：手术中如果切断了子宫动脉，有可能影响卵巢的血供，并对卵巢功能造成损伤；④手术对子宫内膜的影响：手术中切断了子宫的一些供血，除了造成术后卵巢功能发生障碍，同时也可能会导致子宫内膜的异常；⑤子宫颈缩短：逆行感染的防护屏障受到影响，逆行感染的机会大大增加，容易引起子宫内膜局部的炎症、粘连等。以上问题都可以引起自然妊娠失败，所以接受 RT 手术的患者总的受孕率不高，对于自然妊娠失败的患者需要尽早采取辅助生殖技术以达到生育的愿望。还有研究观察结果提出，孕中期早产风险与子宫颈长度缩短有关，通过阴道超声测量可以监测，对于子宫颈 < 15mm 的孕妇，使用孕酮阴道栓能降低早产发生率。

目前，NCCN( 美国国家综合癌症网络 )、FIGO( 国际妇产科联盟 )、欧洲肿瘤内科学会 (ESMO) 等宫颈癌临床实践权威指南均将 RT 术作为早期宫颈癌保留生育功能的标准选择。随着腹腔镜手术不断进步，不断有新的手术方式被提出，并应用到临床，如保留生育功能宫颈癌根治术中可同时保留盆腔自主神经，一定意义上对术后妊娠也有帮助。LRT 手术结合前哨淋巴结的切除，如前哨淋巴结病理阴性，可不清扫盆腔淋巴，避免患者免疫系统的破坏。在不影响肿瘤根治效果的基础上，进一步地保留患者生理功能，提高生存质量。因此，腹腔镜下保留生育功能的宫颈癌手术值得我们不断改进推广。

( 刘开江 )

## 参 考 文 献

王泽华，童晓文 .2008. 现代妇产科手术学 . 上海：第二军医大学出版社

徐国成，韩秋生，孟祥凯，等 .2013. 妇产科手术要点图解 . 北京：中国医药科技出版社

张蓉，马绍康，白萍，等 . 2002. 宫颈其他恶性肿瘤 // 孙建衡 . 妇科恶性肿瘤放射治疗学 . 北京：中国协和
　医科大学出版社，149-152

章文华 . 2003 子宫颈癌综合治疗的几个问题 . 实用医学杂志，30(1)：28-30

American College of Obsterians and Gynecologists. 2007. ACOG Committee Opinion No. 388 November
　2007：supracervical hysterectomy. Obstet Gynecol, 110(5)：p1215-1217

Barlillot I, Horiot JC, Cuisenier J, et al. 1993. Carcinoma of the cervical stump：a review of 213 cases. Eur J
　Cancer, 29A(9)：1231- 1236

Cao D, Yang J, Xiang Y, et al. 2014. Oncologic and fertility outcomes of young patients with early stage of cervical
　cancer treated by vaginal radical trachelectomy. Zhonghua Fu Chan Ke Za Zhi, 49(4)：249-253

Dargent D, Burn JL, Roym, et al. 1994. Pregnancies following radical trachelectomy for invasive cervical cancer.
　Gynecology Oncology, 54：105

Diaz-Fei joo B, Gil-Moreno A, Puig O, et al. 2005. Total laparoscopic radical trachelectomy with intraoperative
　sentinel node identification for early cervical stump cancer. J Minim Invasive gynecol，12(6)：522-524

D'Souza WD，Ahamad AA，Iyer RB，et al. 2005. Feasibility of dose escalation using intensity modulated
　radiotherapy in post hysterectomy cervical carcinoma. Int J Radiat Oncol Biol Phys，61(4)：1062-1070

Duenas GA，Cetina PL，Onate OLF，et al. 2005. Multimodal treatment of locally advanced cervical cancer.
　Arch Med Res，36(2)：129-135

Duenas GA，Cetina L，Mariscal L，et al. 2003. Modern management of locally advanced cervical carcinoma.
　Cancer Treat Rev，29：289-399

Ebisawa K，Takano M，Fukuda M，et al. 2013. Obstetric outcomes of patients undergoing total laparoscopic
　radical trachelectomy for early stage cervical cancer. Gynecologic Oncology，131(1)：83-86

Hauerberg L，Høgdall C, Loft A, et al. 2015. Vaginal Radical Trachelectomy for early stage cervical cancer.
　Results of the Danish National Single Center Strategy. Gynecology Oncology,138(2)：304-310

Hellstrom AC，Sigurionson T，Pettersson F. 2001. Carcinoma of cervical stump. The radiumhementseries 1959-
　1987. Treatment and prognosis. Acta Obstet Et Gynecol Scand，80(2)：152-157

Kucukmetin A，Biliatis I, Naik R, et al. 2013. Laparoscop ically assisted radical vaginal hysterectomy versus
　radical abdominal hysterectomy for the treatment of early cervical cancer. Cochrane Database of Syst Rev,
　10(10): CD006651

Lanowska M, Mangler M, Speiser D, et al. 2014. Radical vaginal trachelectomy after laparoscopic staging and
　neoadjuvant chemotherapy in women with early-stage cervical cancer over 2 cm：oncologic，fertility，and
　neonatal outcome in a series of 20 patients. Int J Gynecol Cancer, 24(3)：586-593

Li X, Li J, Wu X, et al. 2015. Incidence，risk factors and treatment of cervical stenosis after radical
　trachelectomy：A systematic review. Eur J Cancer, 51(13)：1751-1759

Ma LK, Cao DY, Yang JX, et al. 2014. Pregnancy outcome and obstetric management after vaginal radical
　trachelectomy. Eur Rev Med Pharmacol Sci, 18(20)：3019-3024

Mejia-Gomez J, Feigenberg T, Arbel-Alon S, et al. 2012. Radical trachelectomy：a fertility-sparing option for
　early invasive cervical cancer. Isr Med Assoc J, 14(5)：324-328

Mundt AJ，Lujan AE，Rotmensch J，et al. 2002. Intensity modulated whole pelvic radiotherapy in women with
　gynecologic malignancies.Int J Radio Oncol Biol Phys，52：1330-1337

Nekayama K，Hirai Y，Chen JT，et al. 1989. Cervical cancer after subtotal hysterectomy (so called "stump
　cancer")—clinical study on 226 cases . Nippon Sanka Fujinka Gakkai Zasshi，41(6)：702- 706

Park JY, Joo WD, Chang SJ, et al. 2014. Long-term outcomes after fertility-sparing laparoscopic radical
　trachelectomy in young women with early-stage cervical cancer：an Asan Gynecologic Cancer Group (AGCG)
　study. J Surg Oncol, 110(3)：252-257

Petersen LK，Mamsen A，Jakobsen A.1992. Carcinoma of the cervical stump. Gynecol Oncol，46(2)：199-202

Porpora MG，Nobili F，Pietrangeli D，et al. 1991. Cervical stump carcinoma therapy. Eur J Gynecol Oncol，12(1)：45-50

Rotman M，Pajak TF，Choi PK，et al. 1995. Prophylactic extended field irradiation of para-aortic lymph nodes in stages Ⅱ B and bully Ⅰ B and Ⅱ A cervical carcinomas. JAMA，274(5)：387-393

Silva CS，CardO SOCO，Menegaz RA，et al. 2004. Cervical stump cancer：a study of 14 cases .Arch Gynecol Obstet，270(2)：126-128

Speiser D，Schneider A，et al. 2013. Radical vaginal trachelectomy a fertility-preserving procedure in early cervical cancer in young women. Dtsch Arztebl Int，110(17)：289-295

Vahrson HW. 1997. Medical radiology. Diagnostic imaging and radiation oncology. Berlin：Springer Verlag，161-162

van Gent MD, Van den Haak LW, Gaarenstroom KN, et al. 2014. Nerve-sparing radical abdominal trachelectomy versus nerve-sparing radical hysterectomy in early-stage (FIGO IA2-IB) cervical cancer：a comparative study on feasibility and outcome. Int J Gynecol Cancer, 24(4)：735-743

Vercellino GF, Piek JM, Schneider A, et al. 2012. Laparoscopic lymph node dissection should be performed before fertility preserving treatment of patients with cervical cancer. Gynecol Oncol, 126(3)：325-329

Wethington SL, Sonoda Y, Park KJ, et al. 2013. Expanding the indications for radical trachelectomy：a report on 29 patients with stage IB1 tumors measuring 2 to 4 centimeters. Int J Gynecol Cancer, 23(6)：1092-1098

William J，Hoskins，Carlos A，et al. 1997. Principles and practice of gynecologic oncology. Philiadelphia：Lippincott-Raven Publishers，807-808

# 第十章 子宫手术

## 第一节 子宫肌瘤切除术

不是所有的子宫肌瘤都需要手术，只有在以下情况才考虑手术：育龄期或未绝经期，且伴有月经过多致贫血、压迫症状、蒂扭转、肌瘤红色变性伴有急腹症、合并感染或考虑肌瘤为导致不孕的原因；子宫肌瘤生长速度较快（一般指每年＞20mm)，但不考虑恶变者。

### 一、开腹子宫肌瘤剔除术

#### (一) 适应证

所有子宫肌瘤均可行开腹子宫肌瘤切除术，以下情况优先考虑开腹手术：腹腔镜、宫腔镜及经阴道手术难以完成的子宫肌瘤切除术及有生育要求的患者。

#### (二) 禁忌证

1.严重的心、肺、肝、肾等脏器疾病、重度贫血或体质虚弱不能耐受手术者。
2.盆腔有急性炎症且有广泛粘连者。
3.不能耐受麻醉者。
4.考虑肌瘤恶变者或盆腔其他恶性病变者。

#### (三) 术前准备

1.患者的准备
(1) 详细询问病史及检查
1) 了解现病史及既往史，重要脏器有无疾病，有无出血倾向及炎症史。
2) 必须完成体格检查、妇科检查及术前常规实验室检查和重要的影像学检查,包括胸片、心电图、子宫附件的B超检查、宫颈细胞学检查，必要时行心脏、消化系统、泌尿系统超声检查,盆腔磁共振扫描,肺功能检查等。部分宫颈肌瘤及阔韧带肌瘤使得子宫颈无法暴露，无法取得子宫颈及子宫内膜组织，必要时术中检查或术后补充检查。
3) 心理上的准备，向患者及家属详细交代肌瘤切除困难而术中子宫切除的风险、开腹手术围术期可能出现的情况及肌瘤切除术后可能出现的复发、术后病理生理急需要再次手术、如因不孕手术术后仍有不孕的可能等。

4) 手术时间的选择：最好选择在月经干净后的卵泡期，为了减少术中出血，尽量避开月经后半周期、近月经期。

(2) 手术前合并症的处理

1) 对于月经量多、异常子宫出血的患者一定要明确病因，除外内分泌异常、子宫腺肌症、宫颈病变、内膜病变及内科疾患等导致的异常子宫出血，术前需行分段诊刮术方可行肌瘤开除术。

2) 积极纠正贫血，使用抗贫血药物，血红蛋白达到 80g/L 方可手术。

3) 因肌瘤过大、月经量多导致的长期处于贫血状态 ( 血红蛋白 < 80g/L) 的患者可以术前使用 GnRHa 类药物、米非司酮等预处理，纠正贫血。

4) 控制感染病灶。如有感染则先控制感染再行手术治疗。一般术前不常规采用预防性抗生素治疗。

5) 纠正营养不良及水、电解质代谢紊乱。

6) 适当控制高血压及高血糖，但不宜降得太低。

7) 有其他系统疾病者，请相关专科协助治疗，如有效治疗出血倾向等。

(3) 手术前的准备

1) 肠道准备：术前 1 天晚上禁食。术前晚及手术当日清晨各灌肠 1 次。

2) 阴道准备：术前 3 天开始用 0.5% 活力碘擦洗阴道，每日 1 次。有炎症者给予治疗。

3) 皮肤准备：术前 1 天进行。腹部上至剑突，下至耻骨联合，外阴及大腿上 1/3 范围，特别注意清洗脐孔内的污垢。

4) 睡眠：睡眠不佳者术前夜晚口服艾司唑仑片。

5) 备血：常规术中备血。

6) 术中备药：缩宫素、垂体后叶素、卡贝缩宫素。

7) 抗生素皮试：如为阳性则及时换药，皮试有效期为 24 小时。

2. 手术人员的准备

(1) 尽可能术前明确肌瘤的大小、数目、位置，必要时可与超声医师沟通了解肌瘤的位置，组织手术小组成员术前讨论，明确手术方式、手术时间、麻醉方法，评估手术风险及处理对策。

(2) 术前向患者及家属充分交代手术和麻醉风险，签署手术及麻醉同意书。

(3) 准备好术中备药。

## (四) 手术要点、难点及对策

1. 麻醉和体位：采用持续硬膜外麻醉、腰麻或腰硬联合麻醉，对椎管病变、凝血功能异常等情况也可以气管插管全身麻醉。体位采取平卧位，留置尿管。

2. 手术范围：将肉眼可见及可触摸到的肌瘤全部切除。

3. 术前备药

(1) 术前 0.5~2 小时静脉滴注抗生素预防感染。

(2) 配置好术中台上用药，如垂体后叶素 6U 稀释至 20ml 生理盐水中备用。

4.手术切口：根据肌瘤的位置、大小及子宫活动度的情况选择手术切口，常规选择耻骨联合上两横指横切口或脐耻间腹正中旁左或右纵切口，切口大小依据肌瘤大小酌情考虑。

5.手术步骤

(1) 开腹探查：常规开腹，检查盆腔器官，如子宫大小，肌瘤的数目、大小、部位，附件情况及盆腔有无粘连等，根据探查情况决定手术方式及步骤。

(2) 肌瘤剔除

1) 浆膜下子宫肌瘤：以一细蒂连接于紧贴子宫的蒂处钳夹、切断、缝扎；对于发生蒂扭转的浆膜下子宫肌瘤，于扭转的蒂部下方钳夹且不可先回复扭转的蒂以免发生血栓脱落；蒂部不明显的在肌瘤突出部的上 1/2 环形切开，暴露肌瘤，沿假包膜切除肌瘤。

2) 肌壁间子宫肌瘤：暴露肌瘤，对于较大肌瘤估计出血较多者向肌层注射稀释的垂体后叶素或缩宫素等。根据子宫血管的分布，为减少出血，位于子宫体上部中线的肌瘤宜选用纵切口，偏于侧方及下部的肌瘤宜选用横切口，并同时考虑切口方向同瘤体长径一致，切口大小长度酌情而定，但尽量避开宫角部位。

于肌瘤最突处切开子宫肌层深达瘤体暴露假包膜，布巾钳钳夹瘤体顺同一方向旋转切除肌瘤，较大者可徒手、用刀柄或手握一纱布沿包膜界限紧贴瘤壁、钝性分离肌层与瘤体，对于粗大的血管分别用止血钳钳夹，待肌瘤完全切除后分别结扎止血。对于肌瘤较大不易切除者，可用布巾钳钳夹瘤体由助手向对侧牵拉，分步用刀逐块切除。仔细触摸，尽量切除所有肌瘤。如为多个肌瘤，尽量就一个切口切除多个肌瘤，避免多个切口。如穿透宫腔需碘伏消毒，关闭瘤腔时注意缝线不可穿透内膜以防关闭部分宫腔。

3) 宫颈肌瘤：暴露宫颈肌瘤，明确膀胱、输尿管、直肠及子宫血管的位置，根据肌瘤突出方向，如宫颈前壁的肌瘤需打开膀胱反折腹膜推离膀胱，如为宫颈后壁的肌瘤必要时需打开直肠反折腹膜推离直肠，如为宫颈侧方肌瘤，切除困难时需切断圆韧带暴露瘤体，术毕再缝合圆韧带两断端。选择横切口，长度不宜过长暴露瘤体即可，需分解瘤体逐步取出。由于宫颈肌瘤使得膀胱、直肠移位，分离时用力点应在瘤体避免损伤膀胱直肠等。切开子宫肌层深达瘤体暴露假包膜，紧贴瘤壁、钝性分离肌层与瘤体，分步逐块切除，肌瘤切除后检查是否穿透宫颈管。如果穿透则行缝合，必要时留置 18 号气囊导尿管防止宫颈管闭合及狭窄。巨大肌瘤者先行打开阔韧带后叶游离输尿管避免损伤。闭合瘤腔后缝合反折腹膜覆盖切口。

4) 阔韧带肌瘤：探查后先明确是真性还是假性阔韧带肌瘤，如果是假性需要明确是来源于宫颈还是宫体，有些巨大的肌瘤可使子宫、附件、膀胱、输尿管及直肠的位置发生改变，重点在于理清解剖关系，理清圆韧带、输卵管、子宫血管及输尿管的位置，避免术中损伤。在术中探及管状物，不要轻易钳夹剪断，一定要明确其来源，除外子宫血管及输尿管等。

根据瘤体突出的方向平行阔韧带内血管走行方向行横切口剪开阔韧带前叶或后叶，暴露瘤体，助手用组织钳向上牵拉瘤体，术者用手指钝性轻柔紧贴肌瘤向四周分离阔韧带，如达到膀胱则打开膀胱子宫陷凹向下推开膀胱。如为假性肌瘤则切断与子宫相连的蒂部，断端缝扎止血。

5) 黏膜下子宫肌瘤：向肌层注射稀释的垂体后叶素或缩宫素等，根据术前超声或其他影像结果提示于肌瘤蒂部附着的部位切开子宫肌层达蒂部暴露瘤体，钝性轻柔分离瘤体与肌层、瘤体与内膜，尽量使内膜完整不进入宫腔，如进入宫腔则碘伏消毒宫腔，用 3-0 可吸收缝线小心缝合内膜，关闭瘤腔时注意缝线不可穿透内膜以防关闭部分宫腔。

6) 子宫峡部肌瘤：根据肌瘤突出方向，如向下向前突出则需打开膀胱反折腹膜推离膀胱，如上推阔韧带前叶切除困难时需切断圆韧暴露瘤体，术毕再缝合圆韧带两断端。选择横切口，长度不宜过长暴露瘤体即可，需分解瘤体逐步取出。注意关闭瘤腔时兜底缝合不留死腔。

(3) 关闭瘤腔：适当修剪多余的肌瘤包壁（如为阔韧带肌瘤则为多余的腹膜），尽量彻底止血后用 1-0 号可吸收缝线连续兜底或 "8" 字缝合关闭瘤腔，对于较大瘤腔可缝合多层关闭，从而彻底止血不留死腔，最后连续锁边或连续褥式缝合浆肌层以使得浆膜面光滑。阔韧带肌瘤的瘤腔有时不易缝扎止血，如瘤腔向下向侧方深入时可小心螺旋缝合关闭瘤腔；如出血不明显可不缝合，或压迫止血；也可缝合腹膜，或于前后叶之间放置无菌止血纱布起到止血和关闭瘤腔的作用。关闭瘤腔时注意组织解剖复位，即肌层对合肌层、浆肌层对合浆肌层、浆膜面光滑。缝合处表面可覆盖无菌止血纱布起到止血和预防粘连的作用。

(4) 必要时放置腹腔引流管：对于瘤体大、数目多、子宫切口多、阔韧带肌瘤等考虑可能出现创面渗血风险的患者可放置腹腔引流管以便于术后观察腹腔出血情况。

(5) 检查：彻底止血，注意每个接触部位有无渗血，检查有无其他异常，再次检查无出血后清点纱布、器械，关腹。

## （五）术后监测与处理

1. 术后常规给予静脉滴注缩宫素，12 小时后改为缩宫素 10 单位肌内注射，每日两次，对于瘤体大、数目多、出血较多的术后可肛门给药（米索前列醇 400μg，每 4 小时一次）以促进子宫收缩。

2. 生命体征的监护：术后 24 小时内给予心电监护仪监护，密切观察血压、心率、血氧饱和度。

3. 饮食：术后第 1 天可进食，以后逐渐恢复正常饮食。

4. 术后抗感染：术后可不使用抗生素，如瘤体大、数目多、手术时间长的可预防使用抗生素一次，穿透宫腔的手术可使用抗生素预防感染。除密切观察体温变化、腹部切口和阴道分泌物外，还应及早发现腹腔感染、肺部感染及泌尿系感染的征象，及时处理。

5. 术后护理：术后第 1 日拔出留置导尿管，术后当日患者清醒后鼓励患者床上活动四肢，术后第 1 日下床活动以预防肠粘连及血栓形成。

6. 术后定期随访，注意有无复发；有生育要求的如果切开子宫肌壁则要求避孕 1 年，如阔韧带、浆膜下肌瘤累及肌壁不明显者，术后 3 个月可以妊娠。

## （六）术后常见并发症的预防与处理

1. 出血：如术中瘤腔关闭不切实可导致术后出血。术后可常规给予缩宫素而不必常规使用止血药物。观察腹腔引流管引流量的多少，出血量多必要时应立即开腹止血。

2. 感染：瘤腔闭合不严、穿透宫腔等易导致感染。术中要精细操作，如进入宫腔或宫颈管腔时术中要严格用碘伏消毒，术后应用抗生素预防感染。

## 二、腹腔镜下子宫肌瘤切除术 (laparoscopic myomectomy，LM)

### (一) 适应证

1. 位于宫底及宫体部的浆膜下子宫肌瘤、靠近浆膜层的肌壁间肌瘤，肌瘤直径 ≤ 100mm，肌瘤数目 ≤ 10 个。根据术者的腹腔镜技术能力决定手术肌瘤的大小及数目。

2. 向盆腔生长为主的宫颈肌瘤。

3. 阔韧带肌瘤。

国内张震宇教授总结多年经验提出了子宫肌瘤腹腔镜下切除术手术难度评分系统 (DDI)（表 10-1-1），可指导腹腔镜子宫肌瘤切除术式的选择：DDI < 15 分时难度较低，腹腔镜手术一般可以成功；15 ≤ DDI < 18 时难度中等，多数可完成；DDI ≥ 18 分时手术极为困难，多需辅以下腹部小切口完成或中转开腹。

表 10-1-1 子宫肌瘤腹腔镜下切除术手术难度评分系统 (DDI)

| 项目 | 特征 | 分值 |
|---|---|---|
| 肌瘤位置 | 浆膜下 * | |
| | 广基 | 0 |
| | 无基 | 1 |
| | 肌壁间 | |
| | 突向浆膜 I 型 | 1 |
| | 肌壁间 II 型 | 3 |
| | 突向黏膜 III 型 | 5 |
| | 黏膜下 | 5 |
| 肌瘤大小 (cm) | 5 ~ 7 | 1 |
| | 8 ~ 10 | 2 |
| | > 10 | 4 |
| | 肌壁间碎石样肌瘤 | 18 |
| 包膜类型 | I 型 | 1 |
| | II 型 | 2 |
| 肌瘤数量 (n) | 单发 | 0 |
| | ≤ 5 | 2 |
| | > 6 且 ≤ 10 | 4 |
| | ≥ 11 | 6 |
| 肌瘤囊性变 | 无 | 0 |
| | 有 | 2 |
| 内膜异位症 | 无 | 0 |
| | 有 | 1 |
| 子宫腺肌症 | 否 | 0 |
| | 是 | 8 |
| 手术技巧 | 娴熟 | 2 |
| | 一般 | 10 |
| | 生疏 | 14 |

*广基指浆膜下肌瘤 > 1/2 部分突出于子宫浆膜，无基指肌瘤仅小部分突出于浆膜下，突出部分 < 1/2。

## （二）禁忌证

1.合并有肌壁间多个小肌瘤（"碎石样"），腹腔镜术中探查难以发现而无法切除。

2.肌瘤直径≥120mm，肌瘤数目≥10个。

3.困难的宫颈肌瘤、阔韧带肌瘤。

4.腹部多次手术史合并有广泛粘连。

5.余同开腹手术。

## （三）术前准备

向患者及家属交代腹腔镜手术可能出现的风险和中转开腹的可能。术前肠道准备为术前晚清洁灌肠，术日晨灌肠一次。手术人员准备好腹腔镜手术器械，严格保证器械正常运行。余同开腹手术。

## （四）手术要点、难点及对策

1.麻醉和体位：采用气管插管全身麻醉。体位采取膀胱截石位，术前放置举宫器，留置尿管。

2.气腹压力：压力一般为1.6~1.7kPa(12~13mmHg)。

3.术前备药

(1) 术前0.5~2小时静脉滴注抗生素预防感染。

(2) 配置好术中台上用药，如垂体后叶素6U稀释至20ml生理盐水中备用。

4.手术范围：将肉眼可见的肌瘤全部切除。

5.手术切口：选脐上10mm作为置镜孔，镜下于右下腹麦氏点处做5mm助手操作孔，左下腹相对应位置做5mm术者第一操作孔，必要时在置镜孔与术者第一操作孔连线中点外侧40mm处做10mm术者第二操作孔。

6.手术步骤

(1) 探查：常规建立人工$CO_2$气腹，置镜观察盆腔并举宫，如有盆腔粘连先行分离，探明肌瘤的数目、大小、部位以明确手术方式。

(2) 肌瘤切除

1) 浆膜下子宫肌瘤：以细蒂与宫体相连的用电外科器械钳夹细蒂处电凝切断，用粉碎器将切除的肌瘤粉碎取出。蒂部较粗者可按肌壁间肌瘤处理。对于较小的如<5mm浆膜下肌瘤可以电凝破坏。

2) 肌壁间子宫肌瘤：暴露肌瘤，对于较大肌瘤估计出血较多者向肌层注射稀释的垂体后叶素或缩宫素等。根据肌瘤突出方向，如子宫下段及宫颈前壁的肌瘤需打开膀胱反折腹膜推离膀胱，如为宫颈后壁的肌瘤必要时需打开直肠反折腹膜推离直肠。前壁肌瘤可选择纵切口或横切口，后壁位置低的肌瘤可选用顺时针45°斜行切口有利于缝合。

用单极电钩或其他电刀于肌瘤最突处切开子宫肌层及瘤体，切口长度视瘤体大小决定，但尽量避开宫角部位。暴露假包膜，助手用有齿抓钳向对侧钳夹瘤体，术者继续用剥离棒沿包膜分离瘤体，碰到血管先电凝切断血管，待肌瘤完全剥除后分别电凝出血点，对于大的出血点缝扎止血。电凝使用要准确而适宜，避免过度引起创面难以愈合导致子宫肌层的坏死。剔除肌瘤暂先放于道格拉斯窝。对于肌瘤较大不易剔除者，可用粉碎器在肌瘤未剔除之前粉碎取出部分瘤体。

较小的剔除部位电凝肌层即可，较大的可适当修剪多余的肌瘤包壁，尽量彻底止血后用 1-0 号可吸收缝线连续兜底、"8"字或间断缝合止血、连续锁边或用倒刺可吸收线关闭瘤腔。彻底止血后 1-0 号可吸收缝线间断或连续缝合浆肌层。对于有一定距离的肌瘤不必强求同一个切口，否则可能增加血肿的机会。

3）阔韧带肌瘤：同开腹手术一样先探明阔韧带肌瘤与周围组织解剖关系，特别是输尿管的走行。根据肌瘤突出的方向电凝切开阔韧带前叶或后叶，助手用有齿抓钳向对侧钳夹瘤体，术者钝性用弯钳紧贴肌瘤向四周分离阔韧带，切除肌瘤，如为假性肌瘤则切断与子宫相连的蒂部，电凝断端止血。电凝前后腹膜止血，如出血不明显可不缝合，或压迫止血；也可缝合关闭脏腹膜，或于前后叶之间放置无菌止血纱布起到止血和关闭瘤腔的作用。

（3）肌瘤的取出

1）较小的肌瘤经壳卡即可取出。

2）较大肌瘤则需用粉碎器。基于存在恶性肿瘤（如子宫肉瘤）播散的潜在风险，美国食品与药品监督管理局(FDA)于2014年4月17日建议医生在子宫切除术时停止使用粉碎器。许多知名的医院已经要求使用粉碎器碎瘤时必须在标本袋中进行。对于 FDA 的报道，笔者认为需要重视，严格术前评估，严格选择粉碎器的使用指征。如对于术前异常出血的患者完善分段诊刮等检查手段以排除恶性病变，对于生长快的、影像学提示有异常血流信号的、术中探查发现肌瘤质地不能除外恶性的，中转开腹手术或腔镜术后避免使用粉碎器而选择将瘤体放入标本袋中自腹部小切口取出。对于使用粉碎器的术后加强随访。粉碎器根据肌瘤大小有 10mm、15mm 等不同型号。术中操作时要平稳，转速不宜过大，避免其他脏器损伤，尽量整块旋切避免碎屑组织残留。

3）也可经阴道穹隆或腹壁小切口取出肌瘤。

（4）检查：彻底止血，注意每个切除部位有无渗血，检查有无其他异常，再次检查无出血后清点纱布、器械，必要时留置腹腔引流管，关腹。

## （五）术后监测与处理

同开腹手术。

## （六）术后常见并发症的预防与处理

腹腔镜手术易出现瘤腔关闭不严、腹腔出血、合并感染等问题，术后要严密观察患者的生命体征变化、症状及腹腔引流管的引流情况，如引流量的颜色、性状及量，如有异常先行超声检查，必要时行探查手术。

腹腔镜手术相应并发症的处理：如穿刺损伤、$CO_2$ 相关并发症、电损伤等。余同开腹手术。

## 三、经阴道子宫肌瘤切除术

### （一）适应证

1.宫颈肌瘤向阴道生长为主。

2.子宫下段肌瘤突向浆膜面。

3.0 型黏膜下子宫肌瘤、黏膜下宫颈肌瘤脱出或暴露于子宫颈外口。

4.子宫活动未固定，子宫大小≤孕 16 周体积，肌瘤直径≤ 120mm。

### （二）禁忌证

1.合并附件肿物。

2.黏膜下子宫肌瘤瘤蒂宽无法触及或暴露。

3.子宫粘连固定。

4.余同开腹手术。

### （三）术前准备

患者术前常规进行阴道分泌物检查。如果黏膜下肌瘤出血过多或合并感染者应送细菌培养及药敏试验，在控制感染后尽早手术。向患者及家属交代经阴道手术可能出现的风险。合并感染者术前每日用 0.5% 活力碘擦洗阴道，每日 1 次或 2 次。手术前肠道准备为术前晚及手术当日清晨各清洁灌肠。余同开腹手术。

### （四）手术要点、难点及对策

1.麻醉和体位：采用椎管阻滞麻醉。体位采取膀胱截石位，臀部离开床面 100mm，髋关节屈曲外展充分显露会阴部，留置尿管。

2.手术范围：将经阴道可触及的、肉眼可见的肌瘤全部切除。

3.术前备药：准备好术中台上用药，如缩宫素等。

4.手术步骤

(1) 黏膜下肌瘤：突向于子宫颈外口的黏膜下肌瘤：蒂部< 20mm 时用手探明蒂部并用两把弯钳钳夹蒂部，顺同一方向连续扭转将肌瘤切除，蒂部缝扎止血或电凝止血。蒂部粗大者布巾钳向下钳夹瘤体，沿蒂部将黏膜层切开顺同一方向连续扭转将肌瘤切除。全面彻底刮除子宫内膜，防止蒂根部组织残留；蒂部较粗者在弯钳外侧断端贯穿缝扎止血。钳夹蒂部时紧贴瘤体以免血管回缩。如肌瘤较大可分次切除。如蒂部出血难止，可用无菌纱布填塞宫腔止血，24 小时后取出。

(2) 宫颈肌瘤：暴露宫颈肌瘤，必要时打开膀胱反折腹膜上推膀胱，切开子宫颈找到瘤蒂部切除肌瘤或沿肌瘤附着的子宫颈处切开子宫颈切除肌瘤，尽量彻底止血后用 1-0 号可吸收缝线连续兜底缝合关闭瘤腔。

(3) 子宫下段肌瘤突向浆膜面：宫颈钳钳夹子宫颈，环形切开子宫颈穹隆，向上切开阴道壁做倒 "T" 形切口，上推膀胱，打开反折腹膜进入腹腔，下拉宫颈触摸瘤体，组织钳夹瘤体下拉将其暴露于阴道切口外常规切除瘤体，缝合关闭瘤腔，查看无出血后关闭腹膜，对位缝合阴道壁切口。子宫后壁下段的突向浆膜面的肌瘤同前壁，只是打开直肠反折腹膜进入腹腔。

### （五）术后监测与处理

1. 术后常规给予静脉滴注缩宫素，12小时后改为10U缩宫素肌内注射，每日两次，对于瘤体大、数目多、出血较多的术后可给予直肠上药（米索前列醇400μg，每4小时一次）以促进子宫收缩。

2. 生命体征的监护：术后12小时内给予心电监护仪监护，密切观察血压、心率、血氧饱和度。

3. 饮食：术后当日麻醉过后可进流食，以后逐渐恢复正常饮食。

4. 术后抗感染：术后常规使用抗生素预防感染3~5日。密切观察体温、阴道出血及分泌物，有问题及时处理。

5. 注意有无心脑综合征、腓神经损伤、血栓形成等并发症的发生并及时处理。

6. 术后护理：保持外阴清洁。术后第1日拔出留置导尿管，次日鼓励患者下床活动四肢。

7. 术后定期随访，注意有无复发；有生育要求的如为带蒂黏膜下肌瘤需避孕半年，如为肌壁间肌瘤切除需避孕1年。

### （六）术后常见并发症的预防与处理

1. 出血：黏膜下子宫肌瘤一般术后出血较少，如术中瘤蒂血管未夹紧而回缩、发生子宫穿孔或宫颈裂伤、肌壁间肌瘤瘤腔关闭不严可出现活动性出血及血肿，术后应严密观察出血量及患者的症状如腹部下坠感等，有问题及时处理，必要时开腹手术。若少量出血时间较长（＞2周）也应及时就诊寻找病因。

2. 感染：常规给予抗生素预防感染。

## 四、宫腔镜下子宫肌瘤切除术 (transcervical resection of myomectomy，TCRM)

### （一）适应证

1. 子宫大小≤10孕周体积，宫腔＜120mm，可见瘤体最大径线≤50mm。

2. 子宫黏膜下肌瘤（≤50mm，具体大小的适应证依据术者的技术经验水平而定），距离浆膜面≥5mm。黏膜下肌瘤分为三型，0型为有蒂黏膜下肌瘤未向肌层扩展；Ⅰ型为无蒂向肌层扩展＜50%；Ⅱ型为无蒂向肌层扩展＞50%。

3. 子宫内突型肌壁间肌瘤。

4. 宫颈肌瘤向阴道生长为主。

## （二）禁忌证

1. 宫颈管狭窄坚硬不能扩张者。
2. 宫体过屈宫腔镜无法进入者。
3. 近期发生过子宫穿孔。
4. 余同开腹手术。

## （三）术前准备

1. 术前先行宫腔镜联合超声检查评估肌瘤的大小、位置、数目等。

2. Ⅰ型和Ⅱ型黏膜下肌瘤 ≥ 40mm 及内突型肌壁间肌瘤，或黏膜下肌瘤合并严重贫血者，应用 GnRHa 治疗 2~3 个月，使肌瘤和子宫体积缩小，纠正贫血。

3. 向患者及家属交代宫腔镜手术可能出现的风险；瘢痕子宫、有多次宫腔操作史和Ⅰ、Ⅱ型黏膜下肌瘤有穿孔风险；中转开腹的风险。手术需在月经前半期（最好在月经干净 3~7 天）进行以减少出血及子宫内膜对手术野的干扰。准备好宫腔镜手术器械，严格保证器械正常运行。余同经阴道手术。

## （四）手术要点、难点及对策

1. 麻醉和体位：宜选用硬膜外麻醉或静脉复合麻醉。联合腹腔镜手术者选用全身麻醉。体位采取膀胱截石位，留置尿管。

2. 手术范围：将肉眼可见的肌瘤全部切除，必要时辅以术中超声检查。

3. 术前备药

(1) 子宫颈准备：扩张子宫颈以利于手术操作：①米索前列醇片 400μg 术前 4 小时阴道后穹隆上药；②术前 12 小时子宫颈放置宫颈扩张棒（如海藻棒）。

(2) 准备好术中台上用药，如缩宫素等。

4. 手术步骤

(1) 探测宫腔深度并记录，扩张子宫颈至 12 号，置镜全面检查宫腔及子宫颈，膨宫压力为 80~100mmHg，膨宫液流速为 260~300ml/min。膨宫液的选择：双极电切选用生理盐水，单极电切选用 5% 葡萄糖液、5% 甘露醇液。

(2) 瘤体表面可见的、明显的或粗大的血管则先电凝。以电切环切割组织，依据瘤体形态选择适合的切割角度，可以顺向、逆向、横行等。如当瘤体近子宫颈口时，可以先选择逆向即由近及远分次切割瘤体，原则为切一刀出一下，当瘤体接近宫底时可以横行切除组织。术中操作要平稳，避免突然滑动导致电切环损伤瘤体周围内膜及肌壁，特别是输卵管开口及宫颈管处。

1) 0 型黏膜下肌瘤：体积小、瘤蒂小的用电切环贴瘤蒂部切除并钳夹取出，瘤蒂宽、体积大的也可先用电切环在左右两边各切数刀形成两面凹槽，瘤蒂部切 1~2 刀缩小瘤蒂后用卵圆钳钳夹顺同一方向旋转切除肌瘤。剩余的瘤蒂及瘤体组织可分步用电切环切除。

2) Ⅰ型黏膜下肌瘤：沿蒂部先用电切环在左右两边各切数刀形成两面凹槽，缩小瘤蒂后用卵圆钳钳夹顺同一方向旋转切除肌瘤。剩余的瘤蒂及瘤体组织可分步用电切环切除。

3）Ⅱ型黏膜下肌瘤、子宫内突型肌壁间肌瘤：找到肌瘤最突处，电针切开肌瘤包膜暴露瘤体，适当使用缩宫素使瘤体向宫腔突出，分次、分刀切割，卵圆钳钳夹瘤体切除肌瘤。内膜肌层组织一般偏粉色质地偏软，瘤体组织一般偏白色质地偏硬，但在膨宫液的冲洗下有时难以鉴别必要时辅以术中超声检查明确切割子宫肌壁的深度，一方面避免瘤体组织残留；另一方面也切忌"贪心"不断切割凸向宫腔的"瘤体"导致子宫穿孔。若剩余肌瘤组织保持原位，不突向宫腔，则宜停止手术，2～3个月后再行第2次切除。有生育要求的患者要尽量保留内膜组织。

4）宫颈肌瘤：瘤体小者直接用电刀切除并电凝止血；瘤体大者找到肌瘤最突处，电针切开肌瘤包膜暴露瘤体，适当使用缩宫素使瘤体向宫腔突出，分次、分刀切割，卵圆钳钳夹瘤体切除肌瘤。

（3）手术时间控制在1小时内，术中膨宫液总量小于10000ml。遇到出血点及时用电切环电凝止血以免影响术野，单极电切时术中注意低钠血症的出现。

（4）检查。彻底电凝止血，术中注意有无宫腔压力突然变化、宫腔内出现腹腔内容物等子宫穿孔的表现，发现问题及时处理。

## （五）术后监测与处理

注意有无心脑综合征、低钠血症等并发症，注意腹痛及阴道分泌物情况。余同经阴道手术。

## （六）术后常见并发症的预防与处理

1.宫腔粘连：对于有生育要求的患者术后可以给予雌激素预防宫腔粘连，对出血多、创面大、内膜缺失多的患者术后宫腔内可放置球囊以减少出血及粘连，同时可用雌激素促进内膜生长。

2.阴道出血及排液：术后1个月内可有持续阴道排液，最初为少量、血性，继之为淡血水样、淡黄色水样、无色水样。一般无需特殊处理。

3.感染：当阴道分泌物出现脓性、有异味等感染表现时需用行分泌物培养及药敏实验，选择敏感抗生素治疗。

4.有时Ⅰ型及Ⅱ型黏膜下肌瘤、子宫内突型肌壁间肌瘤无法一次手术完成，可以术后2~3个月后再进行第2次电切术。

## 五、临床效果评价

1.选择方式：子宫肌瘤具体的手术方式需结合患者的症状、年龄，肌瘤的大小、部位、数目及术者的技术水平等进行选择。开腹手术具有可直视、切除肌瘤彻底、关闭瘤腔及止血确切、避免潜在恶性病变的播散等优点，但手术切口较大、术后恢复时间长；腹腔镜手术具有切口小、痛苦小、粘连等并发症少、恢复快等优点，但也同时有手术难度大、镜下缝合难、止血不彻底、留有死腔、电外科损伤等问题存在；宫腔镜具有创伤小、恢复快、住院时间短等优点，但同时存在电外科损伤、宫腔粘连、子宫穿孔、电解质紊乱、心脑综合征等弊端；经阴道手术具有通过自然腔道手术的微创优势，但存在术野小、暴露差、易损伤周围脏器的缺点。

2.复发问题：手术时年龄小、多发肌瘤复发概率大，腹腔镜由于无法触及子宫使得较小的肌壁间肌瘤残留，所以术前要明确肌瘤数目及部位，必要时辅以超声检查尽量避免遗漏小肌瘤的处理。术后仍需定期复查。年轻患者复发仍可行肌瘤切除术。

3.术后妊娠：肌瘤切除术后不是妊娠禁忌，但对于肌壁间肌瘤子宫创面大的患者需术后1年再妊娠。带蒂的浆膜下及突出子宫颈外口的黏膜下肌瘤于术后3个月可以妊娠。对于宫腔镜下0型及体积＜30mm的Ⅰ型黏膜下肌瘤、内膜破坏少的患者术后半年可妊娠。分娩方式以产科指征为主，但需在产程进展中严密监护。如距离切除术时间短、切除肌瘤多、切除时进入宫腔等情况可以适当放宽剖宫产指征。

（吴素慧）

# 第二节　子宫全切术

## 一、开腹子宫全切术

### （一）适应证

1.子宫肿瘤：子宫良性、恶性肿瘤仅需或仅能做子宫切除者。

2.子宫出血：异常子宫出血经药物治疗无效，围绝经期患黏膜下肌瘤或子宫内膜息肉；围绝经期或绝经后子宫内膜异常增生性出血等。

3.附件病变：行双附件切除者一起切除子宫；一侧附件恶性病变切除子宫及对侧附件。

4.盆腔炎性肿块、结核性包块等经保守治疗无效者。

5.其他：子宫内膜异位症影响正常生活；子宫脱垂；子宫积脓。产后子宫收缩乏力严重出血、前置胎盘剖宫产后大出血、植入性胎盘、羊水栓塞、DIC等子宫大出血难以控制，做紧急子宫切除挽救生命。

6.子宫破裂、子宫内翻、中毒性感染子宫等情况，有时无需保留或者无法保留子宫，必要者可行子宫切除。

### （二）禁忌证

1.年轻妇女子宫卵巢良性病变。

2.子宫内膜癌Ⅱ期以上或宫颈癌ⅠB期以上者不宜行单纯子宫全切术。

3.严重的心、肺、肝、肾等脏器疾病或体质虚弱不能耐受手术者。

4.盆腔有急性炎症者。

5.对麻醉药物过敏或不能耐受麻醉者。

6.凝血功能异常者。

## （三）术前准备

1. 详细询问病史及检查

(1) 详细了解患者病史，重要脏器有无疾病，有无出血倾向及炎症史，近期有无服用抗凝药物等。

(2) 完成全身体格检查、妇科检查、术前常规实验室检查及重要的影像学检查，包括胸片、心电图、心脏、肝胆胰脾肾和子宫附件的超声检查，宫颈液基薄层细胞学检查及 HPV 检测，必要时做肺功能、盆腔 CT、膀胱镜、肠镜等检查。排除隐匿癌肿，有异常出血的患者术前应行子宫内膜评估。

(3) 做好患者心理疏导，建立良好的医患关系，做好患者配偶的工作，指导患者进行自我心理调理。充分了解不同患者的心理状况，消除患者及家属对手术的各种思想顾虑和恐惧心理，如向其解释手术的必要性、重要性、科学性和安全性、手术计划和有关问题，使其增强自信心，获得安全感。

(4) 了解患者的饮食及体质情况，对营养较差、较弱的患者指导并协助他们进行营养调理，改善机体营养状况。

2. 手术前合并症的处理

(1) 控制感染，积极治疗阴道炎、盆腔炎，注意近期有无上呼吸道感染、肺部感染及手术部位的皮肤感染的存在。

(2) 积极纠正贫血；有效治疗出血倾向，近期服用抗凝药物需停药 7 ～ 10 日再考虑手术。

(3) 纠正营养不良及代谢紊乱，肠道准备患者尤其应注意低钾、低氯、低钠等电解质紊乱的存在。

(4) 控制高血压，尽量控制血压稳定在正常范围。

(5) 控制高血糖，了解患者每日血糖变化的轮廓，空腹血糖尽量控制在 5.6 ～ 8mmol/L 范围。

(6) 心律异常者，需行运动试验或动态心电图，心脏彩超了解心脏功能。

(7) 合并其他系统疾病者，请相关专科协助治疗。

(8) 高龄、基础疾病复杂者可申请全院会诊。

3. 手术前的准备

(1) 肠道准备：术前口服泻药，术前日晚及手术当日清晨各灌肠 1 次。子宫内膜异位症估计盆腔粘连较重者术前 3 日开始口服庆大霉素及甲硝唑片，1 日 3 次进行肠道准备。

(2) 阴道准备：取膀胱截石位，20% 肥皂水棉球擦净阴道分泌物，1 ：5000 高锰酸钾液冲净肥皂，有炎症者术前 3 日冲洗消炎，每日 1 次。阴道流血者禁止冲洗，用消毒棉球擦拭干即可。

(3) 手术野准备：术前 1 日进行。腹部上至剑突，下至耻骨联合、外阴及大腿上 1/3 范围，特别注意清洗脐孔内的污垢。发现皮肤有感染、疖肿等，应及时处理。

(4) 睡眠：手术前日晚，保证良好睡眠，必要时给予安眠药如艾司唑仑片口服，保证充分睡眠。

(5) 备血：化验血型、血交叉配型、联系血库备血，根据患者贫血情况严重者可术前、术中进行成分输血及输全血。

（6）术前 30 分钟肌内注射苯巴比妥钠、东莨菪碱。

（7）做好各种药物过敏试验，尤其是抗生素及术后相关药物。

4. 手术人员的准备

（1）手术者思想准备，手术者必须熟悉手术部位解剖情况、手术步骤、手术中可能发生的问题及解决的方法。

（2）做好有法律依据的各种记录，除住院病历、各种检查记录外，重点向患者及家属充分交代手术和麻醉风险，并签署麻醉协议书、输血协议书、手术知情同意书、授权委托书等。

（3）术前手术者组织手术小组成员术前讨论，明确手术方式、手术时间、麻醉方法，评估手术风险、替代方案及处理对策。

（4）联系好手术室，准备好手术器械，严格保证器械正常运行。

## （四）手术要点、难点及对策

1. 麻醉和体位：经腹及经阴道手术可采用气管插管全身麻醉或腰硬联合麻醉，腹腔镜手术采用气管插管全身麻醉。经腹子宫全切术体位采用仰卧位，而经阴道及腹腔镜手术体位采取膀胱截石位，大腿向两侧平移并充分外展，头低 15° ~ 30°。术前留置尿管。

2. 手术切口：经腹手术横切口一般选择耻骨联合上两横指，若需探查盆腔或疑有恶性情况者，宜行腹部纵切口。

3. 手术步骤

（1）腹壁切开、探查盆腔：根据病情选择合适的手术切口，切开腹壁各层，有腹部手术史或估计患者盆腔粘连较重时，应注意盆腔脏器如膀胱、部分肠管、子宫壁可能与腹壁致密粘连，分离时避免损伤。洗手后探查盆腔脏器，了解子宫、附件及其病变，明确肿瘤大小、部位、有无粘连，以及与周围脏器的关系。怀疑肿瘤恶变时，还应探查横膈、肝、脾、胃、肾、肠、大网膜及淋巴结等，评估手术范围，若需改变手术方式及时与患者家属沟通并补办签字手续。

（2）提拉子宫：两把大号止血钳沿宫角直达卵巢韧带下方夹持子宫两侧（包括圆韧带、输卵管峡部、卵巢固有韧带）（图 10-2-1）。若子宫大可将子宫托出腹腔进行操作。

（3）处理圆韧带及阔韧带前腹膜：提起圆韧带，于中上 1/3 处用中号止血钳钳夹、切断、缝扎、剪开阔韧带前叶腹膜，分离至子宫颈内口水平处有静脉丛，应防止剪伤出血（图 10-2-2）。

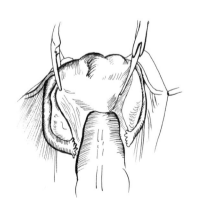

图 10-2-1　夹持子宫两侧

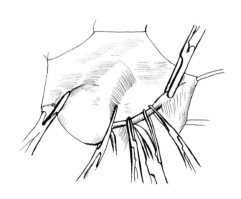

图 10-2-2　剪开阔韧带前叶

(4) 处理卵巢固有韧带及输卵管：提牵圆韧带远端，伸展阔韧带腹膜，中号止血钳于韧带下方无血管区顶起腹膜并打开，钳夹、切断、结扎卵巢固有韧带及输卵管峡部，7号丝线"8"字贯穿缝合，此处有血管，可贯穿缝合两次。

(5) 打开膀胱腹膜反折，推开膀胱：提起打开至子宫颈内口的阔韧带前叶，打开分离膀胱子宫凹陷反折腹膜，也可用无齿镊子提起膀胱腹膜反折中央的疏松游离部分，剪开（图10-2-3）。提起膀胱腹膜反折边缘，用手指或刀柄或用适当宽度的S状拉钩，沿膀胱筋膜与子宫颈筋膜间的疏松结缔组织，向下及两侧钝行剥离推开膀胱，相当子宫内口略下（图10-2-4），侧边达子宫颈旁1cm。打开膀胱腹膜反折时，深度要适中，太深容易出血，且不易剥离，太浅则容易剥破，如切开厚度适宜，层次清楚，下推膀胱多能顺利进行，且很少出血。遇有与子宫颈粘连牢固时，可用剪刀剪开。如有出血，可用细丝线结扎或电凝止血。一手拇指与示指触摸子宫颈，了解膀胱离开子宫颈与否。

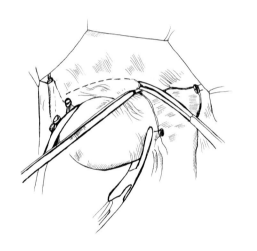

图 10-2-3　推膀胱腹膜反折

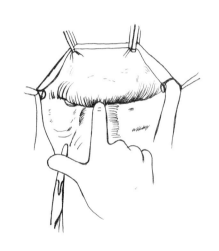

图 10-2-4　推至宫颈内口下

(6) 打开阔韧带后叶：贴近子宫打开阔韧带后叶达宫骶韧带附近，注意在透明腹膜无血管区打开，分离宫骶韧带外侧窝腹膜，注意分离可能贴近宫骶韧带的输尿管。

(7) 处理子宫血管：将子宫向上向一侧提拉，暴露子宫颈主韧带，以两把可可钳，于子宫峡部水平，与子宫侧缘呈垂直方向，并排钳夹，夹前应再次推开膀胱。子宫动脉钳夹过高，会增加手术困难，而钳夹过低易遇到过多分支造成出血。此处输尿管距子宫较近，钳子尖端要紧贴子宫，以防血管漏掉，钳夹不可过外，以免损伤输尿管和膀胱。钳夹确切后，于两把钳子之间切断，钳端切口略向下延长，以便于缝扎。断端以7号丝线贯穿缝扎并加固一次，对侧同法处理。

(8) 处理子宫颈主骶韧带：膀胱充分推开后，将子宫向上向侧牵拉，提紧，库克钳由宫颈前后向两侧旁由宫颈滑下，紧贴宫颈分别钳夹双侧主骶韧带，视主韧带宽度及厚度，可一次或分多次钳夹。双侧钳夹完毕，贴近宫颈切断，留有足够的组织，以防滑脱，7号或10号丝线缝扎。若行筋膜内子宫切除时无需处理子宫颈主骶韧带，上提子宫，直接于子宫颈筋膜内环形切除子宫 ( 图 10-2-5、图 10-2-6)。

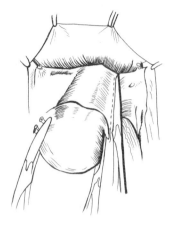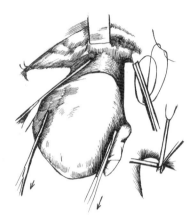

图 10-2-5　切断主骶韧带　　　　　图 10-2-6　筋膜外切除子宫

(9) 环切阴道、切除子宫：将子宫上提暴露出子宫颈与阴道连接区域，确定子宫周围组织已全部充分剥离后填围纱布，以防分泌物流入盆腹腔，在阴道前穹隆处横切小口，用组织钳夹持阴道切缘，伸进剪刀 ( 亦可用电刀 )，沿穹隆环状切断阴道，切除阴道两侧角时，组织钳钳夹阴道边缘防止出血，若发现出血可立即用组织钳钳夹止血，但钳夹阴道两侧角时不能钳夹太多组织，预防损伤输尿管。为防止阴道分泌物溢出污染腹腔，可于剪开的阴道前壁后，向阴道内塞入纱布 1 块，注意手术结束时自阴道取出。阴道断端以组织钳钳夹牵引，防止阴道断端滑脱 ( 图 10-2-7)。

(10) 缝合阴道断端：用碘伏棉球涂擦消毒阴道残端及相邻上部阴道黏膜，如阴道分泌物多可用碘伏纱布向下塞入阴道 ( 手术结束后勿忘取出 )。用 7 号丝线先缝合阴道两侧角，再以 1-0 可吸收线连续缝合或 "8" 字间断缝合，为减少断端渗血，缝合时可将后腹膜及阴道前壁筋膜一并缝合。缝合完毕仔细检查阴道断端有无渗血，有渗血者用 4 号丝线 "8" 字缝合，切勿穿透阴道黏膜，有明显血管出血应单独缝扎。若阴道有炎症，可采用开放式缝合以利于引流渗液 ( 图 10-2-8)。

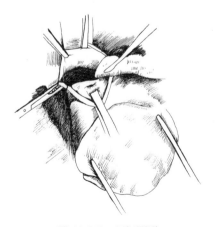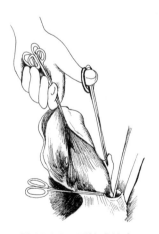

图 10-2-7　环切阴道　　　　　　　图 10-2-8　开放式缝合

(11) 缝合后腹膜：检查阴道、主骶韧带、子宫血管等残端有无出血，充分止血后 3-0 可吸收线包埋切除的卵巢固有韧带、输卵管及圆韧带残端，注意缝合至圆韧带残端处，应将其置于腹膜后，然后缝合阔韧带前后腹膜。

(12) 关腹：再次检查无出血，清点纱布、器械等无误后关腹。

## （五）术后监测与处理

1. 生命体征的监护：术后 6 小时内给予心电监护仪监护，密切观察血压、心率、血氧饱和度。早期发现并发症及时处理。

2. 饮食：术后 6 小时后可进流质，排气后可正常饮食。

3. 术后抗感染：常规使用抗生素预防感染，除密切观察体温变化，腹部切口和阴道分泌物外，还应及早发现肺部感染及泌尿系统感染的征象，及时处理。

4. 尿管的管理：术后常规留置导尿管，注意观察尿量及尿色，每日消毒尿道口两次，如无异常术后第 2 天拔除尿管，鼓励多饮水自行排尿。若出现排尿困难，则根据病情可采用针灸、按摩等物理疗法，必要时可注射新斯的明。

5. 预防血栓形成：有血栓高危因素的患者术后 12 小时后可常规使用抗凝药物如低分子肝素钙等预防血栓形成。注意患者有无下肢疼痛或肿胀，或者有无出血倾向。同时鼓励患者早日下床活动，若出现下肢疼痛可行下肢血管 B 超、D-二聚体检查等，了解有无下肢静脉血栓形成。

6. 随访：若患者术后恢复良好，拆线后可以出院。术后 1 个月复查，阴道残端及腹部切口愈合情况，若无异常可每年复查一次。

## （六）术后常见并发症的预防与处理

1. 出血：术后近期出血多为止血不彻底或者结扎线脱落引起，如阴道出血，可以压迫、钳夹、缝扎止血，如在腹腔，且出血量多，应立即开腹止血。如在术后数日发生，多由于继发感染所致，可用大量抗生素控制感染，如阴道出血，可在局部应用抗生素、血管收缩剂等压迫止血；如腹腔大出血，应及时开腹止血，放置引流。

2. 感染：术后感染是子宫切除术的常见并发症。术前应充分准备，治疗感染病灶。术中严格无菌精细操作，减少出血，术前 30 分钟预防性使用抗生素，术后根据情况用至 24 小时，必要时延长至 48 小时，预防呼吸道及泌尿系统感染。

3. 血栓形成：术后指导患者家属给患者进行正确的按摩、床上翻身活动，并鼓励患者及早下床活动，对于具有血栓形成高危因素如年龄大、血液黏稠度高、血脂高、肥胖患者等可预防性使用抗凝药。已形成血栓者，应绝对卧床休息，并指导患者抬高下肢，可使用低分子肝素等治疗，必要时置入血管滤网，避免血栓脱落发生严重并发症。

4. 盆腔脏器损伤：以膀胱、输尿管、肠管损伤为主，术中发现损伤可以直接修补。膀胱损伤易于预防，术前常规插尿管导尿，开腹时应注意解剖层次清楚，选择腹膜透亮、周围无血管处。患者腹部脂肪厚，腹壁切口小、止血钳分离脂肪等均为膀胱损伤的高危因素，如行输尿管修补者，术后 3～6 个月拔除输尿管导管，拔管后密切观察有无阴道漏尿现象，同时行静脉肾盂造影，了解肾脏分泌排泄功能。如出现泌尿系瘘，且漏洞不大，可延长放置导尿管的时间至 4 ~ 6 周，抬高臀部，使膀胱输尿管末端充分休息，以期获得自愈。如保守治疗无效，行手术治疗；如出现直肠阴道瘘，行肠造瘘术。

5. 切口液化裂开：部分患者有肥胖、腹部脂肪厚、瘢痕体质等因素或切口缝合、对合不良可引起脂肪液化，严重者出现腹部切口裂开。若局部裂开可局部引流、换药，保持切口干燥，若无感染因素可慢慢愈合。存在感染除上述处理外还应清除局部肉芽组织，抗感染治疗。

### （七）临床效果评价

经腹子宫全切术是传统的手术方式，手术花费少，患者在心理上易于接受，该术式其视野开阔，手术时间短，手术出血少，操作相对容易，便于分离粘连，术中若出现出血、损伤等现象方便补救，同时还可以进行其他手术。更重要的是，该术式适合各类妇科恶性肿瘤，需要扩大手术切除范围、详细探查盆腹腔情况包括诊断不明或肿块可能来自子宫附件之外等，有时还可以行阑尾切除。经腹子宫全切术经过 150 年的实践和应用，已被广大妇科医生熟练掌握，操作步骤比较规范统一，由于手术野比较充分，技术难度相对较低，是妇科最常用、最基本的手术方式。凡需行子宫全切除术的病例均可施行该术式，对于巨大子宫、严重盆腔粘连、手术难度大的病例较其他手术方式更为适宜，同时也是经阴、腹腔镜子宫切除术失败后的补救措施。但该术式腹部创伤大，手术瘢痕长，术后切口疼痛明显，下床迟，对腹腔干扰多，术后恢复相对较慢，住院时间较长，易造成盆腔粘连，容易发生并发症。子宫全切术注意要点：①避免损伤输尿管：处理子宫血管和骨盆漏斗韧带时，应注意触摸输尿管走行方向，跨越髂内外动脉交叉处，防止将其夹闭，损伤输尿管；②避免出血：下推膀胱时应注意避免损伤静脉丛和血管，以免引起出血，术中严格缝合止血；③操作时应动作轻柔，充分分离并保护肠管，避免过度牵拉导致出血、损伤周围组织。

## 二、经阴道子宫全切术

### （一）适应证

1. 盆腔无炎症、粘连，附件无肿块者。
2. 为了腹部不留瘢痕或个别腹壁肥胖者。
3. 以子宫大小 < 12 孕周体积、子宫重 < 500g 为宜。
4. 无前次盆腹腔手术史，不需探查或切除附件者。
5. 阴道弹性或容量好。
6. 子宫肌瘤伴有糖尿病、冠心病、高血压、肥胖等内科合并症不能耐受开腹手术。

总之，凡需子宫切除而无经阴道禁忌证者均适合，尤其是对腹壁肥厚、子宫脱垂及伴有阴道壁膨出、膀胱或直肠膨出、压力性尿失禁者最适合。

### （二）禁忌证

1. 较大和位置低的子宫峡部肿瘤、宫颈肿瘤或阔韧带肿瘤。

2.子宫增大或超过妊娠 12 周大小者（宜术前用药缩小子宫体积）。

3.附件肿物达到或超过 6cm 直径，或壁薄、粘连，或疑恶性者，应避免经阴道操作以防破裂、种植。

4.合并有盆腔子宫内膜异位症或严重的盆腔粘连，估计难以从阴道取出子宫或有可能损伤盆腔脏器者。

5.盆腔恶性病变（宫颈上皮内瘤变及原位癌除外）。

6.患者全身情况差，如重度贫血伴有心、肺、肝、肾等疾病，均应治疗好转后再考虑手术。阴道炎也需治愈后手术。

7.阴道有明显畸形、狭窄难以手术纠正或粘连严重无法进行手术者。

8.宫底高度超过脐部，骨盆极度狭窄及阴道弹性差。

9.术者技能不熟练。

## （三）术前准备

经阴道手术术前准备基本同经腹手术，强调阴道准备，术前 3 日冲洗阴道，每日一次。

## （四）手术要点、难点及对策

1.常规操作：取膀胱截石位，外阴、阴道常规消毒（用阴道拉钩暴露），铺盖手术巾；铺保护膜。

2.双合诊检查：导尿后做双合诊检查，明确子宫大小、位置及有无粘连。

3.暴露手术野：用丝线将小阴唇固定于大阴唇外侧皮肤上，以便充分暴露手术野。

4.子宫颈阴道交界处及两侧子宫颈旁组织内注药，减少出血：夹持子宫颈前后唇，向下牵引，对于无高血压、心脏病患者，以 1 ∶ 20 垂体后叶素或催产素 10IU 或 1 ∶ 250 肾上腺素生理盐水 (250ml 生理盐水加 1mg 肾上腺素 )15 ~ 20ml，注入阴道穹隆黏膜下，以利于层次分离，子宫旁注入肾上腺素生理盐水可以减少出血。

5.剪开阴道后壁、分离直肠：牵拉子宫颈后唇，暴露后穹隆，于直肠子宫颈交界的间隙处，钳夹、剪开，分离后阴道壁，使左右与前阴道壁切口相连通，整个阴道穹隆环切剪开（图 10-2-9），用血管钳或刀柄靠子宫颈后壁轻轻分离，找到疏松的间隙，再用示指向上稍做钝性分离，即达子宫直肠反折腹膜。阴道后壁切口出血常较多，为术中出血增多的原因之一，故要注意止血，可电凝或用丝线缝合。直肠子宫陷凹易迅速打开（膀胱子宫陷凹打开相对复杂困难）；探查后部有无粘连等异常，假如有困难及时更改 TAH，不应勉强经阴道手术而发生直肠损伤及（或）成瘘者。

阴道后穹隆黏膜横切口部位的选择有其难点，子宫直肠间隙分离错误会导致直肠损伤，直肠子宫陷凹粘连小肠也易致损伤，如何避免是关键。后穹隆黏膜切口正确选择的窍门是用组织钳夹该部位黏膜下拉上推几次，辨其穹隆部黏膜活动与不活动之交界处（图 10-2-10）。

于交界活动处稍上方 2 ~ 3mm 横行切开阴道黏膜。之后，用精细脑膜剪刀，闭合、弯头向子宫颈，并紧贴子宫颈上推，间隙疏松，不出血，推至直肠子宫陷凹，撑开剪刀，间隙打开。如果不使用剪刀，则改用示指（指尖着力点向子宫颈）做分离（图 10-2-11）。若因粘连，手指分离困难，则改用剪刀锐性分离。

6.剪开阴道前壁：向下牵引子宫颈，暴露前阴道壁与子宫颈交界处，阴道前穹隆切口勿过高而深，否则易损伤膀胱；位置过低而深必切入子宫颈间至出血，情况如同子宫颈上隔偏前、偏后一样。找准前穹隆切开部位既是难点又是关键类，似于打开直肠子宫陷凹的方法一样，阴道组织钳夹部位在前穹隆阴道黏膜，下拉上推辨其活动与不活动之交界处；除此，还可以用左右旋转子宫颈观察皱褶起始部于其交界活动处稍上方 2 ~ 3mm 横行切开阴道前穹隆黏膜（图 10-2-12）。

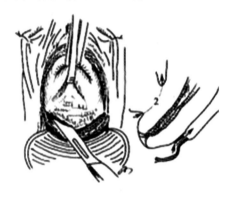

图 10-2-9　环切引导穹隆

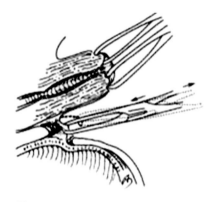

图 10-2-10　Allis 钳上推后穹隆黏膜

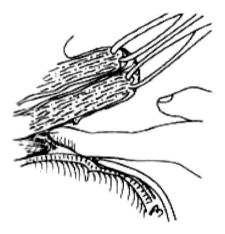

图 10-2-11　示指分离间隙

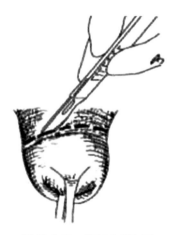

图 10-2-12　旋转宫颈切开

首先遇到膀胱宫颈间隙前下方的纤维组织，需用剪刀或电刀切开。这一纤维结缔组织形成横行的假韧带，Cosson 称谓"宫颈上隔"或"阴道上隔"，其厚度约 1cm。此隔正确切开是从隔中间进行，偏前则可能损伤膀胱及出血，偏后（下）则进入子宫颈间质而出血。切开子宫颈上隔后，脑膜剪刀闭合、剪尖弯头紧贴子宫颈，着力点向子宫颈，于中线或偏中线（未分娩者）钝性试行上推（图 10-2-13）。

以手指触摸间隙，避免夹着膀胱壁（图 10-2-14），于膀胱子宫颈附着的间隙处（界限不清时，可用金属导尿管插入膀胱内辨认），若间隙正确，疏松，剪刀易进入且不出血，宫颈筋膜光、白。撑开剪刀扩大间隙。之后，剪刀背贴子宫颈向外侧方用力，推开膀胱宫颈韧带上部。如果没有把握可于阴道前壁下方注射水囊 ( 图 10-2-15)。

　　7. 分离膀胱：提起前阴道切口上缘，用金属导尿管探清楚膀胱附着下界，分离膀胱子宫颈间隙，然后用示指深入间隙，向上及两侧钝性分离，推开膀胱直达膀胱子宫反折腹膜，用单叶阴道拉钩拉开膀胱，可显露两侧膀胱子宫颈韧带，靠近子宫颈剪断，分离或切断、缝扎 ( 图 10-2-16)。

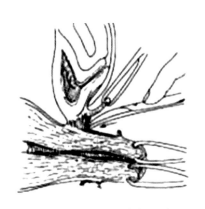

图 10-2-13　钝性分离上隔

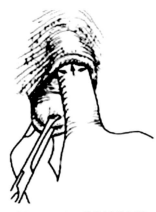

图 10-2-14　手指触摸间隙

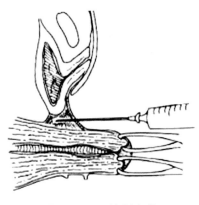

图 10-2-15　注射水囊

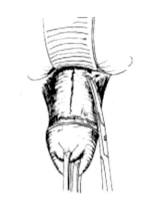

图 10-2-16　单叶拉钩拉开膀胱

　　8. 暴露子宫颈主韧带和子宫骶韧带，切断、缝扎宫骶韧带：子宫颈前后间隙内放置阴道拉钩，推开膀胱、直肠，分离子宫颈上下阴道黏膜，暴露出子宫颈主韧带和宫骶韧带，向一侧牵拉子宫颈，近子宫颈钳夹、切断、缝扎宫骶韧带。

　　9. 切断、缝扎宫颈韧带和子宫血管：牵拉子宫颈暴露子宫颈主韧带，用示指和拇指检查，可摸到子宫动脉跳动及输尿管、子宫动脉交叉处的位置，将主韧带下缘近阴道壁处剪开，以使缝扎主韧带后线结不至离黏膜缘过近。用长直血管钳贴近子宫颈钳夹，在子宫峡水平钳夹切断子宫动静脉，断端用 7 号丝线双重缝扎，保留缝线。如该组织较厚，可以分两次操作，不要一次钳夹组织太多，以免损伤输尿管或造成子宫血管短头滑脱出血。

　　10. 剪开膀胱子宫反折腹膜：拉钩膀胱向上拉开，暴露反折腹膜，提起后剪开一小切口后再向两侧延长，并在腹膜切缘中点缝一针丝线牵出做标志。

　　11. 切开子宫直肠窝腹膜：用单叶拉钩拉开直肠，暴露子宫直肠窝反折腹膜，用镊子提起剪开，接着向两侧延长，于腹膜切缘中点处缝一针丝线做标志。

12. 处理宫体旁组织：向下牵拉子宫，靠近子宫体钳夹、切断阔韧带及宫旁组织，7 号丝线缝扎。

13. 切断缝扎子宫附件及圆韧带：将子宫体自子宫直肠窝切口向外牵出（如子宫为前倾前屈位，亦可自膀胱子宫反折腹膜切口牵出），暴露子宫附件。据子宫附着 1 ~ 2cm 处钳夹、切断圆韧带，7 号线缝扎切端，保留其外侧缝线。切断输卵管和卵巢固有韧带，切除子宫，断端用 10 号丝线双重缝扎，保留缝线，然后检查保留的卵巢是否正常。

14. 缝合盆腔腹膜：将前面保留的腹膜标记缝线提起，暴露腹膜切口边缘，可先单独缝合两侧侧角，用 4 号丝线从一侧后腹膜边缘开始，连续缝合关闭盆腔，将子宫附件及各韧带断端留置腹膜外。

15. 缝合阴道壁：切口用 1 号肠线间断缝合。

16. 经阴道子宫全切术的手术操作要点：①术者对患者行 B 超检查，了解子宫的大小、肌瘤或病变的位置，认真做好三合诊检查，了解子宫的活动度，附件区是否有肿物。必要时行子宫颈活组织检查或诊刮术以排除子宫颈及子宫内膜的恶性病变，术时在麻醉条件下再次检查进行评估，结合患者的情况及术者的经验综合考虑。②选用专用器械，如阴道拉钩，特别是卵巢固有韧带钩形钳，这样可以降低手术难度，保证手术安全完成。③正确选择切开阴道黏膜的位置及深度，切口过低难于进入间隙，有时误进宫颈管内，切口过高容易损伤膀胱和直肠。④切开前要先于阴道黏膜下注射稀释的盐酸肾上腺素，以利进入间隙及减少出血。⑤不必强行打开前后腹膜，当直肠窝有粘连，可先打开前腹膜将子宫从前穹隆翻出阴道外口后，再锐性分离，反之亦然。打开困难时，可紧贴子宫两侧钳夹、切断、缝扎子宫骶、主韧带、子宫动静脉，继续向上处理宫旁组织和血管，此时膀胱及直肠反折会随宫旁组织的处理而被自然打开，顺利进入腹腔；⑥紧贴子宫颈分次钳夹主、骶韧带，子宫动脉及阔韧带，切断后近子宫侧无需缝合，外侧双重缝扎保留结扎线，子宫动脉结扎线不保留，以节省手术时间；⑦翻出子宫底困难时，可用手指或小拉钩钩出圆韧带及卵巢固有韧带，在直视下一并钳夹打结保留缝扎线；⑧子宫体积较大时，则钳住子宫颈两侧，自子宫颈开始将子宫体纵切开，实际对半切割法，或肌瘤剥出或碎解，将子宫缩小再取出子宫；⑨结扎子宫动、静脉是进行缩减子宫体积的先决条件，术中各韧带缝扎保留线应依次顺序排列，结扎要牢固；⑩同时进行附件切除术时，注意垫开肠管，避免切除时损伤。

## （五）术后监测与处理

术后监测及处理基本同经腹子宫全切术，经阴道子宫全切术患者术后消化功能正常，麻醉彻底苏醒后可正常饮食，但因经阴道子宫全切术分离膀胱阴道间隙时若操作深度不当很容易损伤膀胱，且部分患者伴有阴道前壁脱垂，手术时行阴道前壁修补术，行修补时留置导尿管的时间长些，一般留置 5 ~ 7 天，否则 2 ~ 3 天即可拔出尿管，根据患者的病情来决定。

## （六）术中、术后常见并发症的预防与处理

1. 术中出血：阴道子宫切除术通常比腹式子宫切除术出血要多些，阴道切口出血或渗

血与腹部手术相比较，是比较突出的问题。防治方法：可用电刀切开子宫颈阴道黏膜，还可以在子宫颈两侧注射缩宫素（催产素）10U 或 1∶250 肾上腺素生理盐水，以减少手术局部切口的出血和渗血，但高血压或冠心病患者禁用。另外，在处理主韧带、子宫骶韧带、子宫动脉和骨盆漏斗韧带时，均可发生出血。其预防方法要求手术者解剖层次要清楚，每个操作步骤要准确，随时谨防钳子滑脱或结扎线的线结滑脱，并努力缩短手术时间。在缝合阴道壁时，阴道两侧端的缝合止血尤为重要，谨防留有无效腔；在关闭腹腔之前，要注意检查全部缝扎残端，彻底止血；在关闭腹腔时，要将腹膜与阴道壁一并缝合，可防止腹膜与阴道壁之间出现无效腔而致创面渗血。

2. 预防膀胱损伤：宫颈阴道交界处横切口的部位及深度选择不当时可损伤，如位置过高时容易损伤膀胱，过低时易切入子宫颈肌层，致使层次不清，分离困难且出血量增多。手术中注意提起子宫颈阴道交界处的前壁，可见有一皱褶凹陷，用剪刀一次全层剪开阴道壁后，很容易分离进入膀胱宫颈间隙，用刀切法反而较难掌握深度。如上述做宫颈阴道附着部位切口时，如分离膀胱阴道间隙（子宫脱垂、阴道膨出时）或膀胱宫颈间隙的深度不当，剪刀深入膀胱内可损伤膀胱。若膀胱分离不充分，将推离变薄的膀胱误认为是反折腹膜，亦可能损伤膀胱。故在开始分离时，一定要找准间隙；在分离阴道膀胱间隙时，剪刀弯头贴近阴道壁；分离膀胱子宫颈间隙时，剪刀贴向子宫颈侧；在切开反折腹膜前，若辨认不清，可改行后穹隆切开子宫直肠陷凹腹膜，然后用示指深入盆腔，绕过一侧子宫附件达前方子宫膀胱陷凹向外（阴道）顶起反折腹膜，必要时在指尖顶起引导下充分游离反折腹膜。剪开反折腹膜向两侧长达子宫颈旁 2cm 即可，剪开过宽时则有可能损伤膀胱或输尿管。一旦膀胱发生穿通损伤，则术时可有少量水样液体持续流出，此时术者应立即用金属导尿管通过尿道口插入膀胱导尿，若为血尿即可初步诊断，接着用金属导尿管轻轻仔细探查损伤部位及破口大小、部位，或用稀释的亚甲蓝生理盐水 200 ~ 300ml 试漏，确定破口的部位、大小和是否有多处损伤，然后用 1 号丝线间断缝合膀胱黏膜下组织，但应注意缝针不能穿过膀胱黏膜层，以免因缝线形成膀胱异物，导致修补失败。此层缝合的作用是让已损伤的膀胱壁向膀胱腔内的黏膜层翻入（第一层）也可以用 3-0 的肠线间断缝合穿破口。接着，仍用 1 号丝线间断褥式缝合膀胱肌层和膀胱周围的筋膜，目的是加强创口的合拢（第二层）。在此层缝合完毕后，用稀释的亚甲蓝生理盐水 200 ~ 300ml 注入膀胱，让膀胱充分充盈，同时严密观察阴道里有无蓝色液体流出，若有蓝色液体流出，则修补未成功。再次检查蓝色液体是从修补缝合处流出，则可能缝合方法不妥，或是损伤的部位有遗漏缝合的可能。应立即拆除缝线，再次检查核实损伤部位和大小后，按上述办法修补。术者对膀胱部位修补应持慎重态度，应谨慎、精细缝合，力求当时修补成功，否则会给患者带来尿瘘和日后需要承受再次手术的痛苦和加重患者的经济负担。若在修补术后注入稀释的亚甲蓝生理盐水（200ml）时，阴道未见蓝色液体流出，则为修补成功，最后用 1-0 肠线间断缝合阴道壁黏膜层。在膀胱修补术后应注意如下事项：留置导尿管持续引流 5 ~ 7 日，若引流为血尿时，则要用生理盐水冲洗膀胱，2 次 / 日，每次用 200ml，直到血尿停止。保留导尿管的目的是让膀胱处于空虚状态，以利修补后的膀胱创口愈合；合理应用广谱抗生素或泌尿系抗菌药预防感染；注意会阴部的清洁护理，每日用 1/1000 苯扎溴铵或 0.25% 聚吡咯酮碘棉球擦洗会阴部；切实注意加强营养，术后应以高蛋白、高维生素食物为主，还可以适当补充九维他、脂肪乳、氨基酸等，以利伤口愈合。

3. 预防输尿管损伤：除前述在延长膀胱反折腹膜过长，尤其伴子宫脱垂，输尿管往往向下移位弯成钩状再进入膀胱时，更可能损伤输尿管。损伤输尿管还多见于在分离钳夹、切断骶韧带、主韧带及子宫血管时。应用手指向外侧推开输尿管，并紧靠子宫颈筋膜切断，以免造成损伤。一旦发现输尿管损伤立即开腹修补。钳夹、剪断、缝扎而致输尿管梗阻，一般在术后 24 ~ 48 小时内会出现损伤侧剧烈腰痛，患者在床上翻转、出汗、脉快等。检查肾区叩痛加剧，若行 B 型超声检查，可见损伤侧的输尿管扩张和肾盂积水。还可以做膀胱检查，在行膀胱镜检查时，可见输尿管损伤侧的膀胱三角区底部开口处不喷尿，输尿管导管插入输尿管膀胱内开口处不喷尿，输尿管导管插入输尿管膀胱内开口处仅 2 ~ 3cm 即受阻。输尿管损伤常在术后 24 ~ 48 小时内出现腹胀、腹痛，或尿液性腹膜炎，并呈进行性加重，当出现阴道流水样液体时，腹胀腹痛明显减轻。在阴式子宫切除术所致输尿管损伤，绝大多数为输尿管下段，一般可采用输尿管膀胱吻合术，吻合能否成功的技术关键有两点：①输尿管与膀胱吻合处组织应无张力，血供要良好；②其吻合方法有膀胱内黏膜下隧道式输尿管吻合术、输尿管膀胱吻合术、输尿管膀胱角吻合术。临床上通常所见阴道子宫全切术损伤输尿管多数是靠近膀胱，故手术以输尿管膀胱角吻合术为好。

4. 预防直肠损伤：阴式子宫切除紧贴子宫颈，分离直肠子宫颈间隙很少误伤直肠，但遇有子宫直肠陷凹粘连或阴道后穹隆狭窄时，在切开分离直肠反折腹膜时，亦可能损伤直肠。因此，在切开阴道壁后，用手指向深层轻柔钝性分离，推开直肠壁，可避免损伤。若有直肠损伤，应用示指肛查，证实破口大小和部位，并立即用 1 号丝线间断缝合肠黏膜下层，最后用 1 号肠线间断缝合阴道壁的黏膜层。饮食方面，术后禁食 3 日，自第 4 日起可进流质 2 ~ 3 日，再进无渣饮食，继之进普通饮食。在药物方面，要用肠道消炎药，如甲硝唑片 0.2g，3 次 / 日，庆大霉素片 8 万单位，2 次 / 日及其他肠道消炎的中西药亦可；同时在术后 3 日要用肠道收敛药物，如阿片酊 0.5ml，3 次 / 日，复方樟脑酊 2ml，3 次 / 日；术后第 5 日可用缓泻药物防止大便干结，如酚酞 1 ~ 2 片，每晚 1 次，还可以应用中药麻子仁丸等。除上述用药外，还要应用抗生素预防感染和局部会阴部清洁护理。

## （七）临床效果评价

该手术方式是目前认为最微创、最符合循证医学原则的术式，利用阴道腔穴进行手术，术后腹部不留瘢痕，反应小，恢复快，较少发生肠粘连、肠梗阻等并发症，对腹壁脂肪肥厚或下腹有皮肤病的患者，尤其对子宫脱垂或伴有膀胱、直肠膨出者既方便子宫切除，也方便同时修补阴道前后壁膨出及纠治压力性尿失禁或直肠膨出。而且该术式未触及肠管，术后患者肠道功能恢复快，能及早正常进食，住院天数少，有利于患者生理及心理的恢复。随着微创外科概念逐渐被患者接受，又使经阴道子宫切除术重新被重视。该术式不需要开腹，减少了手术步骤和组织损伤，手术操作创伤小；设备要求简单，降低了手术成本；手术操作简单，节省了手术时间；切除的子宫经阴道取出，保留了子宫的完整性，不影响术后的病理检查，亦不污染盆腹腔。经阴道子宫切除术顺应了全球微创手术的潮流，适宜在各级医院开展，具有广阔的应用前景。但阴式子宫全切术有手术视野小、部位深、暴露不良、操作困难等缺点，很多学者认为手术指征受到限制，在选择术式时应综合考虑手术禁忌证、术者技能经验等，以保证手术的顺利进行。手术注意事项：①术前认真评估适应证及术者扎实的妇科手术基本功是保证手术成功的前提；②正确选择切开阴道黏膜的位置和深度，顺利打开子宫膀胱反折腹膜是手术成功的关键；③如子宫较大时先处理子宫动静脉，再行子宫对半剖开，分碎切除，肌瘤核去除等方法缩小子宫体积后取出，再处理两侧附件及韧带。阴式子宫全切病例选择及术前评估很重要，需子宫良性病变、小于 16 孕周、活动好、周围无粘连及阴道较宽松者，术中若发现粘连严重，要及时中转开腹，以免造成副损伤。

## 三、腹腔镜下子宫全切术

### （一）适应证

1.子宫肌瘤，子宫体积小于孕 4 个月。

2.子宫肌腺瘤、肌腺症。

3.子宫内膜增生异常。

4.子宫脱垂。

### （二）禁忌证

1.严重的心血管疾病、肺功能不全。

2.弥漫性腹膜炎。

3.脐疝、膈疝、腹壁疝、腹股沟疝或股疝。

4.凝血功能异常。

5.因有手术史，腹壁广泛的瘢痕或腹腔内广泛的粘连。

6.过度肥胖。

### （三）术前准备

腹腔镜下子宫全切术术前准备同经腹子宫全切术。术前充分评估患者，包括积极治疗内科合并症，待病情稳定后施术；术前进行肠道准备。

### （四）手术要点、难点及对策

1.麻醉如前述。

2.膀胱截石位，患者臀部应外露手术床边 3 ~ 5cm，以利举宫；注意架空腘窝，术中避免压迫大腿，头低脚高 20°，放置专用杯状举宫器。

3.常规消毒、铺巾、盖单。

4.选下腹部三孔法充气、穿刺套管，置镜，注意穿刺时穿刺器应垂直于皮肤穿刺，用力均匀，以免损伤肠管。根据子宫大小选择合适位置建立操作孔；如大子宫全切术空间较小，暴露困难，可将观察孔上移至脐上 3~5cm 处，其余 3 个切口均上移 2~3cm，第 4 个切口位于左下腹与脐上穿刺孔连线中点偏外侧 1~2cm 处；盆腹腔视野暴露较宽广，操作更方便。如果子宫体积过大，置镜体的穿刺孔应选在脐上 1~4cm 处，以使手术视野扩大，便于手术操作。

5. 常规探查盆腔，了解子宫大小、位置、与周围脏器关系。

6. 处理子宫圆韧带：向内上方钳夹提起子宫角的圆韧带，于离子宫角外侧 2 ~ 3cm 处用双极电凝钳电凝处理 1 ~ 2cm 段，用超声刀剪断圆韧带（图 10-2-17、图 10-2-18）。同法处理对侧圆韧带。

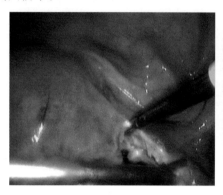 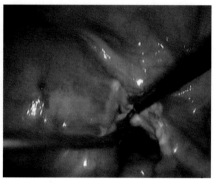

图 10-2-17　双极切开圆韧带　　　　　图 10-2-18　超声刀剪断圆韧带

7. 剪开子宫膀胱反折腹膜及两侧阔韧带前叶，沿圆韧带断端切口，弯钳提起阔韧带前叶，超声刀由外向内弧形打开阔韧带前叶及反折腹膜，再用钝性探棒将膀胱下推，将阔韧带前叶外缘向外下方稍分离（图 10-2-19）。

8. 附件处理

(1) 切除附件：提起一侧输卵管，显露卵巢骨盆漏斗韧带，用双极电凝或者 Ligasure 充分电凝韧带，使韧带内血管闭合，应有足够的宽度，在其中部切断。若为良性肿瘤切除附件，应紧贴卵巢处理骨盆漏斗韧带，若附件区有粘连，应先分离粘连，使恢复正常解剖再处理血管，以防止损伤输尿管。

(2) 保留附件：距子宫角 2cm 处用双极电凝钳电凝输卵管峡部后剪断。再电凝卵巢固有韧带，剪断之（图 10-2-20）。注意一定要电凝彻底，且不宜太靠近子宫，否则易引起宫体部血管出血。

9. 继续分离膀胱反折腹膜，将膀胱下推，注意层次要清楚，可以看见发白的宫颈筋膜，

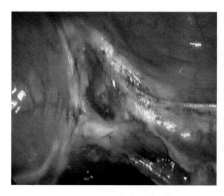 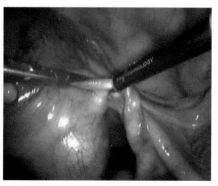

图 10-2-19　分离阔韧带　　　　　　　图 10-2-20　剪断卵巢固有韧带

两侧的组织是膀胱柱，电凝分离后，将膀胱推至子宫颈外口（图 10-2-21、图 10-2-22）。向两侧分离可见子宫峡部及子宫动脉。

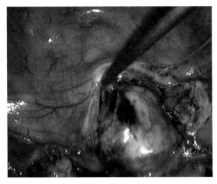
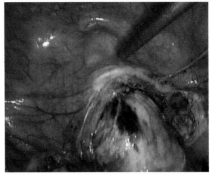

图 10-2-21　下推膀胱　　　　　图 10-2-22　下推膀胱至宫颈外口

10. 切断子宫动脉：此为极重要的一步，如果上述分离顺利，可见子宫动脉。如不能显露，分离时，将子宫向对侧牵引，使子宫峡部有一定张力，最好在离子宫旁 1cm 部位用分离钳轻轻地进行分离，找到子宫血管。处理子宫血管时，举宫器用力向一侧上方推移子宫，以暴露子宫动静脉且远离输尿管。同时镜体旋转 90°，暴露子宫动静脉。手术过程中正确使用电凝法，止血彻底，电灼不宜长时间，避免热效应范围扩大损伤组织和器官。分离时不要贴紧子宫峡部，否则易引起出血，明确子宫血管后，用双极电凝钳紧贴子宫峡部电凝子宫血管，使血管闭合后，再剪断之，注意要电凝彻底、够宽（子宫动静脉先双极电凝再用超声刀切断，对于双极电凝处理不彻底的血管，超声刀再次加强凝固后切断，以减少出血）（图 10-2-23、图 10-2-24）。

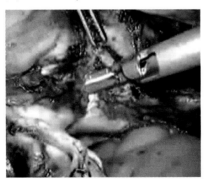
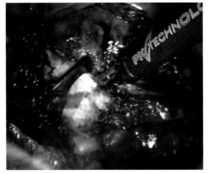

图 10-2-23　分离子宫动脉　　　　图 10-2-24　双极电凝再超声刀切断子
　　　　　　　　　　　　　　　　　　　　　　　　宫动脉

11. 用双极电凝钳分次电凝、剪断宫骶韧带及大部分子宫主韧带（图 10-2-25）。

12. 沿举宫杯边缘切开阴道前穹隆，切除子宫（图 10-2-26），注意此时助手要向患者头端及处理的对侧推举子宫，以正确辨认解剖关系，环切过程中边切边止血，并且时刻谨记子宫颈为圆形，及时转弯，弧形切开，以防止损伤周围脏器。大子宫上举困难，阴道后穹隆暴露差，直接打开非常不易。可先打开前穹隆，然后助手将举宫杯的长缘旋转至侧穹隆，并尽量将举宫器向对侧上举并向上方旋转 15°，暴露侧穹隆，分别从两边侧穹隆打开至后穹隆汇合，子宫离体。

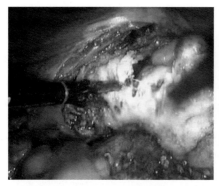

图 10-2-25　断骶韧带

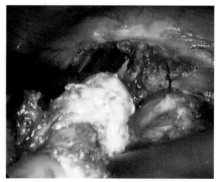

图 10-2-26　切除子宫

13. 将切除的子宫经阴道取出，将举宫器缓慢放下，将子宫颈带出阴道外口，宫颈钳钳夹子宫颈，配合阴道拉钩将切除子宫缓慢取出，若子宫太大，一次无法经阴道完整取出，可用阴道拉钩充分暴露阴道前后壁后，于阴道中碎瘤或者切割子宫以改变子宫形态后自阴道内取出。不要强行将子宫整体拖出致使阴道壁撕裂和膀胱受挤压损伤。也可处理完双侧子宫动静脉后，先旋切子宫缩小后再处理主韧带及子宫骶骨韧带，以便于暴露盆腔，亦可先处理子宫肌瘤。如为浆膜下肌瘤，先双极电凝肌瘤蒂部，肌瘤旋切缩小后再施术，对于子宫底、子宫前后壁或特殊部位（阔韧带、峡部、子宫侧壁）肌瘤影响手术视野时，子宫血管处理后，可剥离后暂置于子宫直肠陷窝，待子宫切除后一并经阴道取出，不必扩大切口及旋切，既减少了创伤又缩短了手术时间。子宫体积过大，取出有困难时，可先将子宫颈切除或子宫切碎成小块后再取出。

14. 将湿纱布装入无菌手套或塑料袋，经外阴置入阴道内，以防腹腔内气体外漏。

15. 在镜下连续缝合阴道残端及反折腹膜。经腹腔缝合阴道残端时注意两侧角的缝合，一定要进针并打结在侧角外 0.5 ~ 1cm 处，进针距阴道壁边缘不得少于 1cm。为了防止从一端连续缝合后缝合侧阴道黏膜的遗漏，可以先"8"字缝合一侧阴道角部，再从对侧起连续缝合阴道残端。注意可吸收线缝合一定贯穿阴道黏膜减少术后阴道排液或渗出，缝合时可将主韧带、骶韧带、圆韧带一并缝合加固于阴道残端，以加强盆底支撑作用，防止脏器脱垂。缝合阴道残端时注意两侧角部确切缝合，术后盆腔留置引流管是减少术后感染的有效方法（图 10-2-27、图 10-2-28）。

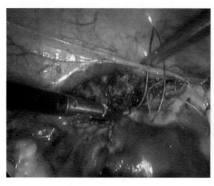

图 10-2-27　缝合残端

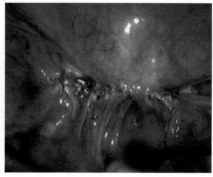

图 10-2-28　残端加固

16. 冲洗腹盆腔，在水中检查有无活动性出血，吸净积液，排出气体后，取出镜头及套管，缝合各穿刺孔。

## （五）术后监测与处理

术后处理基本同经腹全子宫切除术。

## （六）术中及术后并发症的处理与预防

1. 气肿：最常见，多数发生于开始注气时。皮下气肿最多见，因腹壁穿刺口过大，术中套管反复脱出；或者手术时间长、气腹压力过高、$CO_2$ 气体渗漏引起。表现为局部捻发感。术中发现皮下气肿可钳夹密闭穿刺口，或降低气腹压力，无需其他特殊处理，术后发现局限性皮下气肿亦无需特殊处理。皮下气肿多在 2 天左右吸收。腹膜外气肿：气腹针穿刺未进入腹腔所致。早期发现可将气腹针拔出重新穿刺，如置入腹腔镜时发现，可取出腹腔镜使气体自套管逸出，或于直视下用穿刺套管刺破腹膜无血管区，使 $CO_2$ 渗入腹腔内，但要注意避免损伤腹壁结构。大网膜气肿：穿刺针进入过深刺入大网膜所致，很少是大量气体，也很少妨碍腹腔镜手术操作，术后患者仅偶感腹部不适。穿刺时如充气压力较正常增高应予怀疑，稍许拔出气腹针，提起前壁轻轻摇动，常能使大网膜自针头滑落。腹腔镜下多为轻度气肿，此种情况无碍，气肿很快消除。纵隔气肿：因腹膜外气肿延伸到纵隔，或腹腔内压力过高，气体沿主动脉周围或食管裂孔通过横膈所致。老年女性多见，患者表现为心脏浊音区消失、心音模糊不清、心功能异常，甚至发生休克或心搏骤停，可通过影像学确诊。一旦怀疑，应立即停止手术和气腹，维持循环系统稳定。预防措施是在不影响手术的前提下，适当降低气腹压力和缩短手术时间。气胸：发生在选取上腹腔为穿刺点时，较少见。患者表现为呼吸困难、发绀、患侧呼吸音减弱，甚至纵隔移位。一旦发生气胸，应立即停止充气，穿刺针停在原处排出胸腔气体。如症状迅速缓解，观察即可；如症状加重行胸腔闭式引流。气体栓塞发生率极低，一旦发生却是致命的。血管误注 $CO_2$ 气体可导致气体栓塞甚至死亡。因此，在连接充气装置前先用注射器回抽看有无血液是重要的安全措施。少量 $CO_2$ 进入血循环可被吸收或被排出，临床上常无症状。一旦发生严重气体栓塞，患者表现循环呼吸障碍、心前区可闻及典型的磨轮样杂音，此时应立即停止手术，将患者取左侧卧位，吸氧，注射地塞米松，一般可迅速缓解。心肺功能异常：气腹前后，患者心率和血压都有升高，这些变化无统计学意义，但若患者术前有心肺功能不全，将增加手术的危险性。因此，心电图异常、心功能障碍及肺通气功能障碍较重者，采用腹腔镜手术要慎重，特别是硬膜外麻醉下腹腔镜手术。高碳酸血症和酸中毒：高碳酸血症和酸中毒多在术中监护发现，$CO_2$ 分压升高，氧饱和度下降，严重者心排出量锐减此刻应立即查找原因，是否窥镜套管退出腹腔使 $CO_2$ 气体进入腹膜外与筋膜下腔之间，或 $CO_2$ 通过破损血管进入血液。同时增加机械通气，但 $CO_2$ 排出不宜过速，密切监护患者生命体征，直至 $CO_2$ 分压和氧饱和度恢复正常，方可进一步手术或送患者离开手术室。术后肩痛：还可合并肋下疼痛。一般认为，与残余 $CO_2$ 气体在腹腔中刺激双侧膈神经有关，2～4 天后残余气体吸收可缓解。术毕时置患者水平位充分排出腹腔内 $CO_2$ 气体，并且腹腔内注入 300ml 0.9% 氯化钠液或右旋糖酐 40ml 加地塞米松 10mg，庆大霉素 8 万单位，可减少此并发症。

2. 血管损伤：腹壁动静脉损伤：在插入气腹针或套管时最易损伤，多为 10mm 穿刺套管所致。浅层腹壁血管可用腹腔镜光透照腹壁，确认并指导辅助套管的安放可避免损伤。深层腹壁血管一般不能用腹壁透照法确认，熟悉解剖结构异常重要。术中可见穿刺孔活动性出血流向腹腔，一般将套筒保持原处压迫可止血，也可用大三角弯针缝合腹壁全层，或电凝止血，或扩大皮肤切口，游离并结扎出血的血管。腹壁血管损伤术中未发现者，术后可表现为套管穿刺区剧烈疼痛，触及腹壁单侧肿物。一经确诊，应经切口清除血肿，缝扎撕裂的血管。穿刺点离腹股沟外侧窝越近，出血越易流入腹股沟管造成大阴唇血肿，穿刺时垂直皮肤进入可避免。髂血管损伤：因切开脐孔时手术刀插入过深或套管插入过猛造成，放入内镜可见腹腔内游离鲜血或后腹膜血肿，出血较多时患者可出现休克。应立即开腹，压迫腹主动脉，沿后腹膜损伤部位剪开后腹膜。严重者需要血管外科行血管重建。其他血管损伤：大网膜、阔韧带、肠系膜、卵巢系膜或输卵管系膜的小血管损伤，多因子宫或附件操作时用力过猛造成，也可因气腹针或套管的插入损伤。即使出血多，通过双极电凝或腹腔内缝合，止血效果较好，很少开腹止血。

3. 肠管损伤：多数肠管损伤发生于气腹针和套管插入时，或分离粘连时，多为穿孔性损伤。机械性肠管损伤一旦确诊，立即行腹腔镜下肠修补，术后恢复多数良好。损伤较严重、腹腔镜下无法修补者，应及时剖腹修补。注入 0.9% 氯化钠液淹没肠管同时肛管注气观察有无气泡产生，但不见气泡不能认为肠管无破损。肠管的电损伤，存在继发性穿孔的可能，穿孔所致的化学性和细菌性炎症可引起严重后果。术后 3 天左右患者可出现腹膜炎症状，腹痛进行性加重、腹胀、呕吐，常伴发热、心动过速、低血压、腹肌紧张和腹部压痛及反跳痛，移动性浊音不明显。膈下游离气体不能作为肠穿孔的诊断依据，因为气腹后腹腔内的残余气体可能在数天后才能完全吸收。如怀疑穿孔，应剖腹探查，用大量生理盐水灌洗腹腔，然后修补穿孔，损伤严重者需切除损伤的肠管后吻合，行腹腔闭式引流，术后使用广谱抗生素。必要时还可先行近端结肠造瘘，待二期吻合。术者在手术时严格按照外科操作规范，电凝或电切时避开肠管，肠管的电损伤是可以避免的。

4. 泌尿道损伤：无论输尿管损伤或膀胱损伤，漏尿是最常见的临床表现。膀胱损伤，原因如下：膀胱未排空时穿刺；举宫器造成膀胱穿孔或撕裂；子宫切除术分离膀胱和子宫粘连时，特别是患者有剖宫产史和子宫内膜异位症存在时。气腹针不慎误伤膀胱后可见尿袋充气，直接将气腹针抽出则可，如无活动性出血，一般无需特殊处理，术前排空膀胱或安置尿管可避免。手术时将 50ml 亚甲蓝稀释液注入膀胱作指示，可及时发现膀胱损伤。另外，在盆腔灌满水，同时向膀胱内注入气体，也有助于发现膀胱穿孔部位。术时一旦发现膀胱穿孔，应及时缝合修补，尿管应保留 5 ~ 7 天。术中未发现的膀胱穿孔，可经穿孔处留置导尿管引流直至愈合。膀胱电损伤常见于电凝损伤，手术数天后才出现症状。患者不能自行排尿而导尿时又难以收集到尿液，或排尿量减少、血尿、耻骨上疼痛及胀满感。肾盂造影、膀胱镜检查为最有价值的诊断方法，腹腔渗液生化检查也有助于诊断。因电凝损伤组织坏死范围广，此时应切除所有坏死组织后再修补膀胱，术后需保留导尿管 10 ~ 14 天。输尿管损伤：输尿管与骨盆漏斗韧带、子宫动脉较为接近，故术时极易受到损伤。盆腔病变致输尿管位置改变，也可致其损伤。输尿管可被切断、缝扎，也可被电凝灼伤。如术中怀疑输尿管损伤，可经静脉注入靛胭脂，含靛胭脂的尿液自输尿管断端溢出可诊断。如术中输尿管被切割较小时，可经膀胱镜逆行插管，保留 30 天行保守治疗，较大的则应及时吻合，经膀胱置入输尿管支架并保留 14 天左右。如术中输尿管被缝扎，应立即移去线结并检查有无损伤，如输尿管损伤处接近膀胱则应开腹行输尿管膀胱植入术。如是电凝损伤，术后可出现腹痛、发热、血尿，并可伴有白细胞升高，一旦确诊，即应剖腹探查，切除较大范围组织并修复。输尿管缺损较长者，甚至需行单侧肾切除。术后输尿管梗阻可由组织水肿、输尿管成角、缝扎或钛夹引起，前两种情况可行肾盂穿刺引流；后两种情况则需开腹切除梗阻再吻合输尿管。

5. 生殖道损伤：子宫穿孔多由举宫器放置不当或举宫用力过度造成，在镜下可见穿孔部位，在镜下缝合或双侧电凝即可。腹腔镜手术同时行刮宫引起的子宫穿孔，依据损伤程度及出血情况进行处理，多数患者出血可以自止，如有活动性出血，可局部注射加压素、电凝或缝合修补。宫颈裂伤常由举宫器引起，举宫器夹于子宫颈处，可引起宫颈裂伤及出血，此种出血常用压迫或电凝止血，裂伤严重者可缝合止血。阴道壁损伤多发生于腹腔镜辅助阴式全子宫切除术，因子宫过大，用力过猛，自阴道取出时损伤阴道壁，可在直视下修补。

6. 恶心、呕吐：可术前预防性给予镇吐药，在麻醉诱导期静脉给予选择性 5- 羟色胺拮抗剂，可有效地治疗术后恶心、呕吐。

7. 术后腹胀：排除脏器损伤因素外，主要与腹腔内残留气体及麻醉后肠功能未完全恢复有关。手术结束时尽量排空腹腔内残余气体，向患者解释原因，消除患者的心理压力，鼓励多翻身，并尽早下床活动。

8. 术后感染：腹腔镜术后感染发生率较低，常见部位为腹腔内或皮肤切口。对任何腹腔内感染的病灶，术毕彻底冲洗腹腔，术后可放置引流管。术后第 1 天引流量在 10 ~ 20ml，第 2 天即可拔除引流管，如超过 20ml 则适当延长拔管时间。腹壁切口感染的原因为切口过小、腹腔内感染、切口血肿合并感染、切口异物残留、切口电灼伤、穿刺口肿瘤种植等。避免以上因素及预防性使用抗生素，可大大减少腹壁切口感染。

9. 下肢静脉淤血和血栓形成：危险因素包括气腹、高碳酸血症带来的高凝状态。可能与手术体位、手术时间及患者肥胖、高血糖、高血压、高血脂、高血黏度等有关，入院前应积极控制内科疾病，术前摆放截石位时注意双侧腘窝架空，以免腘窝血管压迫时间过长；尽量缩短手术时间，血液黏稠度高于正常的患者，术后避免使用高渗液体静滴，以防止术后静脉栓塞；手术时间大于 3 小时时，发生下肢静脉血栓形成的可能性增加，术后可弹力绑带绑腿，并嘱患者尽早下床活动，多做床上运动或间断腿部按摩，以增加局部血液循环；对于高危人群，可预防性抗凝治疗。预防下肢深静脉血栓形成应注意：缩短手术时间，气腹压力不宜过高，以减轻双下肢血流淤滞；腘窝下垫充气垫，防止压迫；积极治疗合并症，术后早下床活动，有血栓形成高危因素者可术前口服阿司匹林。

10. 切口疝：大网膜嵌顿表现为切口处疼痛，无严重后果。用消毒镊将大网膜送回腹腔，穿刺口局部麻醉下缝合一针即可。如疝内容物为肠管，多为部分肠壁，初期并不引起肠梗阻，但可发展为完全性肠梗阻并发中毒性休克，日后可发生坏死性肠瘘，此时需剖腹行修补术。切口疝多发生于右下腹 10mm 穿刺孔处，腹腔镜下经腹腔缝合右下腹切口处腹膜可有效预防切口疝的发生，此外，手术结束后直视下将腹腔内气体排空，确保无组织嵌顿，或先取脐部套管，再取腹腔镜。如先天性脐环过大、切口处感染、肥胖、腹水、慢性咳嗽、因取手术标本扩大穿刺口等情况下要特别注意切口的缝合。

11. 阴道残端出血：可能的原因为炎症、残端组织水肿及患者对可吸收线的排斥反应，缝线不能吸收自残端松脱并反复磨损阴道残端，导致残端血管裸露出血。术后应加强对患者的随访，对于术后阴道反复排血性液体的患者，应行阴道检查，局部使用消炎止血类药物并予以纱布压迫；血管活动性出血，可缝合止血，绝经者可适当补充少量雌激素，以促进阴道顶端黏膜增生创面的愈合。

12. 术后粘连：手术面较大或粘连分离后加用防黏剂，清除细小的子宫内膜异位病灶，可减少术后粘连。

13. 眼睑结膜炎：可能与头低足高位及全身麻醉后眼睑不能闭合有关，应用滴眼药后症状缓解；术中应注意遮盖保护患者双眼。

14. 肩痛：发生肩痛考虑与 $CO_2$ 弥散、腹腔内积液有关，术毕吸尽腹腔积液，排空 $CO_2$ 并放置腹腔引流管，以利于腹腔渗液及残存的 $CO_2$ 排出，降低盆腔粘连及肩痛的发病率。

## （七）临床效果评价

腹腔镜子宫全切术具有微创手术的特点，包括住院时间短、术后肛门排气早，术后疼痛轻、恢复正常生活和工作快、腹部伤口小，术后吸收热、感染机会明显减少等。由于无需开腹，避免了腹部手术瘢痕的形成，最大限度地保留了腹壁的结构完整性及美观程度，符合现代女性的爱美要求。与开腹子宫全切术和阴式子宫全切术相比，腹腔镜手术操作复杂、费力，但手术的视野更加清晰，可在镜下先了解盆腔情况，如子宫大小、形态、疾病性质，对盆腔评估后再决定手术范围及手术方式，对于合并子宫内膜异位症和盆腔粘连的患者，腹腔镜子宫切除既避免了阴式手术的困难，也避免了开腹手术的创伤，扩大了微创手术的范围，就显得更有优势。需要注意的是，腹腔镜手术是一种器械依赖性手术，腹腔镜技术也有其局限性，如住院费用较高、手术难度增加、手术技术要求及设备要求高等。腹腔镜子宫全切术除严格掌握适应证外，还应熟悉盆腔解剖，有丰富的开腹子宫全切术及阴式子宫全切术的经验，而且要熟悉腹腔镜操作原理，具有扎实的腹腔镜手术基本功。操作者应从小子宫做起，在熟练掌握腹腔镜操作技巧后再考虑做较大子宫手术。尽量缩短手术时间，膀胱截石位位置摆放正确，腘关节处保护得当，防止因体位不当造成腓总神经损伤，最大限度地减少并发症的发生，因此临床医师需根据疾病特点、患者情况、医生经验、手术安全性、费用和科室团队的具体技术水平等合理选择、应用。

# 四、合并子宫内膜异位症的子宫全切术

## （一）适应证

1. 药物治疗后症状不缓解，局部病变加剧而无生育要求者。

2. 中年以上女性，已有子女，或无子女而不可能保留生育功能或复发病例。

3. 中年以上，尤其 45 岁以上，病变广泛，疼痛严重，影响正常生活。

## （二）禁忌证

患者有生育要求，而且其病变能解释患者的疼痛症状和不孕原因时应行保守治疗。

## （三）手术步骤及术前准备、术后处理

基本同经腹子宫全切术，特别注意的是，子宫内膜异位症患者常伴有严重的盆腔粘连，使子宫后倾而固定，子宫一侧或两侧囊性肿物，并与周围组织粘连，活动受限，部分患者有手术史，膀胱及肠管黏于腹壁、腹膜。因此手术时就应该提高警惕分离粘连，防止损伤盆腔脏器，术中分离粘连时，助手使劲上举子宫或者上提子宫可使界限清晰，有助于钝性分离。严重的患者术前应适当的抗子宫内膜异位症治疗 3 个月为佳，术中分离粘连容易伤及肠管，应注意做好术前肠道准备，甲硝唑 2 片每日 3 次＋庆大霉素 8 万单位每日 3 次，口服 3 日，同时应用维生素 $K_1$ 10mg 每日 1 次肌内注射预防凝血障碍。

（邹存华　赵淑萍）

# 第三节　剖宫产术后子宫瘢痕妊娠病灶切除术

## 一、适应证

剖宫产术后子宫瘢痕妊娠（侵透瘢痕部位全层或称Ⅲ型混荷包块性子宫瘢痕妊娠）。

## 二、禁忌证

1.血流动力学不稳定或明显的出血性休克者需先纠正休克。
2.严重的心、肺、肝、肾等脏器疾病或体质虚弱不能耐受手术者。
3.不能耐受麻醉者。

## 三、术前准备

## （一）患者的准备

1.详细询问病史及检查
(1)了解现病史、停经史及既往月经婚育史，重要脏器有无疾病，有无出血倾向及炎症史。
(2)完成体格检查、妇科检查及术前常规实验室检查，血人绒毛膜促性腺激素（血 β-HCG），重要的影像学检查，包括胸片、心电图、泌尿系统和子宫附件的 B 超检查、盆腔磁共振扫描。确定妊娠囊的部位，与膀胱及子宫的关系，以及瘢痕部位肌壁的厚度。

2. 手术前合并症的处理

(1) 积极纠正贫血；有效纠正出血。

(2) 控制感染病灶。一般术前不常规采用预防性抗生素治疗。

(3) 相关系统疾病者，请专科协助治疗。

3. 手术前的准备

(1) 肠道准备：一般不进行肠道准备。

(2) 皮肤准备：术前进行。腹部上至剑突，下至耻骨联合，外阴及大腿上 1/3 范围，特别注意清洗脐孔内的污垢。

(3) 充分备血。

(4) 必要时术前采用子宫动脉栓塞。

## （二）手术人员的准备

1. 手术者组织手术小组成员术前讨论，明确手术方式、手术时间、麻醉方法，评估手术风险及处理对策。

2. 术前向患者及家属充分交代手术和麻醉风险，签署手术及麻醉同意书。

3. 准备好开腹及宫腹腔镜手术器械，严格保证器械正常运行。

# 四、手术要点、难点及对策

## （一）麻醉和体位

采用气管插管全身麻醉。宫腹腔镜手术体位采取膀胱截石位，大腿向两侧平移并充分外展，头低 15°～ 30°。开腹手术平卧位。消毒铺巾后留置尿管。

## （二）手术范围

子宫下段瘢痕妊娠囊植入处。

## （三）手术切口

开腹手术切口可取原剖宫产切口，如预计原瘢痕路径入腹腔困难或有膀胱侵犯时，可考虑另行腹壁纵切口。腹腔镜选脐部作为置镜孔，镜下于右下腹麦氏点处做 10mm 助手操作孔，左下腹相对应位置做 5mm 术者第一操作孔，在置镜孔与术者第一操作孔连线中点外侧 4cm 处做 5mm 术者第二操作孔。镜下放置举宫器。

## （四）手术步骤

开腹手术时，进入腹腔前观察膀胱的界限，由于前次剖宫产，此处常有粘连，注意辨认腹膜增厚和膀胱，探查膀胱内导尿管的位置，一般从粘连增厚的腹膜上方进入腹腔，可从腹膜透光面观察膀胱顶，或用手指触摸增厚的膀胱界限。剪开腹膜的过程中，注意观察腹膜薄而透明，膀胱壁厚，血管丰富。

　　腹腔内手术步骤开腹与腹腔镜操作类似，以腹腔镜手术为例（图 10-3-1），进入腹腔后，观察子宫下段情况，子宫外形和瘢痕妊娠病灶的大小及类型，剖宫产切口瘢痕与膀胱的关系。妊娠囊附着部位常常外凸，子宫肌层菲薄，充血或呈紫蓝色（图 10-3-1A）。确定膀胱与病灶之间的关系，由于剖宫产瘢痕处形成的粘连，将子宫向头侧推，提起膀胱反折腹膜，锐性分离膀胱腹膜反折处的粘连，向下推开膀胱，如果解剖层次很清楚，则下推膀胱容易，且无出血。如粘连紧密，可做锐性分离（图 10-3-1B）。此时，助手可轻轻提拉膀胱反折腹膜边缘，使膀胱子宫颈间的组织尽可能紧张，有利于更清楚地找准间隙，减少出血。由于瘢痕妊娠血管丰富，应注意止血，以减少出血。

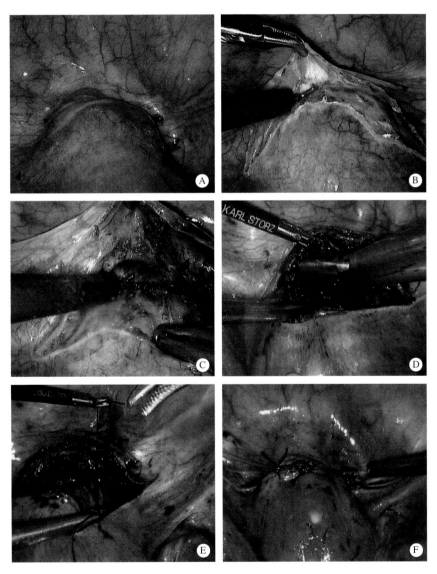

**图 10-3-1　腹腔镜下 Ⅲ 型子宫瘢痕妊娠（混合包块型）的病灶切除**

A. 腹腔镜下检查病灶情况；B. 打开膀胱腹膜反折，下推膀胱；C. 切开子宫肌层，暴露妊娠囊；D. 切开妊娠囊，清除妊娠病灶；E. 缝合子宫肌层；F. 缝合子宫浆膜层

选择病灶最外凸,肌层较薄处,横行切开子宫下段肌壁(图 10-3-1C),或楔形切除病灶。切开肌层前,可先予以肌层注射稀释垂体后叶素,以减少出血量,并避开两侧粗大的血管。切开子宫肌壁后,清除妊娠组织,注意孕周及胎囊较大者,应小心破膜,吸净羊水,减少羊水栓塞的机会。仔细检查是否有妊娠组织残留,可同时进行清宫,以清除胎盘和蜕膜组织(图 10-3-1D)。

修剪子宫切口肌壁及子宫下段,至边缘无妊娠物存在而见到正常子宫肌壁。1-0 可吸收线连续缝合子宫切口,因此处肌壁较薄,可予全层缝合,缝合注意对齐、止血,各超过切口两端 0.5~1cm,避免形成血肿(图 10-3-1E)。缝合后仔细检查切口有无出血点,可间断关闭膀胱腹膜反折(图 10-3-1F)。必要时可留置腹腔引流管,再次检查无出血,清点纱布、器械,关腹。

在腹腔镜下也可先行分离出双侧子宫动脉,并进行阻断,以减少出血量。然后再进行病灶切除。此方法一般经阔韧带后叶打开腹膜,游离输尿管,在输尿管上方找到髂内动脉及其向子宫动脉分支,选择性钳夹或结扎子宫动脉。

宫腔镜可直视宫腔内情况,对于孕囊大部分位于剖宫产瘢痕上方的下段宫腔内的类型,相对比较安全,一般需超声监视或腹腔镜辅助,联合负压吸引术清除病灶。

## 五、术后监测与处理

1. 生命体征的监护:术后密切观察血压、心率、血氧饱和度。同时注意阴道流血、引流量情况,在早期发现并发症及时处理。

2. 饮食:根据消化功能恢复情况,术后第 1 天可进流食,排气后进半流食,以后逐渐恢复正常饮食。

3. 术后抗感染:常规使用抗生素预防感染,除密切观察体温变化,腹部切口和阴道分泌物外,还应及早发现盆腔感染及泌尿系感染的征象,及时处理。

4. 尿管的管理:术后留置导尿管,如无异常,可术后第 1 天拔除导尿管,鼓励自行排尿。

5. 腹腔引流管的管理:待腹腔引流量明显减少后,可以拔管。

6. 预防血栓形成:注意患者有无下肢疼痛或肿胀,必要时行下肢血管 B 超检查,了解有无下肢静脉血栓形成。

7. 随访:术后第 1 天查血 β-HCG,此后每周复查一次,直至正常。

## 六、术中、术后常见并发症的预防与处理

1. 出血:瘢痕妊娠血供丰富。常常发生子宫穿孔、破裂或出血,对于此类血供丰富的病灶,可以预先进行选择性双侧子宫动脉栓塞,栓塞材料选择明胶海绵或弹簧圈,快速、安全,可降低手术出血或清宫的风险。

2. 感染:由于手术位于子宫下段,常常合并阴道出血,因而需预防术后盆腔感染,可应用广谱抗生素,保持腹腔引流管通畅。

3. 膀胱损伤:多因子宫瘢痕处病灶与膀胱粘连,界限不清导致,在游离膀胱,下推膀

胱腹膜反折时导致，或因病灶明显外凸，血供丰富，出血多，视野不清而导致。发现损伤后可立即进行膀胱修补，留置尿管引流。

## 七、临床效果评价

子宫瘢痕妊娠 (CSP) 最初发病率低，但随着剖宫产率的上升，此疾病迅速增加，但目前对于治疗方法没有统一的规范。

依据临床表现和超声特点对 CSP 进行分型可以指导不同类型患者的治疗决策，既往通常分为两种类型：Ⅰ型，绒毛种植在瘢痕处，并不断向宫壁发展，在早孕期就可能发生子宫穿孔、破裂或出血，当行人工流产清宫时，可发生血管断裂，子宫穿孔，发生阴道大出血；Ⅱ型，向宫颈管和宫腔发展，可发展至较大孕周，但胎盘着床于瘢痕部位可导致危及生命的大出血。近年来根据国内外学者的研究结果建议将 CSP 分为以下三型。Ⅰ型：瘢痕处宫腔内孕囊存活型。孕囊大部分位于剖宫产瘢痕上方的下段宫腔内，可见胚胎及胎心搏动，绒毛下局部肌层薄，孕囊周围局部肌层血流信号丰富。Ⅱ型：瘢痕处肌层内孕囊型。孕囊生长于子宫前壁下段瘢痕处肌层，孕囊附着处肌层缺如或者变薄，常常胚胎结构模糊，孕囊周围局部肌层血流信号丰富。Ⅲ型：包块型或类滋养细胞疾病型。主要表现为子宫前壁下段可见囊实性或实性混合回声包块，局部肌层缺如或变薄，与正常肌层界限不清，局部血流信号丰富，可探及高速低阻的血流频谱。该类型可以是前两种 CSP 清宫不全或不全流产后残留的妊娠组织继续生长后形成的，超声图像容易和滋养细胞疾病混淆而导致误诊。

瘢痕妊娠手术最为重要的是术前对病灶有恰当的评估，通常根据血 β-HCG，包块大小、血流情况及子宫瘢痕处肌层的厚度综合考虑滋养细胞活性和子宫破裂的风险，作为选择治疗方案的参考指标。通过术前对瘢痕妊娠的诊断和评估，可以避免严重并发症的发生。

（王　涛　任　彤　向阳）

# 第四节　剖宫产术后子宫瘢痕憩室切除术

子宫瘢痕憩室是剖宫产术后的远期并发症，由于剖宫产率近年来在我国持续上升，患有该疾病的人数逐年增多，临床症状表现为经期延长和阴道淋漓出血。该病发病率从 6% ～ 60% 不一，机制不清，目前仅为经验性治疗，缺乏循证医学的证据。

剖宫产子宫瘢痕憩室是子宫黏膜向壁层外突出，子宫肌层的连续性部分或完全中断，出现局部扩张、囊状突起或龛影。有多个术语描述的都是本疾病：瘢痕缺陷 (cesarean scar defect)、瘢痕缺损 (scar deficiency)、憩室 (diverticulum)，或龛影 (pouch) 或子宫峡部膨出，子宫切口愈合不良。

临床症状表现为经期延长和阴道淋漓出血。其临床症状的严重程度与憩室顶部残存肌层的厚度有相关性。目前，剖宫产子宫瘢痕憩室无统一的诊断标准，且无探查和测量剖宫产子宫切口缺陷的诊断性金标准。诊断的方法主要有经阴道超声、子宫输卵管造影术、诊断性宫腔镜，盆腔 MRI 等。其中，经阴道超声简单、经济并可反复使用。但宫腔镜检查不但能确定子宫肌层缺陷的存在，还能了解缺陷内及其周围内膜有无纤维化，包括有无内膜息肉、瘢痕表层新生血管形成及缺陷内内膜的增长情况。

剖宫产子宫切口憩室的治疗方法首选激素，口服复方短效避孕药 3 ~ 6 个月观察经期情况。手术也是重要的治疗方法之一，可以经腹部行瘢痕憩室切除并修补术、腹腔镜手术瘢痕切除并修补术，腹腔镜联合宫腔镜行瘢痕憩室切除并修补术，宫腔镜下瘢痕憩室切开术及经阴道瘢痕憩室切除并修补术。亦有学者在宫腔镜下行子宫瘢痕憩室切开以缓解经期延长的症状。本章仅介绍经腹或腹腔镜下子宫瘢痕憩室切除并修补术。

## 一、适应证

1. 临床症状重，确诊后激素治疗欠佳或无效、并排除了内分泌因素者。
2. 瘢痕较深（憩室上方残存子宫肌层厚度 ≤ 2.5mm 或憩室深度 ≥ 80% 邻近子宫肌层厚度 ≤ 2.5mm 或憩室深度 ≥ 80% 邻近子宫肌层厚度）且近期有生育要求者。
3. 曾因为瘢痕妊娠而行介入治疗有生育要求者。
4. 宫腔镜治疗无效者。

## 二、禁忌证

1. 未排除子宫内膜病变者。
2. 未经系统的检查和内分泌治疗者。
3. 检查结果显示严重而本身患者临床症状缺乏者。
4. 全身系统有急慢性疾病而无法耐受手术者。

## 三、术前准备

1. 术前 3 天阴道擦洗。
2. 术前 1 天控制饮食并行肠道准备。
3. 常规术前检查。
4. 全面的影像学检查：包括反复的阴道超声结果、盆腔 MRI、子宫输卵管造影检查 (HSG) 等，供术后判断效果对比应用。
5. 术前充分的沟通。

## 四、手术要点、难点及对策

（一）开腹

1. 建议取下腹部正中直切口，逐层切开腹壁各层，进入腹腔。

2. 一手握住宫底部，上拉子宫，暴露子宫前壁及膀胱子宫反折腹膜处。

3. 打开反折腹膜，尽量下推膀胱，充分暴露子宫峡部，确认瘢痕憩室位置。

4. 尽量充分暴露瘢痕憩室部位，包括疤痕上下及两侧角，切开瘢痕组织至宫腔。

5. 切除瘢痕组织，修剪至正常组织处。

6. 组织钳夹住切缘，切口内置 6 号导尿管一根，一端位于宫腔；另一端置于阴道内。

7. 0 号合成线紧贴导尿管外表面间断缝合切缘，注意使缝合线和导尿管相游离。

8. 冲洗检查创面无渗血，逐层关闭腹腔。

9. 从阴道内取出导尿管，结束手术。

## （二）腹腔镜

1. 常规建立气腹，插管置镜探查盆腹腔。

2. 暴露膀胱反折腹膜附近剖宫产瘢痕处，分离粘连，可见瘢痕薄弱处。

3. 打开反折腹膜，尽量下推膀胱，充分暴露子宫峡部，确认瘢痕憩室位置。

4. 尽量充分暴露瘢痕憩室部位，包括瘢痕上下及两侧角，切开瘢痕组织至宫腔。

5. 切除瘢痕组织，尽量修剪至正常组织处。

6. 0 号合成线间断缝合切缘，最后一起打结，再次间断加固并腹膜化。

7. 冲洗检查创面无渗血，退镜拔管，结束手术。

完全切除瘢痕组织和憩室有时非常困难，开腹还是腹腔镜，均要最大程度充分暴露、游离子宫下段瘢痕部位，修剪憩室后留下充分空间进行修复和缝合。

缝合切缘时，近子宫颈侧组织稍显薄弱，原因可能是下侧本身肌肉渐薄，加之前次瘢痕使部分肌肉挛缩，需尽量找出并缝合挛缩肌肉，使之与近宫体的切缘对合、厚薄合适，达到最佳手术效果。

## 五、术后监测与处理

1. 放置导尿管 24 小时。

2. 常规预防感染。

3. 观察阴道出血情况。

4. 注意随访经期长短及经量，注意比较手术前后变化。

5. 术后 3 个月可以行影像学方面的检查确定手术效果。

6. 通常建议至少避孕 1 年后可再次试孕。

## 六、术后常见并发症的预防与处理

1. 经期长：可以考虑同时给予复方口服短效避孕药，调整周期和经期。

2. 术后再次形成憩室。

## 七、临床效果评价

1.症状的改善。

2.影像学，包括 B 超、MRI 或 HSG 提示憩室消失或者缩小。

3.成功妊娠和分娩。

（王绍海）

# 第五节　子宫纵隔切除术

在原始胚胎阶段，两个副中肾管在中间部分未能融合，所形成的子宫隔未能再吸收。因残留的纵隔组织通常无血管，且由纤维组织构成，当胚胎种植在此部位时，胚胎不能得到充足的营养供给，并最终导致流产。此外，纵隔导致宫腔容积缩小，因此可能与孕晚期发生的反复流产和胎位异常有关。有些无症状的纵隔子宫患者能顺利怀孕分娩，可无需治疗，当出现症状时，最好的治疗方法是宫腔镜手术，腹腔镜监视下的宫腔镜手术在很大程度上减少了子宫损伤的发生。

## 一、适应证

1.经子宫输卵管造影、B 超或磁共振诊断明确的子宫纵隔。

2.因子宫纵隔导致习惯性流产、不孕、早产或胎位不正。

## 二、禁忌证

1.急性生殖道炎症或结核。

2.严重的全身性疾病无法耐受膨宫及宫腔操作者。

3.严重出血倾向。

4.近期有子宫手术史。

5.子宫恶性肿瘤。

6.子宫颈过硬，难以扩张者；或者子宫颈过度松弛，不能充分膨宫者。

## 三、术前准备

1.手术于月经干净后 2 ~ 7 日进行。

2.术前 3 日起每日用 0.5% 的活力碘清洗阴道一次。

3.术前排空膀胱。

4.子宫附件 B 超、双肾输尿管 B 超、子宫输卵管造影等检查，了解有无其他生殖泌尿系畸形。

5.子宫颈准备：术前 1 日晚，阴道置入米索前列醇 400μg。

## 四、手术要点、难点及对策

### (一) 麻醉和体位

采用气管插管全身麻醉。体位采取膀胱截石位。

### (二) 手术步骤

1.取脐轮穿刺孔，置入腹腔镜。

2.扩张子宫颈：放置窥器，消毒阴道子宫颈，宫颈钳夹持子宫颈，探针探明宫腔方向及深度，扩宫条依次扩张子宫颈至 10 号。

3.宫腔镜检查：置入宫腔镜，依次对宫底、宫腔前后左右、子宫角及双侧输卵管开口进行检查，了解纵隔形态、位置、厚度 (图 10-5-1)。

4.电切纵隔：使用环形或针形电极，由外至内逆行切割纵隔，手术中要注意自纵隔的末端向宫底方向，沿中线进行切割，将电极与纵隔反复接触切割 (图 10-5-2、图 10-5-3)，以双侧输卵管开口的连线作为界限标志，助手利用腹腔镜观察子宫肌层是否透出宫腔镜光线，间接判断切割部位子宫肌层厚度。纵隔组织多为纤维组织，术中切割时，不会出血，当有小的出血，提示到达正常子宫肌层，如果手术中出现多量出血，应立即停止操作，因为此时，可能已经伤及子宫肌层。手术切除纵隔组织残留应小于 1cm，当同一视野中可看到两个输卵管开口时，可结束操作。如果纵隔基底超过 1cm，一旦发生任何出血情况，必须停止手术，两个月后二次手术切除 (图 10-5-4)。

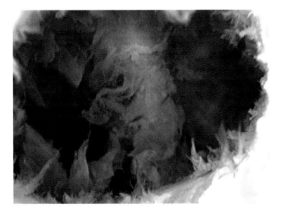

**图 10-5-1** 宫腔镜下子宫纵隔

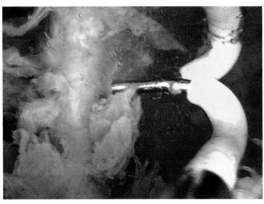

**图 10-5-2** 针状电极切割纵隔

173

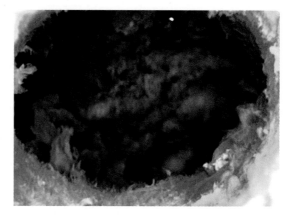

图 10-5-3　针状电极反复切割纵隔　　　图 10-5-4　纵隔切除后的宫腔，右侧输卵管开口可见

如果纵隔下延至子宫颈，先用剪刀剪开或用针状电极切开，由子宫颈水平开始，由外口延至宫体，然后继续切开子宫纵隔，直至输卵管开口水平。

5. 根据情况，宫腔置入节育器，3 个月后取出。

## 五、术后监测与处理

1. 密切观察阴道出血情况，必要时使用缩宫素。
2. 应用抗生素预防感染。
3. 应用雌、孕激素人工周期 3 个月。
4. 术后两个月，行诊断性宫腔镜检查随访，检查可能出现的粘连，或有残留纵隔，行二次手术切除。

## 六、术后常见并发症的预防与处理

1. 子宫穿孔：是最常见的并发症。腹腔镜可以观察到子宫的形态，当发现子宫壁局部变薄，向浆膜面凸起，透亮度明显增高时停止操作，可以预防子宫穿孔发生。如果发生了子宫穿孔，可以立即在腹腔镜下修补。
2. 宫腔粘连：术后宫腔放置节育器及人工周期治疗可以有效预防宫腔粘连。
3. 水中毒：大量灌流液进入血管可导致血液稀释，预防方法是严格遵守操作程序，细致监测液体出入量。

## 七、临床效果评价

宫腔镜切除子宫纵隔具有明显的优势。手术没有切开子宫肌层，术后妊娠的分娩方式只需要根据产科指征而定。宫腹腔镜联合手术能有效地减少子宫穿孔的发生率，即便术中发生穿孔，也可以立即在腹腔镜下进行修复，同时，有了腹腔镜的监测，可以缩短手术时间，从而减少了水中毒的发生。手术时，应该注意对子宫内膜的保护，控制电切时的能量，避免过多的电热损伤。

手术成功的唯一标准就是术后妊娠并有活产胎儿。有研究表明，宫腔镜切除子宫纵隔能显著提高原发性不孕子宫纵隔患者的妊娠率，而对于反复流产患者妊娠率的影响存在争议。

（董卫红）

# 第六节　妊娠滋养细胞肿瘤病灶切除术

## 一、适应证

1. 要求保留生育功能的妊娠滋养细胞肿瘤治愈患者，子宫残存病灶较大，有可能影响生育者。

2. 耐药性滋养细胞肿瘤病灶局限于子宫且持续存在者。

3. 胎盘部位滋养细胞肿瘤 (PSTT) 要求保留生育功能者。

## 二、禁忌证

1. 子宫外有明显转移灶而化疗未控者。

2. 严重的心、肺、肝、肾等脏器疾病或体质虚弱不能耐受手术者。

3. 盆腔有急性炎症且有广泛粘连者。

4. 不能耐受麻醉者。

## 三、术前准备

### （一）患者的准备

1. 详细询问病史及检查

(1) 了解现病史、化疗史、手术史、月经史、婚育史，重要脏器有无疾病，有无出血倾向及炎症史。

(2) 完成体格检查、妇科检查及术前常规实验室检查，血 β-HCG，重要的影像学检查，包括肺部 CT、心电图、泌尿系统和子宫附件的 B 超检查、盆腔磁共振扫描。确定子宫病灶的部位和大小，距离宫腔的深度，与膀胱及子宫的关系，以及子宫肌壁的厚度 (图 10-6-1)。

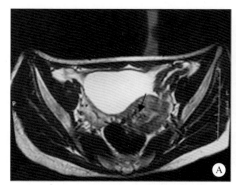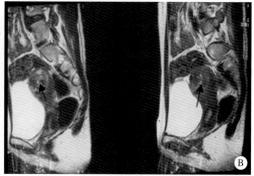

**图 10-6-1** 盆腔 MRI 显示的 PSTT 病灶

A. 盆腔 MRI 横断面（箭头所示病灶）；B. 盆腔 MRI 矢状面（箭头所示病灶）

2. 手术前合并症的处理

(1) 积极纠正贫血；有效纠正出血。

(2) 监测并处理化疗不良反应。

(3) 相关系统疾病者，请专科协助治疗。

3. 手术前的准备

(1) 术前化疗：根据以往的化疗方案给予术前化疗。低危无转移的患者，应选择在第一个化疗疗程结束后的 2 周内手术。术前少数几个疗程的化疗，可减少子宫充血情况及肿瘤的供血，既可以减少手术的风险，彻底清除病灶，也减少了手术时癌细胞扩散的可能。

(2) 肠道准备：可给予灌肠或口服泻药。

(3) 皮肤准备：术前进行。腹部上至剑突，下至耻骨联合、外阴及大腿上 1/3 范围，特别注意清洗脐孔内的污垢。

(4) 充分备血。

(5) 必要时术前采用子宫动脉栓塞。

## （二）手术人员的准备

1. 手术者组织手术小组成员术前讨论，明确手术方式、手术时间、麻醉方法，评估手术风险及处理对策。

2. 术前向患者及家属充分交代手术和麻醉风险，签署手术及麻醉同意书。

3. 准备好开腹及宫腹腔镜手术器械，严格保证器械正常运行。

# 四、手术要点、难点及对策

## （一）麻醉和体位

采用气管插管全身麻醉。腹腔镜手术体位采取膀胱截石位，大腿向两侧平移并充分外展，头低 15°～30°。开腹手术平卧位。消毒铺巾后留置尿管。

## （二）手术范围

滋养细胞肿瘤的子宫病灶。

## （三）手术切口

开腹手术切口可为下腹部横切口或纵切口。腹腔镜选脐部作为置镜孔，镜下于右下腹麦氏点处做 10mm 助手操作孔，左下腹相对应位置做 5mm 术者第一操作孔，在置镜孔与术者第一操作孔连线中点外侧 4cm 处做 5mm 术者第二操作孔。镜下置举宫器。

## （四）手术步骤

进入腹腔后，首先探查盆腹腔子宫外有无可疑转移灶，必要时取活检。分离盆腹腔内的粘连。观察子宫和双附件的形态，病灶是否向外隆起，结合影像学检查 (B 超和 MRI) 确定子宫病灶的位置。如病灶位于子宫下段，先打开膀胱腹膜反折，向下推开膀胱。

开腹时可于子宫峡部放置止血带，扎紧止血带，一过性阻断子宫血供及静脉回流，既减少子宫肌层的出血，也防止滋养细胞在挤压过程中经血液发生远处转移。在腹腔镜下也可先行分离出双侧子宫动脉，并进行阻断，以减少出血量。然后再进行病灶切除。此方法一般经阔韧带后叶打开腹膜，游离输尿管，在输尿管上方找到子宫动脉，予以钳夹或结扎。

子宫切口选择 (图 10-6-2)：与子宫肌瘤剔除类似，前后壁或宫底的病灶选择纵切口，下部选横切口，以便不影响血运。腹腔镜手术选择适合缝合的切口 (图 10-6-2A)。切开子宫肌层，切口逐步深入，尽量不切透病灶包膜，切到病灶包膜后，逐步向四周肌壁锐性分离，手法轻柔，尽量不挤压病灶，切除过程中保持病灶包膜的完整，必要时切除部分正常肌壁

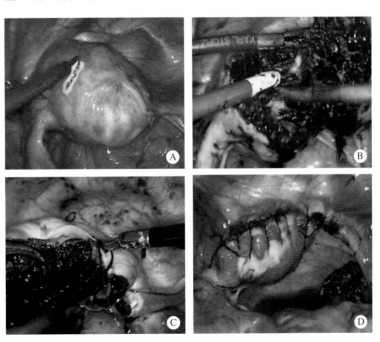

**图 10-6-2　一例 PSTT 患者腹腔镜下滋养细胞肿瘤病灶的切除及缝合**

A. 切开子宫肌层；B. 沿病灶外切开；C. 缝合子宫肌层；D. 缝合后外观，取出病灶

组织 ( 图 10-6-2B)。

仔细检查是否有滋养细胞肿瘤组织残留，必要时在交界处切取子宫肌层组织进行冰冻病理送检，以确定切缘是否为阴性。在与病灶相邻的肌层内局部注射甲氨蝶呤 (MTX) 可有助于减少滋养细胞的转移。

腹腔镜下取出病灶应注意无瘤原则，防止病灶在腹腔内破碎，造成滋养细胞的转移。可以将切下来的病灶放置于标本袋内再分成小块取出。

修剪子宫切口肌壁，1-0 可吸收线间断兜底缝合子宫肌壁，关闭瘤腔，根据瘤腔的深浅，可分两层或三层缝合，直至缝合完宫壁。闭合瘤腔必须彻底，不留无效腔，彻底止血 ( 图 10-6-2C、图 10-6-2D)。如进入宫腔，应予碘伏消毒，剪除多余的内膜，缝合时不穿通子宫内膜。1-0 可吸收线连续缝合子宫浆肌层，关闭子宫切口。必要时可留置腹腔引流管 1 根，再次检查创面有无出血，清点纱布、器械，关腹。

## 五、术后监测与处理

1. 生命体征的监护：术后密切观察血压、心率、血氧饱和度。同时注意阴道流血、引流管渗液、渗血情况，在早期发现并发症及时处理。

2. 饮食：根据消化功能恢复情况，术后第 1 天可进流食，排气后进半流食，以后逐渐恢复正常饮食。

3. 术后抗感染：常规使用抗生素预防感染，除密切观察体温变化，腹部切口和阴道分泌物外，还应及早发现盆腔感染及泌尿系感染的征象，及时处理。

4. 尿管的管理：术后留置导尿管，如无异常，可术后第 1 天，拔除导尿管，鼓励自行排尿。

5. 腹腔引流管的管理：待腹腔引流物明显减少后，可以拔管。

6. 预防血栓形成：注意患者有无下肢疼痛或肿胀，必要时行下肢血管 B 超检查，了解有无下肢静脉血栓形成。

7. 术后化疗及病情监测：术后第 1 天查血 β-HCG，及时给予化疗。

## 六、术中、术后常见并发症的预防与处理

1. 出血：滋养细胞肿瘤血供丰富。对于此类血供丰富的病灶，可以预先进行选择性双侧子宫动脉栓塞，或术中进行子宫动脉的闭合或结扎。术中出血较多时，应给予输血、止血、纠正休克，并尽快进行缝合止血。

2. 感染：预防术后盆腔感染，可应用广谱抗生素，保持腹腔引流管通畅。

## 七、临床效果评价

子宫滋养细胞肿瘤病灶切除术对于某些有生育要求而化疗效果欠佳的 GTN 患者有重要的意义。常用于低危无转移妊娠滋养细胞肿瘤、耐药性滋养细胞肿瘤病灶局限于子宫 PSTT 等。

GTN 患者子宫血管明显增加，子宫动脉直径可达 1cm 以上，更麻烦的是，子宫静脉丛明显扩张，特别是当肿瘤累及宫旁时，止血困难，甚至可能发生严重大出血。必要时可结扎子宫动脉或髂内动脉，对子宫静脉可以用血管夹进行结扎。另外，尽量避免挤压子宫，以减少滋养细胞肿瘤组织栓塞的可能。对于大出血血流动力学不稳定的患者，最好由有经验的妇科医师进行手术。

手术时机尽量选在化疗几个疗程后，血 β-HCG 降至较低水平，一般患者在手术前 2 ~ 3 天开始用药，然后手术，手术后再继续用药至完成一疗程。尽量避免手术中瘤细胞的扩散，手术中即使有扩散，积极的化疗也可以及时获得控制，同时用药 2 ~ 3 天，血常规等尚不致下降，也不易引起并发症。

行子宫病灶剔除术时，应仔细探查盆腹腔脏器，再次确定病灶部位、范围、数目，以明确手术范围。切口要充分，操作要轻柔，锐性解剖。切除病灶时应包括肿瘤及其周边组织 0.5cm，力求将病灶切除干净。其后在子宫肌层多点注入氟尿嘧啶 (5-FU) 或 MTX，缝合时勿留无效腔。

手术后即应该监测血 β-HCG 水平的变化，如果术后血 β-HCG 迅速下降或者持续维持在正常水平多提示预后较好，否则预后较差。

（王　涛　任　彤　向　阳）

# 第七节　子宫内膜切除术

子宫内膜切除术 (endometrial ablation，EA) 是通过手术或各种物理化学方法切除 / 破坏子宫内膜功能层、基底层及其下方部分浅肌层组织，使其不能再生，进而达到减少月经量或闭经的目的。近年来，随着新技术、新方法的不断涌现，子宫内膜切除手术的方法不断翻新，第一代子宫内膜切除术是通过手术切除子宫内膜及其下方部分肌层组织，以经宫颈子宫内膜切除术 (transcervical resection of endometrium，TCRE) 为代表，第二代子宫内膜切除术则是通过物理方法进行整体子宫内膜切除，目前临床主要是射频子宫内膜切除术 (NovaSure endometrial ablation system) 等。以经宫颈子宫内膜切除术为例说明。

## 一、适应证

1.月经过多和 ( 或 ) 异常子宫出血，经药物治疗无效者。

2.患者要求保留子宫，且无生育愿望。

3.子宫大小 ≤ 10 周妊娠体积，宫腔深度 ≤ 12cm，术前宫腔镜检查及子宫内膜活检，排除内膜癌前期或癌变。

4.合并心、肝、肺、肾等内科疾病的月经过多，患者不能耐受子宫切除者。

5.合并子宫黏膜下肌瘤者，直径 ≤ 5cm。

## 二、禁忌证

1. 生殖道感染的急性期。
2. 子宫屈度过大，器械不能进入宫底者。
3. 子宫内膜、宫颈癌变或癌前病变者。
4. 子宫颈瘢痕，不能充分扩张子宫颈者。
5. 心、肝、肾衰竭的急性期。
6. 对本术旨在解除症状，而非根治措施无良好心理承受力者。

## 三、术前准备

1. 详细询问病史及检查

(1) 了解现病史及既往史，重要脏器有无疾病，有无出血倾向及炎症史。有无剖宫产术史及子宫肌壁相关手术史。

(2) 完成体格检查，妇科检查及术前常规实验室检查、胸片、心电图、子宫附件的 B 超检查及子宫颈防癌检查。

(3) 门诊进行宫腔镜检查，了解宫腔形态及宫腔深度，排除宫腔占位性病变，了解子宫内膜图像，并取子宫内膜组织进行病理检查，排除子宫内膜癌前病变和子宫内膜癌。

2. 子宫内膜预处理

(1) 药物性预处理：药物预处理可维持体内较低的雌激素状态，使子宫内膜萎缩达到薄化目的；抑制血管再生，减少术中出血，提高手术成功率。

(2) 机械性预处理：手术前负压吸宫，达到薄化子宫内膜厚度之目的。

3. 纠正术前合并症

(1) 贫血：对贫血患者术前纠正贫血，血红蛋白达 80g/L 以上方可手术。

(2) 糖尿病：术前合并糖尿病者，应调控血糖或请内科会诊协助治疗。

4. 手术前准备

(1) 阴道准备：术前 3 天开始酌情阴道用药。

(2) 子宫颈预处理：手术前晚放置子宫颈扩张棒软化子宫颈，手术时取出；或放置卡孕栓 1mg 或米索前列醇 400μg 软化子宫颈。

(3) 使用宫腔镜单极电切系统选择 5% 葡萄糖液作为膨宫介质，宫腔镜双极电切系统选择生理盐水为膨宫介质。膨宫压力设置为 80 ~ 100mmHg，电极功率设置为 80 ~ 100W。

## 四、手术要点、难点及对策

1. 麻醉与体位

(1) 麻醉：通常静脉麻醉，有内科合并症者与麻醉师协商酌情选择麻醉方式。

(2) 体位：改良膀胱截石位。

2. 手术步骤

(1) 患者取膀胱截石位，常规外阴、阴道消毒、铺手术巾。

(2) 暴露子宫颈并牵拉，探针探查宫腔深度，Hegar扩张棒扩张子宫颈至10~11号。

(3) 置入手术宫腔镜观察宫腔形态及子宫内膜情况，判断双侧输卵管开口，同时确定有无合并宫腔占位，如有子宫腔内占位病变，按照手术原则首先处理占位病变。

(4) 以环形电极自宫底部开始，依次切除双侧子宫角部、宫腔侧壁内膜组织（图10-7-1），以及宫腔前后壁内膜组织（图10-7-2），切除深度为子宫内膜全层及其下方2~3mm肌肉组织，切除范围至子宫颈内口上方0.5cm处，如若双侧宫角部内膜切除不够满意，可以滚球电极凝固双侧子宫角部，确定对该处内膜的有效破坏（图10-7-3）。

(5) 对于创面广泛出血可通过滚球电极电凝止血（图10-7-4）。

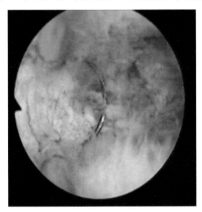

图10-7-1 切除子宫侧壁内膜

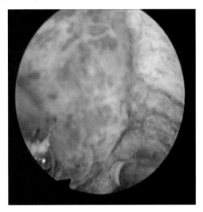

图10-7-2 切除宫腔前后壁内膜

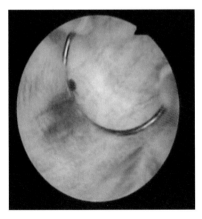

图10-7-3 完全破坏子宫内膜

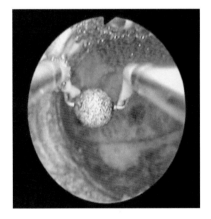

图10-7-4 创面止血

3. 手术要点、难点和对策

(1) 本手术为子宫内膜的破坏性手术，其目的是切除子宫内膜全层（包括功能层、基底层及其下方2~3mm肌肉组织）达到闭经或减少月经的目的，因此手术中应尽可能达到对子宫内膜的彻底破坏，尽可能减少残留内膜的存在。本手术的难点是，在施术过程中既要实现对内膜全层及其下方部分肌肉组织的破坏，又不能切割过深，造成大出血甚至子宫穿孔。因此，了解该手术的目的和施术原理，掌握适宜的切割深度是保证手术疗效和安全性的关键。

(2) 关于术中监护，本手术通常在超声监护下施术，利用宫腔镜手术中膨宫介质与膀胱内的液体形成的双向透声，可在超声显示屏上清楚显示子宫的轮廓及其子宫肌壁的厚度。对于准确把握切割深度、降低子宫穿孔风险，提供了安全保障。

## 五、术后监测与处理

1. 术后酌情使用抗生素预防感染。

2. 注意阴道流血、腹痛情况，必要时给予宫缩剂加强子宫收缩。

3. 宫腔镜术中患者取膀胱截石位时间较长，导致下肢静脉回流受阻、增加了静脉栓塞的风险，尤其对于合并高血压、高血脂的患者，故术后 6 小时鼓励患者离床活动。

## 六、术后常见并发症的预防与处理

1. 术中出血：宫腔镜手术时由于宫腔灌流压的存在和高频电的凝固效应，少有术中大出血发生。但是，当切割深度达到或超过肌壁全层的 1/3，即会出现大量出血；当破坏深度达到肌壁全层的 1/2 时，出血将难以控制，此时，随着宫腔灌流压力的下降，出血将会加剧。对其处理的措施包括药物、宫腔填塞、子宫动脉栓塞和子宫切除等。临床常用的方法主要是球囊压迫止血，将 Foley 尿管置入宫腔并注入生理盐水使之膨胀，通过机械压迫使出血停止。

2. 子宫穿孔：TCRE 手术对肌壁破坏过深，有发生子宫穿孔的风险，特别是对于子宫角部、子宫峡部和子宫肌壁相对薄弱的区域。因此，在手术操作中，一方面可以通过滚球电极破坏子宫角部内膜避免切割过深；另一方面，强调术中 B 超监护也是预防穿孔发生的重要措施。如若术中发生了子宫穿孔，首先要确定作用电极是否进入腹腔和有无脏器损伤，对确认无脏器损伤的不全穿孔或微小穿孔，可在缩宫素应用的同时给予预防感染等治疗；而一旦作用电极穿入腹腔或有活动出血，必须进行盆腹腔探查，必要时需开腹手术。

3. TURP 综合征（transurethral resection of prostate syndrome）：宫腔镜子宫内膜切除术存在灌流介质的吸收问题。电切术中所用的灌流介质为非电解质液，液体过度吸收，可造成体液超负荷和稀释性低钠血症，并产生一系列症候群，统称为 TURP 综合征。有报道 TCRE 手术的患者发生致命性的低血钠血症致脑水肿病例。因此，加强术中防范极为重要。主要预防措施包括以下几点：①避免过高的宫腔灌流压力，通常宫腔灌流压力应控制在 100mmHg 以下，不得超过平均动脉压水平；②注意灌流液的吸收量，当灌流液入、出量差值 ≥ 1000ml 时，应动态监测电解质 ($Na^+$) 浓度；③对全身麻醉状态下的患者，应与麻醉医生配合，监护各项生命体征、血氧饱和度及排尿量等，最大限度地减少或避免 TURP 综合征的发生与发展。

4. 宫腔粘连及子宫内膜去除 - 输卵管节育术后 (PASS) 综合征：子宫内膜完全破坏后，如有宫腔感染，则有发生宫腔粘连的可能。此时，如果双侧子宫角部内膜破坏不够彻底，残留内膜在卵巢激素作用下，周期性生长与剥脱则有可能造成粘连上方或子宫角部的积血。如若患者曾经实施过输卵管结扎术，则积血会在输卵管间质部积聚导致剧烈腹痛，此为子宫内膜去除 - 输卵管节育术后综合征。对于无保留子宫愿望的患者可选择子宫全切术 + 双侧输卵管切除。

5. 术后妊娠：子宫内膜切除术后妊娠的发生率较低，约为 0.7%，包括宫内妊娠、宫外妊娠、流产、早产、胎儿生长受限、胎盘粘连等。有学者报道 TCRE 术后宫内妊娠和异位妊娠的病例，除人工流产终止妊娠外，尚有个案妊娠至足月胎盘粘连病例发生。因此，子宫内膜切除术后，仍需要采取适宜措施进行避孕。

6. 残留子宫内膜癌变：残留子宫内膜发生癌变是子宫内膜切除术后远期并发症。特别是由于 TCRE 术后大部分内膜已被破坏，给残留内膜癌变的早期诊断带来困难。因此，TCRE 术前要进行子宫内膜评估，对于癌前期病变或癌变患者均为实施该术的禁忌证。

## 七、临床效果评价

国内外文献报道，TCRE 术后整体治愈率为 75%～91%。一方面对内膜破坏的程度和范围直接影响手术疗效；另一方面，年龄也对手术疗效起着一定影响，年长接近绝经期的患者，术后疗效较年轻卵巢功能旺盛患者好。

（郭银树　段　华）

# 第八节　广泛子宫切除术

## 一、适应证

1. ⅠA2～ⅡA 期宫颈癌。
2. 病灶＞4cm 的早期宫颈癌（ⅠB2 和ⅡA2）经新辅助化疗后，病灶明显缩小，无明显宫旁转移，可以手术治疗。
3. Ⅱ期子宫内膜癌。

## 二、禁忌证

1. 子宫颈旁有明显浸润，或膀胱、直肠已有侵犯的ⅡB 期及以上者。
2. 严重的心、肺、肝、肾等脏器疾病或体质虚弱不能耐受手术者。
3. 盆腔有急性炎症且有广泛粘连者。
4. 不能耐受麻醉者。

## 三、术前准备

### （一）患者的准备

1. 详细询问病史及检查
(1) 了解现病史及既往史，重要脏器有无疾病，有无出血倾向及炎症史。

(2) 完成体格检查、妇科检查及术前常规实验室检查和重要的影像学检查，包括胸片，心电图、心脏、消化系统、泌尿系统和子宫附件的 B 超检查，盆腔磁共振扫描，必要时做肺功能检查、膀胱镜检查等。

2. 手术前合并症的处理

(1) 积极纠正贫血；有效治疗出血倾向。

(2) 控制感染病灶。一般术前不常规采用预防性抗生素治疗。

(3) 纠正营养不良及代谢紊乱。

(4) 适当控制高血压及高血糖，但不宜降得太低。

(5) 有其他系统疾病者，请相关专科协助治疗。

3. 手术前的准备

(1) 肠道准备：术前 3 天开始口服甲硝唑片，并开始少渣饮食，由半流质到流质，术前 1 天晚上禁食。术前 2 天普通灌肠，术前口服泻药，术前当晚及手术当日清晨各清洁灌肠 1 次。

(2) 阴道准备：术前 3 天开始用 0.5% 活力碘擦洗阴道，每天 1 次。有炎症者给予治疗。

(3) 皮肤准备：术前 1 天进行。腹部上至剑突，下至耻骨联合、外阴及大腿上 1/3 范围，特别注意清洗脐孔内的污垢。

(4) 睡眠：术前 1 天晚上口服艾司唑仑片。

(5) 备血。

(6) 术前应用阿托品、异丙嗪。

## （二）手术人员的准备

1. 手术者组织手术小组成员术前讨论，明确手术方式、手术时间、麻醉方法，评估手术风险及处理对策。

2. 术前向患者及家属充分交代手术和麻醉风险，签署手术及麻醉同意书。

3. 准备好腹腔镜手术器械，严格保证器械正常运行。

# 四、手术要点、难点及对策

## （一）麻醉和体位

采用气管插管全身麻醉。

开腹手术取平卧位，术前装尿管。

腹腔镜手术采取膀胱截石位，大腿向两侧平移并充分外展，头低 15°～30°，消毒铺巾后留置尿管。

## （二）手术范围

按 Q～M 分类 C 型 (C1、C2) 范围切除子宫及以外的子宫颈旁、阴道旁、阴道上端组织。手术必须打开膀胱侧窝、直肠侧窝及输尿管隧道，使主韧带、宫骶韧带及阴道上段充分游离，已达到充分切除宫旁组织的范围。本章以 C2 型为例进行阐述。

## （三）手术切口

开腹手术选择下腹正中直切口，向左侧绕脐延长切口 3 ~ 5cm。

选脐上 1 ~ 2cm 作为置镜孔，镜下于右下腹麦氏点处做 5mm 助手操作孔，左下腹相对应位置做 5mm 术者第一操作孔，在置镜孔与术者第一操作孔连线中点外侧 4cm 处做 10mm 术者第二操作孔。镜下置举宫器 ( 图 10-8-1)。

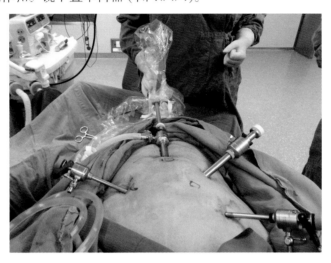

图 10-8-1 穿刺孔的选择

## （四）手术步骤

1. 腹腔镜手术

(1) 高位切断骨盆漏斗韧带：从右侧开始，为避免输尿管损伤，必须查清楚输尿管跨越髂总动脉的位置。此处腹膜薄，输尿管位置表浅，通过腹膜可以看到，轻触刺激，可看见输尿管蠕动 ( 图 10-8-2)。在其侧方提起后腹膜切开，先向上切 3 ~ 4cm，沿腰大肌剪开后腹膜，暴露输尿管，充分游离卵巢血管，近骨盆处切断骨盆漏斗韧带 ( 图 10-8-3)。同法处理左侧。如果不打开后腹膜，游离卵巢血管而直接切断，损伤输尿管机会增加。

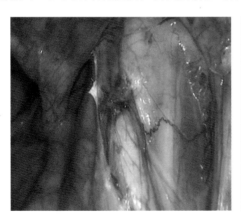
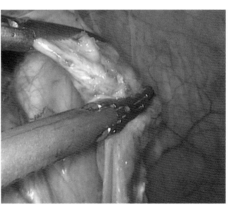

图 10-8-2 输尿管跨越髂总动脉　　　图 10-8-3 高位切断骨盆漏斗韧带

(2) 切断圆韧带：向后、内下方打开右侧阔韧带后叶至子宫直肠反折腹膜处，向前打开阔韧带前叶至右侧圆韧带，靠近骨盆凝切右侧圆韧带。同法处理左侧圆韧带 ( 图 10-8-4)。

(3) 分离膀胱阴道间隙：将子宫摆在盆腔正中，尽量向患者头侧推，沿左侧圆韧带断端边缘，弧形切开腹膜反折，直达右侧圆韧带断端。超声刀钝性分离膀胱阴道间隙，达子宫颈外口下 3 ～ 4cm( 图 10-8-5)。继续分离子宫颈韧带旁组织，暴露子宫颈韧带，推开阴道膀胱间隙，达输尿管隧道出口附近。如果解剖层次很清楚，则推膀胱容易，且无出血。如粘连紧密，可做锐性分离。此时，助手可轻轻提拉膀胱反折腹膜边缘，使膀胱阴道间的组织尽可能紧张，有利于更清楚地找准间隙，减少出血。由于子宫颈及阴道两侧血管丰富，推膀胱时应顺血管走行向两侧横推，避免两侧静脉丛损伤而渗血不止。

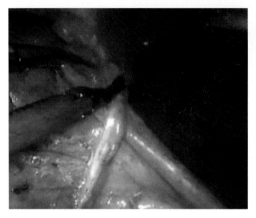

图 10-8-4  靠近骨盆切断圆韧带

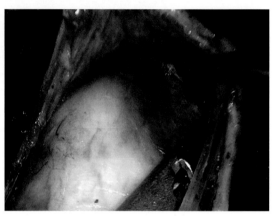

图 10-8-5  分离膀胱阴道间隙

(4) 处理子宫血管：子宫动脉从髂内动脉后干分出后向下，向内行走，至子宫颈内口处进入子宫；膀胱上动脉在其外侧，由髂内动脉分出，分布于膀胱表面，位于输尿管外侧。子宫静脉在子宫动脉下方较深的部位进入髂内静脉，多在输尿管后方行走，在子宫、阴道部位形成静脉丛，是比较容易出血的地方。分离子宫旁组织，在子宫动脉自髂内动脉分叉处 1cm 外凝固并切断 ( 图 10-8-6)。

(5) 游离输尿管：将子宫举向右侧，暴露左侧膀胱宫颈韧带输尿管入口 ( 图 10-8-7)，从子宫动脉断端处开始离断输尿管前结缔组织，于输尿管内侧逐步钝性分离膀胱子宫颈韧带前叶，完全打开隧道 ( 图 10-8-8)。分离暴露左侧膀胱侧窝 ( 图 10-8-9)，完全游离输尿管 ( 图 10-8-10)。同法处理右侧。输尿管穿行于膀胱子宫颈韧带内，前后壁有丰富的静脉丛，分离时非常容易出血，止血时注意避免输尿管，同时还要注意避免热能传导造成输尿管的损伤。

(6) 打开直肠阴道间隙：助手将子宫推向耻骨联合方向，使子宫直肠腹膜反折伸张，弧形切开腹膜反折，向两侧延伸，与打开的阔韧带后叶相连，并达游离的输尿管处。钝性分离子宫直肠间隙，将直肠与阴道后壁分离 ( 图 10-8-11)。沿两侧宫骶韧带内侧，将直肠两侧壁分离，继续下推直肠，达子宫颈外口下 3 ～ 4cm。在宫骶韧带外侧，钝性推开疏松的蜂窝组织，将骶韧带与直肠旁组织分离，充分暴露直肠侧窝。助手将输尿管向外侧推开，距子宫颈 3cm 近直肠处，切断骶韧带，暴露主韧带后方。

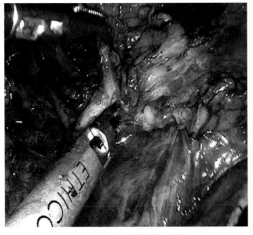

图 10-8-6 切断子宫动脉

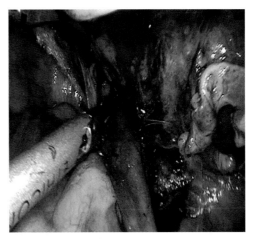

图 10-8-7 暴露左侧输尿管隧道入口

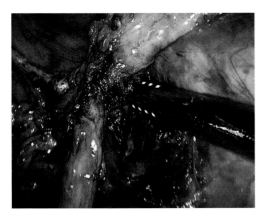

图 10-8-8 打开左侧输尿管隧道

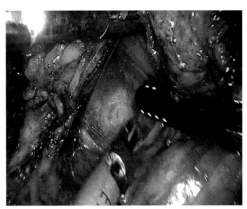

图 10-8-9 打开左侧膀胱侧窝

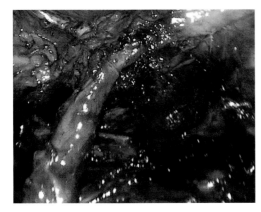

图 10-8-10 完全游离左侧输尿管

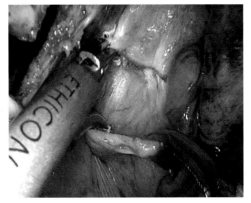

图 10-8-11 打开子宫直肠间隙

(7) 切除宫旁组织：打开膀胱侧窝，进一步游离输尿管。将输尿管推开，充分暴露主韧带，在子宫静脉汇入髂内静脉之前，切断子宫静脉、子宫深静脉及周围结缔组织，此时主韧带被切断 (C2 型 )( 图 10-8-12)。如保留了子宫深静脉及其下方结缔组织，则为 C1

型（图 10-8-13）。

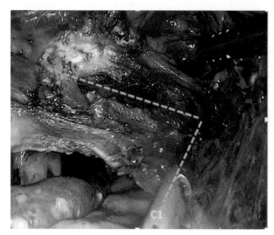 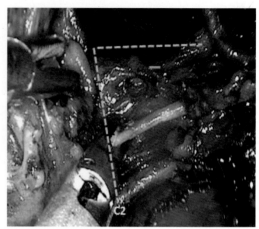

图 10-8-12　切除左侧子宫深静脉　　　　　图 10-8-13　切除右侧宫旁组织

（8）处理阴道旁组织：将子宫颈外口以下 3cm 的阴道旁组织切断，下举宫器，纱布置入阴道防止漏气，环形切开阴道壁（图 10-8-14），从阴道取出子宫，腹腔镜下连续缝合阴道残端（图 10-8-15）。

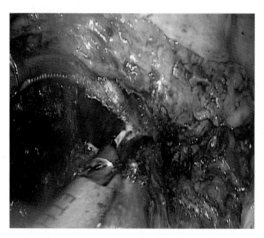 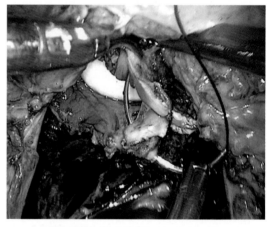

图 10-8-14　环形切开阴道壁　　　　　　图 10-8-15　腹腔镜下缝合阴道残端

（9）检查盆腔：彻底止血；注意输尿管、膀胱、直肠有无损伤；输尿管走行有无异位迁曲，蠕动是否正常，连续缝合盆腔腹膜及阴道残端；置入腹腔引流管 1 根。

2. 开腹手术

（1）依次切开腹壁各层。进腹后，全面探查腹腔，先探查子宫活动度，两侧附件有无粘连及病变，宫旁组织、膀胱、直肠有无浸润、肥厚或粘连等；对可疑的淋巴结或其他病灶予以切除或活检；探查肝、胆囊、脾、肾、横膈及大网膜。若有广泛粘连或已有癌转移，估计手术切除困难，应停止手术，关闭腹腔，改为放射治疗。

（2）进入腹膜后间隙。用两把长弯血管钳分别钳夹两侧圆韧带、卵巢固有韧带及输卵管，牵拉子宫。用大棉垫轻轻向上腹部方向推送肠管，充分暴露手术野。对于恶性肿瘤患者，禁用双钩或单爪钳钳夹子宫，这是因为如果子宫体部有癌浸润，钳夹子宫可能促使癌细胞扩散。在输尿管跨越髂总动脉处侧方提起后腹膜，沿腰大肌方向切开后腹膜，钝锐性游离骨盆漏斗韧带，在近盆壁处钳夹、切断并双重缝扎。如果不打开后腹膜游离骨盆漏斗韧带而直接钳夹切断，很容易损伤输尿管。分离阔韧带两叶之间的疏松结缔组织，紧贴盆壁切断圆韧带。提起阔韧带前叶，剪开分离膀胱子宫反折腹膜，直达对侧圆韧带断端。

(3) 下推膀胱：将子宫向头侧牵拉，打开膀胱子宫和膀胱子宫颈间隙，推膀胱直达子宫颈外口处，可用手指做钝性分离，必要时用剪刀边分离边向下推，先从中间开始，继之向左侧分离，最后推向右侧。如果解剖层次清楚，则膀胱容易推，且无出血。

(4) 暴露腹膜后血管及组织：剪开的后腹膜用丝线缝合两侧边缘或用小血管钳做牵引，充分暴露髂总动脉及其分叉部分。视野中可见到髂内、外动脉，输尿管从髂总动脉前面越过，走向内侧。分离髂外动脉前的蜂窝组织，暴露髂外动脉、腰大肌及两侧之间的生殖股神经。辨别并游离跨过分叉处的输尿管。

(5) 打开各种间隙：打开膀胱侧窝，膀胱侧窝以膀胱和闭锁的髂内动脉为界，以主韧带前面为下界，闭孔肌和闭孔窝形成外界。牵拉圆韧带外侧断端，轻柔从内侧开始向下分离直至髂外静脉。打开直肠侧窝，直肠侧窝以直肠为内界，骶骨为下界，侧盆壁和髂血管内侧为外界，主韧带为前界。用示指轻轻地在髂内动脉和输尿管之间螺旋式成45°角向下分离，中线达尾骨。

(6) 结扎子宫动脉：在阔韧带前叶的侧腹膜上紧邻圆韧带的远端找到膀胱上动脉。在髂内动脉起始部和膀胱上动脉之间找到子宫动脉，钳夹切断。

(7) 打开输尿管隧道：将子宫向外侧牵拉，可触摸到要打开的隧道。清理子宫动脉前后附着组织，使其完全与下方的输尿管游离。用胆囊钳的钳尖直接穿入输尿管上方，下面可以直视输尿管，钳尖向内侧朝向子宫颈穿出宫旁组织；另一把血管钳在其上钳夹，输尿管则被钝性分离并推向隧道的后叶，在剪开隧道子宫颈旁组织前一定要确认未伤及输尿管，7号丝线缝扎止血。重复以上操作，直到隧道完全打开，输尿管全部暴露。分离隧道既可以由近到远也可以相反，要在直接观察到输尿管的前提下进行，这样可以预防输尿管的损伤。隧道打开后，向前牵拉，在输尿管和隧道间的紧密连接组织可以做锐性分离。

(8) 游离直肠：向患者头侧方向牵拉直肠，锐性分离直肠阴道间隙，游离直肠，使子宫后黏附的内脏组织完全分开。直肠与子宫相连的位置往往高于假想的水平，锐性分离可以减少肠管损伤的机会。

(9) 切除宫旁组织和阴道：在宫颈和侧盆壁之间或者靠近盆壁钳夹切断子宫骶主韧带，此时，膀胱侧窝和直肠侧窝融为一体。游离足够长的阴道后，直角钳钳夹阴道远端以便切除上1/3的阴道。切断阴道壁，切除子宫、宫旁组织和上段阴道。连续锁边缝合阴道残端。仔细检查切除的标本是否达到预定手术范围。

## 五、术后监测与处理

1.生命体征的监护：术后24小时内给予心电监护仪监护，密切观察血压、心率、血氧饱和度。同时注意引流管渗液、渗血情况，在早期发现并发症，及时处理。

2.饮食：根据消化功能恢复情况，术后第 1 天可饮少量清水，术后第 2 天进流质，排气后进半流质，以后逐渐恢复正常饮食。

3.术后抗感染：常规使用抗生素预防感染，除密切观察体温变化，腹部切口和阴道分泌物外，还应及早发现腹腔感染、肺部感染及泌尿系感染的征象，及时处理。

4.尿管的管理：术后留置导尿管，注意观察尿量及尿色，每日消毒尿道口两次，术后第 9 天复查双肾及输尿管 B 超，如无异常，术后第 10 天，拔除导尿管，鼓励自行排尿，并测量残余尿。如残余尿超过 100ml，按尿潴留处理。

5.腹腔引流管的管理：保持引流管通畅，注意观察引流液性状。术后 3 天内的引流物以血性液体为主，术后第 5 天起，引流物以淋巴液为主，待腹腔引流物明显减少后，可以拔管。

6.预防血栓形成：注意患者有无下肢疼痛或肿胀，必要时行下肢血管 B 超检查，了解有无下肢静脉血栓形成。

7.随访：如一般情况好，术后 10 天左右可以出院。术后 3 个月复查，以后第 1 ~ 2 年每 3 ~ 6 个月随访一次，第 3 ~ 5 年每 6 ~ 12 个月随访一次，5 年后每年随访一次。

## 六、术后常见并发症的预防与处理

1.出血：术后近期出血多由于止血不确实或者电凝止血痂皮脱落致血管重新开放所致，如在阴道，可以压迫、钳夹、缝扎止血，如在腹腔，且出血量多，应立即开腹止血。如在术后数日发生，多来自继发感染所致，可用大量抗生素控制感染，如阴道出血，可在局部应用抗生素、血管收缩剂等压迫止血；如在腹腔大出血，应及时开腹止血，放置引流，加强抗生素的使用。

2.感染：由于手术时间长，范围大，术后感染是广泛子宫切除术的常见并发症。术前应充分准备，治疗感染病灶。术中精细操作，减少出血，术后应用广谱抗生素，保持腹腔引流管通畅，预防呼吸道及泌尿系感染。

3.血栓形成：术后鼓励患者及早伸展并抬高下肢，加速血液流动。对于年龄大、血液黏稠度高、血脂高、肥胖患者，不用或少用促凝血药物，或预防性使用抗凝药。发现血栓，可使用低分子肝素治疗，必要时置入血管滤网，避免血栓脱落发生严重并发症。

4.盆腔脏器损伤：以膀胱、肠管损伤为主，常发生膀胱阴道瘘、输尿管阴道瘘、直肠阴道瘘。发生的原因主要是直接损伤和热传导损伤。术中发现损伤可以直接修补。如行输尿管修补者，术后 3 ~ 6 个月拔除输尿管导管，拔管后密切观察有无阴道漏尿现象，同时行静脉肾盂造影，了解肾脏分泌排泄功能。如出现泌尿系瘘，且漏洞不大，可延长放置导尿管的时间至 4 ~ 6 周，抬高臀部，使膀胱输尿管末端充分休息，以期获得自愈。如保守治疗无效，手术治疗。术前放置双侧输尿管导管，避免钳夹输尿管，不要过度游离输尿管，可减少输尿管损伤概率。如出现直肠阴道瘘，行肠造瘘术。

5.术后尿潴留：由于术中广泛剥离膀胱、膀胱颈、输尿管，及子宫颈旁组织的广泛切除，切除大部分子宫主骶韧带损伤交感神经和副交感神经，骨盆底组织广泛分离损伤部分支配膀胱的神经及其周围血管，术后膀胱逼尿肌功能减弱，加之术后膀胱位置的改变导致术后尿潴留。预防措施有保留部分盆腔神经丛及其副支（如行 C1 型手术），但是否会因为宫旁组织切除不够而增加复发率存在争议。有学者提出，早期宫颈癌患者宫旁转移的可能性很低，不到1%，且肿瘤直径 < 2cm 的病例基本不会转移，因此，认为可以选择性地降低宫旁组织的根治程度；留置导尿管；术后7天使用促进膀胱功能恢复药物如加兰他敏、维生素 $B_6$ 等，同时预防感染，可以减少术后尿潴留的发生。在术后10天拔除尿管，若残余尿超过100ml 则继续留置尿管，每周更换导尿管，如切除范围较广（如C2型），可延长留置尿管至4～6周。

6. 人工绝经：对于年轻的早期患者可考虑行保留卵巢的手术，术中行卵巢自身移植或移位术。也可以口服雌激素药物，缓解症状。

7. 阴道缩短：术中切除部分阴道，使阴道缩短，影响性生活。手术中将膀胱腹膜反折缝合于阴道残端前壁，再将直肠腹膜反折缝合于阴道残端后壁，最后将膀胱后壁和直肠前壁的浆肌层缝合于适当高度，得以延伸阴道。

## 七、临床效果评价

手术治疗是早期宫颈癌治疗的主要手段。手术治疗的目的在于切除子宫颈原发病灶及其周围已经或可能发生转移或浸润的组织，降低并发症。手术治疗的原则是既要彻底清除病灶，又要防止不适当地扩大手术范围，尽量减少并发症，提高生存质量。因此，国内外的学者对宫颈癌的手术方式和范围问题进行过多方面探讨。目前研究的焦点在于宫旁组织切除的范围。最初沿用的 Piver 分类将根治性子宫切除术分成五类，但这种分类方法的主要局限在于对宫旁组织的描述和切除范围的定位不精准，第一类并非根治性子宫切除术，而第五类现在基本不应用。Q～M 分类是一项新的、简明的、基于解剖标志的根治性子宫切除术的分类方法，主要根据宫旁切除的范围不同描述了四种类型的根治性子宫切除术，并做了一些必要的亚分类。固定的解剖学标志被用于描述切除的范围，例如，输尿管与子宫动脉及子宫颈旁组织的交叉，以及与髂内血管系统的交叉。子宫全切术未包含在新分类中。这项分类方法可以应用于保留生育功能手术，并适用于开腹、经阴道及腹腔镜或机器人手术。A 型（子宫颈旁最少切除型）：子宫颈旁组织切除至输尿管内侧、子宫颈外侧；宫骶韧带及膀胱子宫韧带基本不切除；阴道切除最少（一般 < 1cm），不切除阴道旁组织，打开输尿管隧道，但不游离输尿管床。B 型（切除子宫颈旁组织达输尿管），B1 型：切除子宫颈旁组织达输尿管隧道水平，部分切除宫骶及膀胱子宫韧带；不切除子宫颈旁组织中子宫深静脉下方的骶神经丛；阴道切除至少 1cm，暴露输尿管并推向外侧；B2 型在 B1 型基础上加行宫旁淋巴结切除。C 型（切除子宫颈旁组织至与髂内血管系统交界处）：在直肠水平切除宫骶韧带；在膀胱水平切除膀胱子宫韧带；切除距肿瘤或子宫颈下缘 1.5～2cm 的阴道及阴道旁组织，完全游离输尿管，C1 型保留自主神经及子宫深静脉下方的结缔组织；C2 型不保留自主神经。D 型（外侧扩大的切除）：切除子宫颈旁组织达盆壁，血管达髂内血管系统以上，暴露坐骨神经根，完全游离输尿管，D1 型切除子宫颈旁组织达盆壁；D2 型在 D1 型基础上加上下腹部血管及附属筋膜或肌肉组织。目前临床常用的是 C 型手术，根据情况行 C1 型或 C2 型。

膀胱功能障碍是广泛子宫切除最主要的并发症。一般认为是由于盆腔脏器交感及副交感支损伤引起。目前对术中保留韧带的部位尚缺乏一致观点。最初重点在保留主韧带上的副交感神经，而今越来越集中在神经分布密集的宫骶韧带。其他改良方式包括保留膀胱子宫韧带前部的自主神经及外侧宫旁组织。保留神经的子宫根治术在宫旁组织切除的范围上有所不同。在保留神经手术中有部分远端及外侧宫旁组织未完全切除，但保留这些组织是否增加复发危险目前仍有争议。早期宫颈癌患者宫旁转移的可能性很低（不到1%），且肿瘤直径 < 2cm 的患者基本不会转移。因此，选择性地降低宫旁组织的根治程度是可行的，且能提高患者的生存质量，但对降低宫旁组织切除范围患者的条件、操作、保留程度及范围等问题仍存在争议，且降低宫旁组织根治程度的手术范围对患者复发及生存影响需要前瞻性随机研究来明确。

有文献报道，腹腔镜下广泛子宫切除术的无复发 5 年生存率为 92.8%。西南医院对 295 例行 TLRH 的患者进行了为期 8 ~ 76 个月的随访，发现复发或转移率为 16.8%，无病生存率 ⅠA 期 95.2%、ⅠB 期 96.2%、ⅡA 期 84.5%、ⅡB 期 79.4%、ⅢA 66.7%，而对于ⅢB 期 60.0%。华中科技大学同济医学院附属协和医院对 404 例接受 TLRH 的宫颈癌患者分析发现，≤ⅠB1 和 >ⅠB1 患者的 3 年无复发生存率分别为 94.1% 和 79.6%，总生存率分别为 94.9% 和 81.3%。一个多中心、大样本量的研究中，1052 例 ⅠA2 ~ ⅡB 期宫颈癌患者在接受腹腔镜下广泛子宫切除 + 盆腔淋巴结清扫术后，随访 1 ~ 177 个月，复发率为 3.6%，与开腹手术组无明显差别。术后 3 年无瘤生存率为 91.5%，其中，ⅠA2 ~ ⅠB1 期 94.4%，ⅠB2 ~ ⅡB 期 85.6%。

术后复发高危因素：宫颈癌复发危险因素包括肿瘤直径、淋巴脉管间隙受累、子宫颈间质浸润深度、淋巴结转移、宫旁浸润、切缘浸润。因此，严格把握手术指征、保证足够范围的广泛子宫切除及盆腔淋巴结清扫是降低术后复发的关键因素。

（贺晓琪　王泽华）

## 参 考 文 献

蔡红兵，张蔚，张帆，等 .2014.陈惠祯妇科肿瘤手术学 . 第 3 版 . 北京：科学出版社

帝尔索·佩雷斯·梅森娜，安立奎·凯尤拉·福特 .2014.宫腔镜诊断和操作技术 . 夏恩兰主译 . 第 2 版 . 天津：天津科技翻译出版有限公司

杰恩 .2006.妇科内窥镜手术图解：不孕症和妇科手术 . 岳天孚译 . 天津：天津科技翻译出版有限公司

理查德·史密斯 .2007.妇科肿瘤手术图谱及临床研究 . 张家文主译 . 第 2 版 . 北京：人民卫生出版社

李光仪 .2013.妇科腹腔镜手术难点与对策 . 北京：人民卫生出版社

李光仪 .2006.实用妇科腹腔镜手术学 . 北京：人民卫生出版社

梁志清 .2012.妇科肿瘤腹腔镜治疗学 . 北京：人民军医出版社

刘新民，万小平，邹淑花 .2010.妇产科手术难点与技巧图解 . 北京：人民卫生出版社

刘新民 .2008.妇产科手术学 . 第 3 版 . 北京：人民卫生出版社

糜若然 .2013.新编实用妇产科手术技巧 . 北京：人民军医出版社

石一复，郝敏 .2001.子宫体疾病 . 北京：人民军医出版社

王泽华 .2009.妇产科治疗学 . 北京：人民卫生出版社

王泽华，童晓文 .2008.现代妇产科手术学 . 上海：第二军医大学出版社

夏恩兰，段华，刘玉环 .2004.宫腔镜子宫内膜切除术的临床应用及远期疗效分析 . 中华妇产科杂志，39(5)：296-300

肖琳，漆洪波，余琴．2010.宫腔镜子宫内膜切除术治疗功能失调性子宫出血效果影响因素探讨．实用妇产科杂志，26(7)：520-521

杨露，王泽华．2011.新辅助化疗在宫颈癌治疗中的应用现状及争议．中国妇产科临床杂志，12(6)：473-475

杨露，杨萍，李东林，等．2015.腹腔镜与开腹行子宫广泛性切除术治疗Ⅰa2-Ⅱb期子宫颈癌安全性及有效性的比较．中华妇产科杂志，50(12)：915-922

约翰·斯科吉．2011.威廉姆斯妇科学．陈春玲主译．北京：科学出版社

张震宇，郎景和．2006.妇科学新进展——妇科手术的新观念和新方法．北京：中华医学电子音像出版社

朱盈，李婷．2014.不同途径全子宫切除术对女性性生活质量的影响．现代妇产科进展．12(23)：990-992

Baggish MS，Sze EHM. 1996. Endometrial ablation：a series of 568 patients treated over an 11-year period. Am J Obstet Gynecol，174: 908-913

Chen Y，Xu H，Liang Z，et al. 2008. The outcome of laparoscopic radical hysterectomy and lymphadenectomy for cervical cancer：a prospective analysis of 295 patients. Ann Surg Oncol，15(10)：2847-2855

Frumovitz M，Sun CC，Schmeler KM，et al. 2009. Parametrial involvement in radical hysterectomy specimens for women with early stage cervical cancer. Obstet Gynecol，114：93-99

Isaacson KB. 1999，Complications of hysteroscopy. Obstet Gynecol Clin Endoscopy，26：39-51

Jenny SY，Mrcog T，Andrew P. 2006. Pregnancy after endometrial ablation：English literature review and case report. J Minimally Invasive Gynecol，13(2)：88-91

Nam JH，Park JY，Kim DY，et al. 2012，Laparoscopic versus open radical hysterectomy in early stage cervical cancer：long-term survival outcomes in a matched cohort study. Ann Oncol，23(4)：903-911

Piver MS，Rutledge F，Smith JP. 1974. Five classes of extended hysterectomy for women with cervical cancer. Obstet Gynecol，44：265-272

Querleu D，Morrow CP. 2008，Classification of radical hysterectom. Lancet Oncol，9(3)：297-303

Xia EL，Li TC，Yu D，et al. 2006. The occurrence and outcome of 39 pregnancies after 1621 cases of transcervical resection of endometrium. Hum Reprod，21：3282 -3286

Yang L，Cai J，Wang Z，et al. 2015. Laparoscopic radical hysterectomy and pelvic lymphadenectomy can be routinely used for treatment of early-stage cervical cancer：a single-institute experience with 404 patients. J Minim Invasive Gynecol，22(2)：199-204

Yang L，Guo J，Wang Z，et al. 2015. Clinical efficacy and safety of paclitaxel plus carboplatin as neoadjuvant chemotherapy prior to radical hysterectomy and pelvic lymphadenectomy for Stage IB2-IIB cervical cancer. Int J Clin Exp Med，8(8)：13690-13698

# 第十一章　卵巢输卵管手术

## 第一节　卵巢囊肿切除术

### 一、适应证

1. 卵巢非赘生性的囊肿，如滤泡囊肿、黄体囊肿、卵巢冠囊肿、卵巢子宫内膜异位囊肿等。

2. 卵巢赘生性的良性肿瘤，如卵巢成熟型囊性畸胎瘤、非乳头型浆液性、黏液性囊腺瘤、卵巢纤维瘤等。

### 二、禁忌证

1. 卵巢肿瘤合并感染者。

2. 黏液性或浆液性囊腺瘤已有乳头形成，虽非恶性，但已有潜在恶性倾向。

3. 肿瘤生长速度较快或恶性肿瘤不能够排除者。

### 三、术前准备

#### （一）患者的准备

1. 详细询问病史及检查

(1) 了解现病史、既往史、月经婚育史等。

(2) 完成体格检查、妇科检查及术前常规实验室检查，包括血尿常规、凝血、生化、输血前筛查、白带检查、宫颈防癌筛查及肿瘤标志物检查和重要的影像学检查，包括胸片、心电图，消化系统、泌尿系统和子宫附件的彩超检查，必要时考虑 CT 及盆腔 MRI。

2. 手术前合并症的处理

(1) 如有贫血、感染等情况，积极纠正贫血及抗感染治疗后手术。

(2) 有其他系统疾病者，请相关专科协助治疗，专科情况允许后方可手术。

(3) 如考虑肿瘤不排除恶性，需申请相关外科会诊，必要时上台协助。

3.手术前的准备

(1)肠道准备：如果基本确定囊肿为良性，且不是卵巢子宫内膜异位囊肿，盆腔粘连可能性比较小，则只需要术前1天晚上普通灌肠就可以了，如果肿瘤不排除恶性可能，或者为卵巢子宫内膜异位囊肿或盆腔有严重粘连可能者，建议术前3天开始口服甲硝唑片，并开始少渣饮食，由半流质到流质，术前1天晚上禁食。术前2天普通灌肠，术前口服泻药，术前当晚及手术当日清晨各清洁灌肠1次。

(2)阴道准备：术前2天开始阴道灌洗上药，每天1次。有特殊感染者给予相应治疗。

(3)皮肤准备：术前1天进行。腹部上至剑突，下至耻骨联合，两侧至腋中线，外阴及大腿上1/3范围清洁，外阴备皮，如行腹腔镜，则特别注意清洗脐孔内的污垢。

(4)备血。

(5)术前或术中留置导尿。

## （二）手术人员的准备

1.由主刀手术者组织手术小组成员术前讨论，明确手术方式、手术时间、麻醉方法，评估手术风险及处理对策。

2.术前向患者及家属详细说明病情，充分交代手术及麻醉风险，签署手术、麻醉同意书及委托书等。如为腹腔镜手术，则需要向患者及家属交代中转开腹的可能，同时需要交代肿瘤为恶性的可能，必要时更改手术方式及扩大手术范围等。

# 四、手术要点、难点及对策

## （一）麻醉和体位

1.如为开腹手术，则选择平仰卧位，麻醉方式可以选择腰硬联合麻醉或者气管插管全身麻醉。

2.如为腹腔镜手术，若患者有性生活史，则选择改良的膀胱截石位，头低臀高为15°～30°；若无性生活，则选择头低臀高的平仰卧位。麻醉方式为气管插管全身麻醉。

## （二）手术切口

1.开腹手术选择下腹正中纵切口，根据囊肿大小确定切口长度，尽量不要绕脐。

2.腹腔镜手术选择脐下缘为第一穿刺孔，约1cm，右侧麦氏点及左侧麦氏点对应点附近无血管区各取一0.5～1cm切口。如果囊肿较大，上界超过脐水平，则可以将三个穿刺孔相应上移。

## （三）手术步骤

1.腹式卵巢囊肿切除术

(1)选择下腹正中纵切口，常规开腹，进入腹腔。

(2)挽出肿瘤：用手将增大的卵巢从切口挽出，如有粘连致挽出困难时，先分离粘连。

挽出肿瘤应看清楚解剖关系。

(3) 切开囊壁：固定卵巢肿瘤，围纱，在卵巢肿瘤的包膜近卵巢正常组织的根部无血管处做一横贯切口，深度仅透过囊壁而未切开肿瘤壁。将卵巢肿瘤向前翻转，在对侧对应部位做同样切口，使两侧切口连接。切开的包膜深度要适宜，过浅易造成术中出血多及切除过多正常卵巢组织；过深则容易破坏囊肿壁，导致囊内容物流入腹腔，造成腹腔污染或肿瘤腹腔种植可能。

(4) 剥离囊肿：用鼠齿钳钳夹切开的卵巢包膜边缘，用刀柄或手指沿囊壁球面剥离，最后将肿瘤取出，遇到粘连致密处可予以电切分离。取下的肿瘤应切开检查，肉眼证实可能为良性肿瘤后方可缝合卵巢。剥离时若发生囊肿破裂，如破口小则可以弯钳钳夹破口继续剥离，如破口较大，则可以吸净囊内内容物，用鼠齿钳钳夹囊肿壁层，用刀柄或手指钝性剥离，使之与卵巢组织分离。如囊内容物流入腹腔，则需要以大量生理盐水反复冲洗腹腔，如果是畸胎瘤的油脂物流入腹腔，则以大量温盐水反复冲洗盆腹腔。如囊肿较小，仅占卵巢表面，用鼠齿钳钳夹小囊肿及欲切的卵巢部分，用刀做楔形切口，将囊肿及附带的一部分卵巢组织一并切除。

(5) 缝合卵巢：将剩余的正常卵巢及其包膜进行缝合，包膜边缘不整齐者，可稍稍进行修剪，如创腔不深，可用 2-0 可吸收线连续缝合包膜；如创腔较深，可先用 2-0 可吸收线先间断 "8" 字缝合创腔基底，然后包膜再连续缝合或做连续褥式缝合。

(6) 检查缝合：卵巢有无出血，出血处进行缝扎。

(7) 按常规关腹。

2. 腹腔镜下卵巢囊肿切除术

(1) 对于有性生活的女性，如果考虑囊肿为卵巢子宫内膜异位囊肿，则必须放置举宫器。

(2) 形成气腹，置入腹腔镜及操作器械。

(3) 探查盆腹腔，注意盆腔是否有积液，卵巢囊肿的位置、大小、外观形态、包膜是否光滑完整，表面是否有赘生物，与周围组织是否有粘连及对侧卵巢的情况，仔细检查子宫及双侧输卵管，探查腹腔脏器包括肝、胃、肠管及大网膜。

(4) 剥除卵巢囊肿：设定卵巢表面切口，切口应稍远离卵巢门，且切口不应该选择在卵巢皮质较薄的透亮处，这样可以减少囊肿破裂风险。电凝切口处卵巢皮质，以单极电钩切开少许囊肿表面卵巢皮质，深达囊肿壁表面，弯钳钳夹卵巢皮质，以电凝钩分离卵巢与囊肿间隙，边分离间隙边剪开囊肿表面卵巢组织，钝性及锐性分离囊肿与卵巢，逐步剥离囊肿，剥离囊肿时尽量小心，避免囊肿破裂，遇到血管处可以予以电凝。若囊肿包膜菲薄或与卵巢皮质粘连致密，则尽量回避，改选择较易剥离处继续手术。若囊肿破裂，则需以吸引器尽量吸净囊内容物，然后钝性剥离囊壁。对于子宫内膜异位囊肿，由于剥离过程中几乎都是会囊肿破裂的，故先可经囊肿表面较薄处电凝切开一小口，吸净囊内巧克力样液体后扩大切口，选择正确的层次用抓钳将囊肿壁撕脱。

(5) 剥离后的卵巢创面，如果有明显出血点，则可以双极电凝或者 PK 刀电凝，注意避免过度电凝导致卵巢功能减退，以 2-0 可吸收线连续缝合卵巢创缘。

(6) 取出囊肿壁：放入标本袋，将囊肿壁装入标本袋后经 1cm 穿刺孔取出，如囊肿为畸胎瘤，可能会有牙齿、骨片等坚硬组织不易取出，可以适当扩大切口取出。

(7) 以生理盐水反复冲洗盆腔，检查缝合的卵巢组织及盆腔创面是否有渗血。

(8) 取出腹腔镜及套管鞘，缝合腹壁皮肤。

## 五、术后监测与处理

1. 监护：术后 6 小时内给予心电监护仪监护及低流量吸氧，密切观察血压、心率、血氧饱和度，腹部伤口压沙袋。同时注意引流管渗液、渗血情况，在早期发现并发症及时处理。

2. 饮食：根据消化功能恢复情况，术后 6 小时后可饮少量清水，术后第 1 天进流质，排气后进半流质，以后逐渐恢复正常饮食。

3. 抗感染及补液：常规使用抗生素预防感染，密切观察体温变化及腹部切口情况，还应及早发现盆腹腔感染、肺部感染及泌尿系感染的征象，及时处理，如无特殊情况，48 小时内停用抗生素及相关补液。

4. 尿管的管理：术后留置导尿管，注意观察尿量及尿色，每日消毒液抹洗尿道口及外阴两次，如无特殊，24 小时可以拔除导尿管，并嘱患者自行排尿。

5. 预防血栓及肠粘连：术后 6 小时可以翻身及坐躺，术后第 1 天拔除尿管后可以适当床边走动，如有下肢疼痛或肿胀，必要时行下肢血管彩超检查，了解有无下肢静脉血栓形成，必要时相关科室会诊；如有腹胀且肛门 24~48 小时未排气，则需要行腹部立卧位平片排除肠粘连及肠梗阻，必要时相关科室会诊。

6. 随访：术后 1 个月复查，没有特殊情况一年复查一次，以妇科彩超为主，可以间断复查肿瘤标志物。

## 六、术后常见并发症的预防与处理

1. 出血：由于卵巢皮质及髓质中均有丰富血管，囊肿剥离时未找到正确的层次，可能会导致术中出血多，尤其是子宫内膜异位囊肿，剥离层次不清，创面大，渗血明显，如术中未将明显的出血点电凝或缝扎，则术后可能会出现卵巢渗血，甚至大出血需要二次手术。所以术中剥离囊肿需要选择正确的层次做钝性及锐性剥离，遇到明显血管喷血，需要电凝，对于子宫内膜异位囊肿的剥离可以在剥离前囊壁注射垂体后叶素，减少术中出血。如盆腔粘连分离后创面大，术中渗血明显，术毕可以留置盆腔引流管来观察术后出血情况。

2. 感染：卵巢创缘缝合后如果留有死腔，若死腔内有积血，则可能导致卵巢感染，从而引起全身感染，甚至需要再次手术切除卵巢，故缝合需仔细，既不能留有死腔，又要避免太密太紧的缝合导致卵巢皮质血运循环障碍而缺血坏死。此外，畸胎瘤术中破裂，囊内油脂、头发等流入盆腹腔可能引起化学性腹膜炎导致术后腹痛及粘连，故术中需要用大量温热生理盐水反复冲洗盆腹腔，术后需要密切观察患者的生命体征和一般情况，同时结合血常规、CRP 等指标来判断是否有术后感染的可能。

3. 盆腔脏器损伤：盆腔脏器损伤多发生在子宫内膜异位囊肿，因为此类囊肿多有盆腔严重粘连，以膀胱、输尿管及肠管损伤为主，发生主要是在分离粘连及电凝止血过程中。

故考虑粘连严重或子宫内膜异位囊肿时需要做好术前准备，包括肠道准备、输尿管支架的放置及与患者和家属的充分沟通等，术中仔细分离粘连，粘连致密考虑有可能损伤时，如为腹腔镜手术则必要时转开腹手术，对于膀胱、肠管及输尿管表面的分离创面的电凝止血需要采取较表浅的点凝方式，电凝后立刻予以生理盐水冲洗降温，术中发现损伤可以直接修补。有些术中无法发现的损伤可以在术后数天内表现出来，故术后需要严密观察患者的生命体征及一般情况，发现问题及时处理。

4.卵巢功能损伤：若对于囊肿剥离后的出血创面进行盲目的广泛电凝止血，则可能造成正常卵巢组织破坏，尤其是双侧子宫内膜异位囊肿，术中由于层次不清，难免会损伤部分卵巢皮质，如果加上广泛的电凝止血，则可能造成卵巢功能的进一步下降，术后可能有出血月经量少、稀发等症状。故对于年轻的有生育要求的患者术中应该尽量地保留和保护正常的卵巢组织，剥离过程中尽量找到正确的层次进行分离，卵巢创缘尽量采取缝合止血，针对较明显的出血点可以电凝局部止血，尤其是对于卵巢门附近的止血需要更加注意保护卵巢的血供。

## 七、临床效果评价

### （一）囊肿复发问题

囊肿剥离时应该尽量将囊肿壁完全剥除，以免残留的囊肿壁成为复发病灶。卵巢的良性囊性畸胎瘤及囊腺瘤切除术后极少复发，卵巢的子宫内膜异位囊肿切除术后，由于囊肿壁与卵巢皮质间层次不清，囊壁很难完全剥尽而导致残留，术后应该配合相关药物，否则较易复发。

### （二）卵巢功能保护的相关问题

手术时对于止血的处理最常用的方法是电凝，开腹时使用的电凝及腹腔镜下使用单极、双极对卵巢功能有一定的影响。卵巢囊肿剥除创面采用电凝止血会引起卵巢功能的损伤，而使用缝合可更好地保留其功能，但缝合时注意缝线不要过密过紧，以免影响卵巢血供而导致术后卵巢功能减退。为了更好地保护卵巢皮质，在电凝止血时边电凝边冲洗，可降低电凝产生的高温对卵巢皮质的热损伤。另外，剥除较大囊肿后，对于缝合前残余卵巢的修剪也会导致部分卵巢皮质丧失，导致术后卵巢功能降低，故对于残余卵巢的修剪不应过多，有可能时尽量予以保留。

### （三）妊娠期卵巢囊肿剥除术

卵巢囊肿是妊娠期较常见的合并症之一，一般体积较小的良性囊肿可以足月分娩后再处理或者剖宫产同时处理，而体积较大者或者妊娠期间出现囊肿破裂或蒂扭转者则需要孕期手术治疗。有研究认为，孕期卵巢囊肿直径在6cm以内可予以动态观察，没有症状孕期可不予处理；若卵巢囊肿直径超过6cm，或囊肿直径未达6cm但出现蒂扭转或破裂症状，则需要手术治疗，根据医院条件和医生的手术经验，可选择开腹或者腹腔镜手术治疗；若卵巢囊肿高度怀疑恶性可能，则需要孕期尽快开腹手术治疗。任何孕周发生卵巢囊肿的蒂扭转或者破裂，以及恶性可能都可以实施手术，无症状的孕期卵巢囊肿手术建议选择在孕12~16周进行，因为此时子宫的敏感性不高，可降低流产发生的可能性；孕中期较大孕周依然可以进行卵巢囊肿手术，只是增大的子宫会增加手术操作的难度。孕晚期发现的没有症状的囊肿建议等待足月分娩后处理或者剖宫产时处理。

目前大量的证据表明，妊娠期行卵巢囊肿手术不会明显增加流产、早产概率，也不会增加胎儿畸形的风险，同时腹腔镜手术在妊娠期也不会因为气腹及麻醉等操作增加相关风险，而且腹腔镜手术相比开腹手术，有创伤小、恢复快等优点，如果条件允许，对于孕期的卵巢囊肿尽量选择腹腔镜手术。妊娠期卵巢囊肿腹腔镜手术同剖腹探查相比而言，具有众多优势：①腹腔镜腹部创口小，无需暴露腹腔于空气中，几乎是在全封闭状态下进行手术操作，从而有效避免了剖腹探查术中大面积暴露腹腔内脏器所带来的弊端，也有效避免了剖腹探查术中应用纱布及手套等造成的组织损害；②腹腔镜下视野宽阔，能对盆腔及腹腔进行全方位探查，且可局部放大病灶，更利于对病灶的观察，同时避免了对子宫不必要的刺激，从而将术中对子宫所造成的刺激降到了最低；③腹腔镜手术腹部切口小，手术时间短，术中出血量少，且术后愈合较快，显著缩短了孕妇住院时间；④腹腔镜手术过程中对孕妇胃肠道刺激较剖腹探查术少，故术后孕妇的消化道功能很快便可得以恢复，术后很快可以恢复正常饮食；⑤腹腔镜术后孕妇伤口疼痛感较轻，一般不需给予任何镇痛处理，从而避免了应用麻醉或镇痛药物后对胎儿所造成的不良影响。

麻醉与体位：由于腹腔镜手术中 $CO_2$ 气腹、体位等对呼吸循环及胎儿的可能影响，应该采用气管内插管全身麻醉，术中常规监测血压、心率、呼气末 $CO_2$、$CO_2$ 分压、血氧饱和度等指标，以保证适当的麻醉深度和维持有效的通气，同时还要求麻醉诱导快、苏醒快、并发症少、使用对胎儿无致畸和毒性作用的药物。体位多采取仰卧或头低臀高位，向左侧倾斜20°，以减轻子宫对下腔静脉的压迫。腹部穿刺点选择：腹腔镜气腹建立是最危险的过程，而妊娠期增大的子宫使手术的难度和风险明显增加，因此为了减少手术的并发症，合理选择第一切口的位置至关重要。一般第一穿刺点距子宫底或卵巢囊肿最高点应大于5cm，以保证穿刺的安全性和充分的手术操作空间，其他 Trocar 位置也较非孕期相应增高，应在子宫底或卵巢囊肿最高点3cm以上。腹腔内压的控制：为了避免子宫胎盘供血减少和母体高碳酸血症及胎儿酸中毒的可能风险，同时又不影响手术，术中气腹的压力一般控制在 8~12mmHg 为宜，不应超过 15mmHg。另外在取标本时可以完全或部分放出腹内气体以减轻气腹压力，同时还要尽可能缩短手术和 $CO_2$ 气腹时间，术毕尽量排净腹腔内的 $CO_2$。正确运用手术技巧：手术尽可能由有经验的医师担任，以缩短手术时间。术中动作要轻柔，尽量避免触碰子宫，如囊肿较大或分离过程中有可能破裂时，可先行吸出囊液，以免囊液流入腹腔，刺激子宫。手术过程中尽量减少电切、电凝等操作，如需使用，则应选择双极电凝，并注意配合放烟，以降低有害气体对胎儿的影响，还应注意要用温生理盐水冲洗腹腔，避免对妊娠子宫的过度刺激。术后处理：术后一般预防性应用抗生素，但对是否常规应用保胎药还有争议，也可术后根据孕周大小酌情给予黄体酮、硫酸镁等保胎、抑制宫缩的治疗。

## （四）巨大卵巢囊肿剥除术

巨大卵巢囊肿是指囊肿直径大于 12cm 或囊肿体积相当于妊娠 4 个月大小。传统的开腹手术曾经采取恶性肿瘤的大切口，将整个肿物托出腹腔，但可因腹内压骤减而使血压下降，甚至出现休克，这样风险大，创伤也大。目前，经评估考虑良性可能较大时，可以先在囊壁做荷包缝合，勿穿透囊壁，在其中心用尖刀或穿刺器刺入囊腔，连接吸管，吸出囊内液。待瘤体缩小后，将荷包缝合线缩紧，防止液体外溢。再将瘤体托出切口外常规剥除。

巨大卵巢囊肿曾经被认为是腹腔镜手术的禁忌证，主要原因是巨大卵巢囊肿占据整个盆腹腔，影响穿刺和操作，囊肿剥除面积过大，镜下创面难止血，缝合残留卵巢较困难。但随着腹腔镜手术技术的发展和设备的进步，巨大囊肿的腹腔镜手术不断得到开展。术前严格评估良恶性肿瘤是手术成功的前提，应选择通过病史、体征、肿瘤标志物及彩超排除恶变且完全囊性的巨大卵巢囊肿进行腹腔镜手术。目前较为被认可的腹腔镜手术方式为上移第一穿刺孔位置，一般认为最好高于囊肿上界 3～5cm，第二及第三操作孔相应上移及外移，在囊肿表面造一切口，吸净囊内液后按常规方式剥除囊肿壁，再修剪后缝合卵巢创缘。

（李梦熊　李小毛）

# 第二节　附件切除术

## 一、适应证

1.卵巢良性肿瘤年龄偏大（≥45 岁），严重盆腔子宫内膜异位症不适合保留附件者。

2.输卵管卵巢囊肿、输卵管炎性包块或脓肿药物治疗无效者，输卵管妊娠、输卵管良性肿瘤或系膜肿瘤年龄大无生育要求者行输卵管切除。

3.卵巢交界性肿瘤、卵巢恶性肿瘤（ⅠA期）、卵巢生殖细胞恶性肿瘤局限于单侧卵巢者行患侧附件切除术。

## 二、禁忌证

1.严重的心、肺、肝、肾等脏器疾病或体质虚弱不能耐受手术者。

2.盆腔有急性炎症且有广泛粘连者。

3.不能耐受麻醉者。

## 三、术前准备

### （一）患者的准备

1. 详细询问病史及检查

(1) 重点了解重要脏器疾病病史，有无出血倾向及盆腔炎症病史。

(2) 完成术前常规实验室检查及重要的影像学检查，包括胸片，心电图，心脏、消化系统、泌尿系统和子宫附件的 B 超检查，必要时行盆腔 CT 或增强 CT 扫描，老年患者还应进行必要的心、肺功能检查等。

2. 术前合并症的处理

(1) 积极纠正贫血。

(2) 控制感染，因蒂扭转、破裂等导致感染者应当积极控制感染情况下进行手术，一般术前不进行预防性抗生素治疗。

(3) 纠正水电解质紊乱、营养不良及代谢紊乱。

(4) 控制高血压及糖尿病，但不宜降得太低。

(5) 有其他系统疾病者，请相关专科协助治疗。

3. 手术前的准备

(1) 饮食：术前 1 天晚上流质或半流质饮食，晚 12 点后禁食禁水。

(2) 睡眠：保证良好睡眠，必要时术前夜晚口服艾司唑仑片。

(3) 手术野皮肤准备：术前 1 天剃除阴毛和下腹部汗毛，重点清洁脐部，术前当晚洗头洗澡。

(4) 肠道准备：术前 1 天口服泻药导泻，术前当晚及手术当日清晨各肥皂水普通灌肠 1 次；子宫内膜异位症和盆腔炎性包块与肠道粘连可能损伤肠道者应行充分肠道准备。

(5) 阴道准备：通常情况下不必行阴道准备，有全子宫切除可能者应行阴道准备，术前 3 天开始用 0.5% 活力碘擦洗阴道，每天 1 次，有阴道炎症者应给予治疗。

(6) 备血。

(7) 术前应用阿托品、异丙嗪。

### （二）手术人员的准备

1. 手术者组织手术小组成员术前讨论，明确手术方式、手术时间、麻醉方法，评估手术风险及处理对策。

2. 术前医患充分沟通并交代手术及麻醉风险，签署手术及麻醉同意书。

3. 手术当日术前上导尿管。

## 四、手术要点、难点及对策

### （一）麻醉和体位

开腹手术采用仰卧位，连续硬膜外麻醉、腰麻或气管插管全身麻醉。

腹腔镜手术采用膀胱截石位，大腿向两侧平移外展，头低 15°～ 30°。消毒铺巾后留置尿管。麻醉方式为气管插管全身麻醉。无性生活者采用仰卧位。

## （二）手术范围

附件切除手术范围包括：一侧 / 双侧输卵管和（或）卵巢，卵巢恶性肿瘤者还应包括部分阔韧带和骨盆漏斗韧带。

广泛性附件切除手术范围包括：切除患侧输卵管、卵巢及下述范围内的脂肪结缔组织。上至骨盆入口部，高位切断骨盆漏斗韧带；下至阔韧带基底，止于子宫侧壁；内侧至输尿管外 1cm；外侧为腰大肌及髂血管鞘表面。

## （三）手术切口

开腹手术取下腹正中切口或下腹横切口。一般长度为 8 ～ 10cm，或取比肿瘤最大径小约 3cm 左右切口，或视探查情况延长切口。

腹腔镜手术选脐部作为置镜孔，双人操作时在镜下于右下腹麦氏点处置入做 5mm 助手操作孔，左下腹相对应位置做 10mm 术者操作孔。单人操作时在左下腹髂前上棘前上方 2 ～ 3cm 处做术者第一操作孔，在置镜孔与术者第一操作孔连线中点外侧处做 10mm 术者第二操作孔。如果盆腹腔有粘连或肿瘤巨大，上述各孔位置将向上移。根据术中暴露情况决定是否上举宫器。

## （四）手术步骤

1. 探查：术者再次清洗双手，一手伸入腹腔，由健侧附件 - 子宫 - 患侧附件依次探查，了解肿瘤的大小、囊 / 实性、单侧或双侧、表面是否光滑、有无粘连、瘤蒂的长度和宽度、子宫和直肠等情况，实性肿瘤应常规探查中上腹部器官。如有卵巢肿瘤蒂扭转，观察肿瘤颜色、质地、粘连、渗出、顺 / 逆时针扭转周数等情况，判断卵巢有无坏死情况。如果为腹腔内出血性疾病，重点了解出血量、血凝块位置、出血点、输卵管粗细形状、有无充血水肿、积脓和有无粘连等情况，明确出血部位和器官。分离粘连时注意勿损伤输尿管、膀胱、肠管。腹腔镜下探查顺序和内容相同。

2. 取出囊肿：对于小而光滑的肿瘤，用卵圆钳牵拉输卵管或骨盆漏斗韧带即可将肿瘤娩出腹腔外。较大或巨大无粘连良性肿瘤可先行囊肿穿刺放液，缩小囊肿后取出。首先用盐水垫填充在囊肿壁与腹腔的间隙中，纱布保护切口周围防止穿刺液污染切口或流入腹腔。在囊肿游离缘之囊壁上缝合直径 3cm 的荷包，于荷包中央切开直径 0.5cm 切口达囊腔，随即吸引器头进入切口内吸引（图 11-2-1），随即调整或收紧荷包缝合线，避免囊液溢出。一边吸引一边向腹腔外轻轻牵拉囊壁即可达到取出囊肿的效果。同时应当缓慢由囊肿周围缝隙向腹腔送入盐水纱垫填充腹腔或沙袋腹部放置加压，防止回心血量减少引起休克。对于巨大囊肿应缓慢放液，适当调整患者体位为头低脚高位。

202

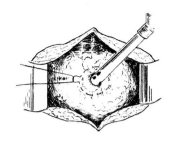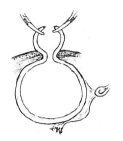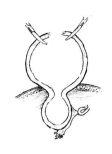

**图 11-2-1　穿刺吸液后取出囊肿**

如果有粘连存在，一般从粘连较少、有间隙、疏松易剥离的部位开始操作，疏松的粘连可用手指缠纱布做钝性剥离，逐步扩大剥离范围，这样相对容易；膜样粘连或粘连带用剪刀或电刀锐切切割分离；如遇粘连较重的部位，可暂时避开，先分离其他较容易分离的区域，尽可能暴露和接近致密关键部位，在直视下、仔细甄别器官来源、部位、走行等。如果是良性囊肿粘连重，剥离困难时宜适当远离重要器官，可以选择保留一小部分囊壁于肠管或膀胱上为上策。囊肿与盆壁紧密粘连，剥离囊肿侧后方时应注意避免损伤大血管及输尿管，操作上可从骨盆入口处或包块上缘打开后腹膜，寻找输尿管和大血管等重要结构，于腹膜后向下分离不失为明智之举。在囊肿过大、暴露困难、排除了恶性肿瘤的情况下可以行穿刺放液缩小囊肿，更易于显露粘连部位组织的结构、界限、层次等，降低了手术难度。总之在剥离囊肿粘连的过程中，应灵活运用钝性或锐性剥离方法、选择不同的手术器械、变换不同的手术路径和方向，常常可以达到"山重水复疑无路，柳暗花明又一村"的效果，最终顺利分离粘连，恢复正常解剖结构，分离粘连也是妇科医生应当具备的基本功之一。

腹腔镜下切除巨大卵巢肿瘤因为空间小，暴露困难，手术操作难度较大。可以在置镜成功后，在评估为良性肿瘤情况下，将术者第二操作孔 Trocar 刺透腹壁后直接刺入囊腔中，即可放入吸引器抽吸囊液，抽吸不宜过快，助手用操作钳将囊壁固定于鞘上避免滑脱，囊腔缩小后冲洗干净腔内容物，再经此鞘放入镜头观察囊壁是否光滑，有无结节和内生乳头，若考虑为良性肿瘤，将囊肿放入腹腔进行下一步手术。如果囊壁不光滑或有内生乳头，则缝合穿刺孔并电灼切缘后放入腹腔 ( 图 11-2-2)。

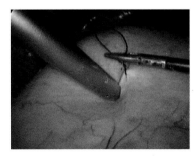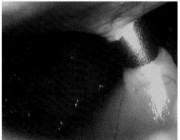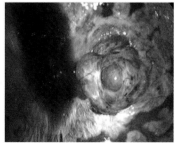

**图 11-2-2　Trocar 抽吸囊肿**

腹腔镜下分离粘连时因缺少开腹手术的触诊及立体空间感，手术时更应耐心仔细，必要时在脐耻之间做一小纵切口，单手进入腹腔进行触摸探查。能量器械使用过程中要充分

203

了解其特性，采取点击式脉冲样电凝或切割，贴近肠壁时不用能量器械而直接用剪刀剪开，减少并发症的发生。

3. 切断囊肿蒂：对于小而光滑的肿瘤，用钳提起输卵管显露骨盆漏斗韧带，2 把长弯血管钳钳夹卵巢动、静脉，切断骨盆漏斗韧带，近端 7 号丝线贯穿缝扎、结扎各 1 次（图 11-2-3）。于卵巢固有韧带中点处钳夹卵巢固有韧带和输卵管峡部，切断卵巢固有韧带，残端 7 号丝线贯穿缝扎、结扎各 1 次。如果仅行输卵管切除，将病变输卵管提起，使输卵管系膜展平，取血管钳由伞端沿输卵管系膜向子宫角方向钳夹；同时另取血管钳由子宫角向伞端方向钳夹输卵管峡部和系膜，钳尖相对，切断输卵管系膜。炎性包块因界限不清，钳夹时适当远离卵巢，尽量保留正常卵巢组织。

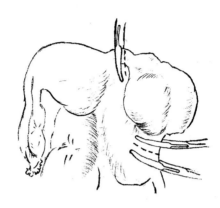

图 11-2-3　切断囊肿蒂

巨大囊肿在处理骨盆漏斗韧带时要仔细辨认输尿管，在骨盆漏斗韧带内侧髂总血管表面可见输尿管蠕动，如果位置深不能显露时需打开后腹膜寻找输尿管，于输尿管外上方打开腹膜至卵巢固有韧带下方，可避免输尿管损伤。囊肿蒂是由骨盆漏斗韧带、阔韧带上缘、卵巢固有韧带及输卵管所组成。术者以一手伸入囊肿蒂的下方，暴露并保护肠管，分别在囊肿蒂的两侧各钳夹弯止血钳，两侧钳尖相对，完全夹闭组织，在止血钳与囊肿间切断囊肿蒂。7 号丝线 "8" 字缝合法缝扎囊肿蒂的残端。如蒂部宽，应当分 2 ～ 3 次钳夹切断并缝扎（图 11-2-4），大片钳夹切断不可取，否则难免缝扎线不牢固脱落或血管断端滑脱出血。

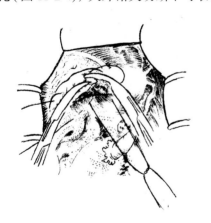
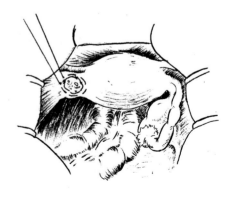

图 11-2-4　分次缝扎切断囊肿蒂

　　蒂扭转的卵巢肿瘤，如果已经坏死则不论年龄大小均应切除，扭转呈"麻花"状的蒂内常有血栓形成，不该复位扭转部位，应在扭转部的下方钳夹瘤蒂一并切除（图11-2-5）。若扭转时日已久肿瘤与周围组织间有粘连形成，该粘连通常疏松易于分离，剥离后再依次切除肿瘤。如果年轻患者尚有区域性新鲜成活卵巢组织，则可以缓慢回复蒂部，观察肿瘤颜色恢复情况，改行肿瘤剥除保留正常卵巢组织，贸然切除带有正常卵巢组织之附件是大忌，常常因年轻经验不足而为之。

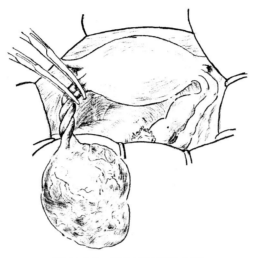

图 11-2-5　钳夹扭转部位之下

　　腹腔镜下附件广泛切除时沿输尿管表面阔韧带基底部打开后腹膜达宫旁，于骨盆入口处电凝切断骨盆漏斗韧带，外侧沿腰大肌表面延伸至子宫圆韧带中外 1/3 处（图 11-2-6）。

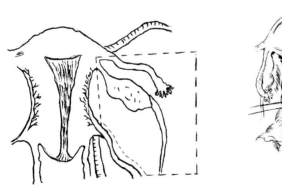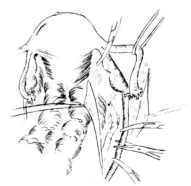

图 11-2-6　附件广泛切除范围

　　腹腔镜对于小而光滑的肿瘤，助手操作钳提肿瘤，用单/双极钳于近卵巢门处电凝骨盆漏斗韧带到灰白或灰黄色，剪刀/电钩/超声刀切断。沿阔韧带上缘向宫角方向近乎平行切开，遇有粗大血管则依次电凝。单/双极电凝凝固输卵管峡部和卵巢固有韧带，剪刀/电钩/超声刀切断。巨大囊肿在电凝骨盆漏斗韧带时要仔细辨认输尿管，在髂总动脉表面可见输尿管蠕动，在输尿管与骨盆漏斗韧带打开腹膜，寻找到输尿管并向内下方推离输尿管，打开阔韧带后叶达卵巢固有韧带下方，可避免输尿管损伤。切断卵巢固有韧带时应注意卵巢固有韧带下方为子宫动脉卵巢支所在，电凝时应确保凝固有效，否则切断后出血难免（图 11-2-7）。置入取物袋，将附件放入袋中，收紧牵引线，拉出腹腔外，分次取出冰冻检查。输卵管切除自伞端沿输卵管系膜至峡部依次凝切即可（图 11-2-8）。

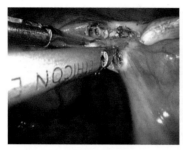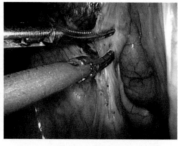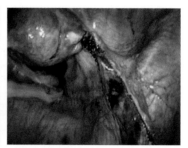

**图 11-2-7** 切除卵巢固有韧带

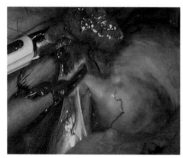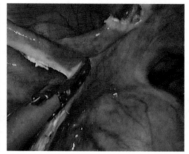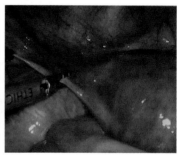

**图 11-2-8** 切除输卵管

4. 包埋断端：4 号丝线荷包缝合或连续缝合断端周围腹膜，包埋断端至腹膜外，或将圆韧带拉向阔韧带后叶，覆盖残端腹膜化，预防粘连发生。

腹腔镜下手术通常不需要行残端包埋，可选择防粘连膜覆盖创面。

5. 缝合腹壁：检查术区有无出血，清理腹腔，复位肠管，逐层关腹，切口 1 号丝线间断 / 可吸收线皮内缝合。

腹腔镜手术切口 1 号丝线 /3-0 可吸收缝线皮内缝合或不缝合。

## 五、术后监测与处理

1. 生命体征的监护：术后 24 小时内给予心电监护仪监护，密切观察血压、心率、血氧饱和度。有引流管的注意引流液的量和性状。在早期发现并发症及时处理。

2. 饮食：术后第 1 天可以进流质饮食，术后第 2 天进普食，尽早下床活动。

3. 术后抗感染：常规使用抗生素预防感染 24 小时，除密切观察体温变化及腹部切口情况，密切监控感染，及时发现并及时处理。

4. 尿管的管理：术后留置导尿管 24 小时，注意观察尿量及尿色。

5. 放置腹腔引流管的管理：并非常规放置腹腔引流管，创面大者、肠道或输尿管关系密切者放置引流管，应保持引流管通畅，注意观察引流液性状。以观察渗血为目的者，引流量少于 50ml 可以拔除。以观察肠道恢复情况为目的者，排气、正常排便后可以拔除。

6. 随访：如一般情况好，术后 3 天左右可以出院。术后 1 个月经干净后复查，以后每年随访一次。如为恶性肿瘤则按相关要求随访。

## 六、术后常见并发症的预防与处理

1. 出血：术后近期出血多由于止血不彻底或者电凝止血痂皮脱落致血管重新开放所致，如出血量少，一般情况好、生命体征平稳可以给予止血药密切观察。如出血量多，应立即开腹 / 腹腔镜下止血。以骨盆漏斗韧带残端出血多见，在缝扎 / 结扎骨盆漏斗韧带时应稳妥可靠，卵巢动、静脉，需双重结扎或缝扎。在高位结扎骨盆漏斗韧带时，应打开其表面腹膜辨认输尿管走向，再行双重结扎或缝扎。

2. 感染：较少见，多见于炎性包块手术。根据术中情况，必要时延长抗生素使用时间，放置腹腔引流并保持通畅。

3. 盆腔脏器损伤：可能发生输尿管、肠管损伤，主要因为分离粘连时界限不清直接损伤和腹腔镜器械热传导所致。手术结束之前仔细检查，术中发现损伤及时处理。

## 七、临床效果评价

附件切除术常用在年龄偏大（≥ 45 岁）的卵巢良性肿瘤，交界性或早期卵巢癌（Ⅰ A）需要保留生育功能者，输卵管卵巢囊肿或炎性包块或脓肿药物治疗无效者，严重的盆腔子宫内膜异位症不适合保留附件者。输卵管切除常用于输卵管卵巢囊肿、输卵管炎性包块或脓肿药物治疗无效者、输卵管妊娠、输卵管良性肿瘤或系膜肿瘤年龄大无生育要求者。切除范围包括一侧输卵管和卵巢，恶性肿瘤患者还包括部分阔韧带和骨盆漏斗韧带，上达骨盆入口处，高位切断骨盆漏斗韧带，下至阔韧带基底输尿管表面，内侧止于子宫侧壁；外侧腰大肌及髂血管鞘表面范围内的脂肪结缔组织。切除卵巢组织应当完全，避免残剩卵巢综合征发生。骨盆漏斗韧带残端出血是术后主要并发症，多由于止血不彻底或者电凝止血痂皮脱落致血管重新开放所致，在缝扎 / 结扎骨盆漏斗韧带时应做到仔细操作、稳妥可靠，卵巢动、静脉需双重结扎或缝扎，一般可以避免。盆腹腔脏器损伤多发生在输尿管、肠管损伤，多由于分离粘连时界限不清直接损伤或腹腔镜器械热传导损伤，有时难以避免，手术结束之前仔细检查，术中发现损伤及时修补或请相关专业医生协助处理可获得良好效果。术中对肿瘤大体标本良恶性判断也很重要，留取腹水做细胞学检查，对切除的肿瘤应剖开检查，若疑为恶性肿瘤者需要术中冰冻切片检查以明确性质，否则按恶性肿瘤的手术原则扩大切除范围。如不能肯定肿瘤的性质者，最好告知患者或委托人需等待术后石蜡病理切片结果决定下一步处理方案。

（李东林）

207

# 参 考 文 献

邓燕杰，李娟，席勇.2010.妊娠期腹腔镜下卵巢囊肿剥除术 10 例临床分析.实用妇产科杂志，26(4)：
　　314-315

段华，林仲秋.2013.妇科手术彩色图解.南京：江苏科学技术出版社

黄颢，李燕英，张凤兰.2013.15 例妊娠期卵巢囊肿腹腔镜手术治疗应用分析.吉林医学，34(8)：1428-1429

刘新民.2003.妇产科手术学.第 3 版.北京：人民卫生出版社

糜若然，瞿全新.2013.新编实用妇产科手术技巧.北京：人民军医出版社

王世阆.2005.卵巢手术应注意的问题（二）.实用妇产科杂志，21(1)：62-63

魏丽惠.2012.妇产科手术精要与并发症.北京：北京大学医学出版社

吴坚.2013.妇科卵巢肿瘤腹腔镜手术的研究进展.微创医学，8(4)：469-471

张宇，杨越波，李小毛.2011.异位妊娠与妇科急症.北京：人民军医出版社

# 第十二章　淋巴结手术

## 第一节　盆腔淋巴结切除/清扫术

盆腔淋巴结清扫术，即所谓系统性盆腔淋巴结切除术。目的在于准确评估盆腔淋巴结有无肿瘤转移，确定妇科恶性肿瘤手术病理分期，指导术后辅助/补充治疗。

盆腔淋巴结切除可通过经腹、经腹膜外、经腹腔镜等途径完成。其中，腹腔镜下盆腔淋巴结切除和传统的经腹盆腔淋巴结切除是目前技术最成熟、应用最广泛的手术方式。

### 一、腹腔镜下盆腔淋巴结切除/清扫术

#### （一）适应证

1.宫颈癌：FIGO ⅠA2～ⅡA2 及有脉管浸润的 FIGO ⅠA1 期宫颈癌根治术应包括盆腔淋巴结切除/清扫；ⅡB 期以上宫颈癌分期手术还应包括腹主动脉旁淋巴结切除。

2.宫体癌：子宫内膜癌分期手术，至少应该包括盆腔淋巴结切除/清扫。

3.卵巢癌：卵巢癌分期手术，输卵管癌与腹膜癌参照卵巢癌手术方案。

4.外阴癌：腹股沟淋巴结有转移的外阴癌需行盆腔淋巴结切除/清扫。

5.阴道癌：阴道中、上 1/3 癌按宫颈癌处理行盆腔淋巴结切除/清扫。

#### （二）禁忌证

1.临床评估不具备上述手术适应证的妇科恶性肿瘤患者。

2.不具备腹腔镜下盆腔淋巴结切除手术能力者(医生及医院)。

3.合并严重心、肺、肝、肾、脑血管等脏器疾病或全身状况不能耐受手术者。

4.合并生殖道、盆腔、腹腔或其他部位急性炎症者。

5.合并严重心脑血管疾病、肺功能障碍不能耐受麻醉者。

6.合并其他病症不能耐受腹腔镜手术者。

## （三）术前准备

### 1.病情评估

(1) 全面、准确了解病史：注意排查影响诊断、治疗、手术的病症和病史。

(2) 规范、准确体格检查：了解全身浅表淋巴结有无增大，局部肿瘤大小，子宫大小及活动度，宫旁及主、骶韧带有无增厚、变硬、结节状改变，有无腹水，腹部包块及其大小、活动度等重要信息。

(3) 影像学检查：有条件者常规行盆腔、腹部 MRI/CT 检查及静脉肾盂造影 (IVP)，了解腹膜后淋巴结有无增大和肿瘤转移，了解肿瘤与膀胱、输尿管、直肠及腹膜后大血管之间的关系。

(4) 肿瘤标志物检测：包括血清 CA125、HE4、SCC、CEA、CA199、CA153 等，有助于了解肿瘤有无远处转移。

(5) 内镜检查：必要时做膀胱镜、直肠镜、胃镜等了解有无相应脏器肿瘤转移。

(6) 常规辅助检查：如心电图、胸部 X 线检查、上腹部彩色 B 超，必要时行心脏彩色多普勒检查和肺功能检查。

(7) 实验室检查：包括术前 1 周内血、尿、便三大常规，出凝血时间、肝肾功能、血清电解质、血脂、D- 二聚体等，了解相关脏器有无病变和功能异常。

### 2.患者的准备

(1) 知情沟通：详细告知患者本人及家属病情、诊疗方案、疾病预后，特别是手术风险、手术并发症及后遗症等必须讲全讲透。患者及家属必须在全面了解病情和诊疗风险的情况下自愿选择治疗方案并签署手术同意书。

(2) 合并症处理：包括积极纠正贫血，有效治疗出血倾向，控制急性感染，纠正营养不良及代谢紊乱，控制高血压及高血糖等各种内外科合并症。

(3) 适应性训练：如床上翻身、进食、排便等。

(4) 术前准备

1) 肠道准备：术前 3 天开始少渣饮食，并口服甲硝唑片和庆大霉素 ( 或新霉素 )3 天。术前 2 天近半流质饮食，术前 1 天进流质，术前晚 22 点后禁食禁饮。术前 1 天口服泻药，手术前 1 天晚上及手术当日清晨给予 2% 肥皂水"三、三"清洁灌肠。

2) 阴道准备：术前 3 天开始每天用 1‰苯扎溴铵酊或 1/20 碘伏进行阴道擦洗，每天一次，术中进行阴道操作前再次消毒阴道。

3) 皮肤准备：术前 1 天进行全身皮肤清洁，特别注意清洗脐孔内的污垢清洗，可用松节油或汽油擦洗脐孔。如需同时进行经阴道操作，术前晚应剪除外阴毛发。

4) 睡眠：术前晚 22 点口服艾司唑仑片 1 ~ 2mg，确保充足睡眠。

5) 配血备血：术前检测 ABO 及 RH 血型，并备同型红细胞悬液 800ml 以上。

6) 术前用药：送手术前应用阿托品、异丙嗪等镇静药物。麻醉前 20 ~ 30min，预防性使用抗生素。

### 3.手术团队准备

(1) 术前讨论：明确诊断，确定治疗方案，明确手术方式，预定手术时间，制订麻醉方案，评估手术风险，制订应急预案。

（2）签署医疗文件：主刀医生向患者及家属充分交代和解释手术方式、手术及麻醉风险、应急预案，以及术中等待等注意事项，共同签署手术、输血、麻醉、抢救及贵重药品使用同意书。

（3）准备手术器械：检视腹腔镜、超声刀等各种设备与器械，确保其处于正常待机状态。注意配备特殊或者术中应急处理所需的器材，如血管夹、血管缝线、输尿管钳、输尿管支架等。

## （四）手术要点、难点及对策

1. 麻醉：气管插管全身麻醉。

2. 体位：膀胱截石位，头低15°~30°，臀缘应远离手术床缘5cm左右，两腿夹角约120°，左大腿与身体纵轴夹角120°~150°，右大腿与身体纵轴夹角120°左右（图12-1-1）。

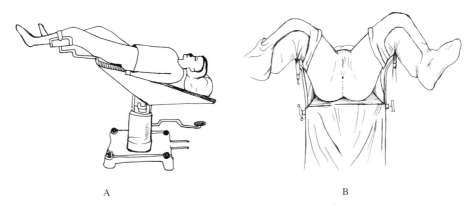

A　　　　　　　　　　　　　　　B

**图12-1-1**　头低膀胱截石位示意图

A. 正面观；B. 侧面观

*211*

无需经阴道操作或有经阴道操作禁忌者，可取头低15°~30°平仰卧位（图12-1-2）。

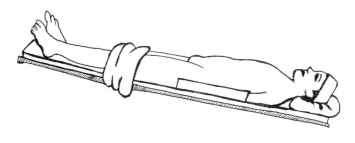

**图12-1-2**　头低平仰卧位示意图

3. 留置导尿管：取膀胱截石位者，消毒铺巾后留置导尿管；取平仰卧位者，可在麻醉前留置导尿管，然后再消毒铺巾。

4. 放置举宫器：有性生活史者，常可在消毒铺巾后手术正式开始前经阴道放置简易举宫器或杯状举宫器（图12-1-3）以利术野暴露和手术操作。

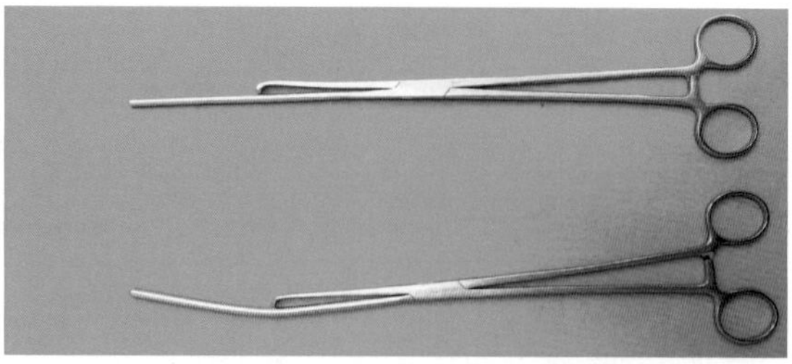

A

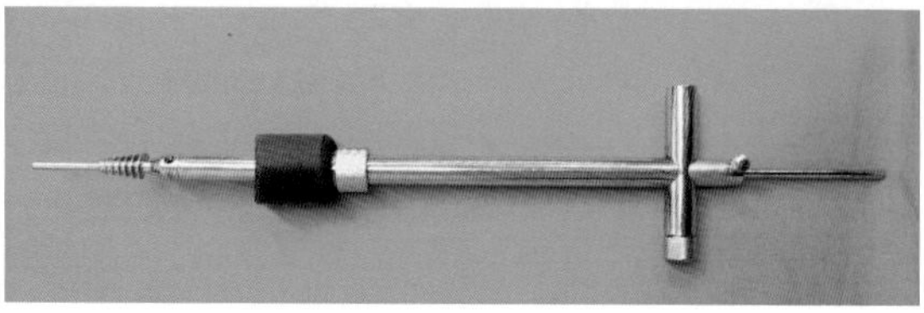

B

**图 12-1-3** 举宫器（子宫操纵器）

A. 简易型；B. 杯状举宫器

5. 预置输尿管支架：依病情和手术需要，可在麻醉后预先经膀胱镜放置输尿管支架（双“J”管），以利术中辨认和保护输尿管。

6. 手术范围：要求切除双侧位于髂总、髂外、髂内血管周围及闭孔窝、腹股沟区和骶岬前方的淋巴结（共 5×2+1=11 组）。头侧（近端）达腹主动脉分叉（或髂总动脉分叉以上 2 ~ 3cm)，尾侧（远端）达旋髂深静脉，深达盆侧壁肌肉 / 骨骼表面（图 12-1-4)。



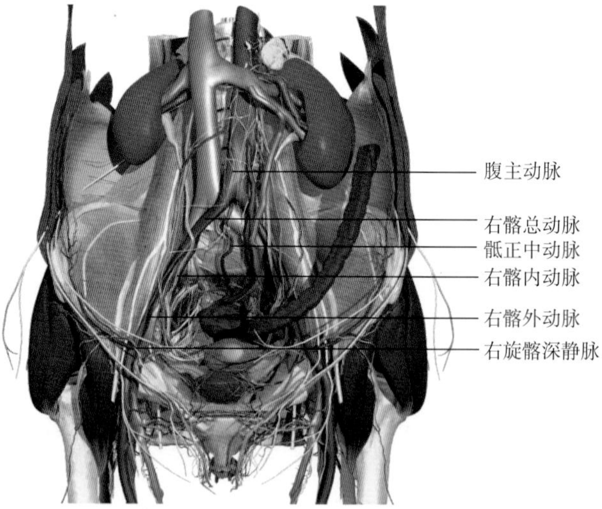
腹主动脉
右髂总动脉
骶正中动脉
右髂内动脉
右髂外动脉
右旋髂深静脉

**图 12-1-4** 盆腔淋巴结切除范围示意图

7. 穿刺位置：置镜孔 10mm，脐上缘与剑突下缘连线的中、下 1/3 交界处（李 - 黄点）；术者第一操作孔，5mm 或 10mm，左髂前上棘与肚脐正中连线与左锁骨中线交叉处；术者第二操作孔，5mm，耻骨联合上 3cm 左侧旁开 3cm 处；助手操作孔，5mm，右下腹相当于麦氏点处。如有必要，可在右下腹相当于术者第二操作孔的位置，做 5mm 穿刺孔，作为助手第二操作孔（图 12-1-5)。

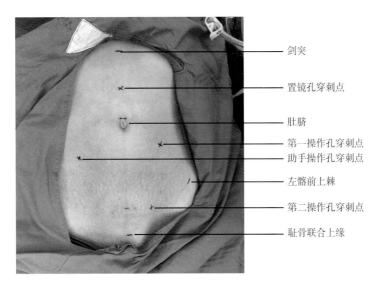

剑突

置镜孔穿刺点

肚脐

第一操作孔穿刺点

助手操作孔穿刺点

左髂前上棘

第二操作孔穿刺点

耻骨联合上缘

**图 12-1-5** 腹腔镜盆腔淋巴结切除术腹壁穿刺位置示意图

8. 手术步骤

(1) 腹壁穿刺：按前述原则选择置镜孔位置，建立人工气腹，进行腹壁穿刺，置入腹腔镜。然后在腹腔镜直视下选择各操作孔穿刺位置，穿刺部位置入操作钳 (图 12-1-6)。

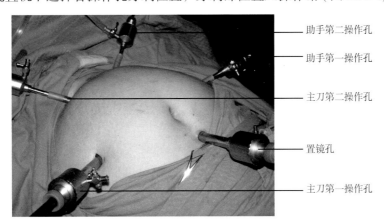

助手第二操作孔

助手第一操作孔

主刀第二操作孔

置镜孔

主刀第一操作孔

**图 12-1-6** 腹腔镜盆腔淋巴结切除术腹壁穿刺位点图

(2) 腹腔镜探查：镜下循逆时针方向探查盆腔 (图 12-1-7)、右下腹 (图 12-1-8)、右上腹 (图 12-1-9A)、膈下区 (图 12-1-10)、左上腹 (图 12-1-9B) 及腹中区 (图 12-1-11)，特别注意观察子宫、输卵管、卵巢、肠管、大网膜、阑尾、肝表面、膈膜、胃表面、脾、肠系膜、脏腹膜、盆腔腹膜等部位有无肿瘤、粘连。

(3) 盆侧壁腹膜层解剖：显露盆侧壁血管、神经、淋巴组织区域，并将输尿管、骨盆漏斗韧带、卵巢、输卵管及腹膜等盆侧壁浅层结构从血管表面分离，以利于暴露和保护。

1) 切开腹膜：显露骨盆入口平面，自骨盆漏斗韧带 (卵巢悬韧带) 与髂总动脉交叉点以上 3cm 处开始，或自腹主动脉分叉开始，沿髂总和髂外动脉表面或外侧缘，剪开腹膜，远端达圆韧带腹壁附着处 (图 12-1-12)。

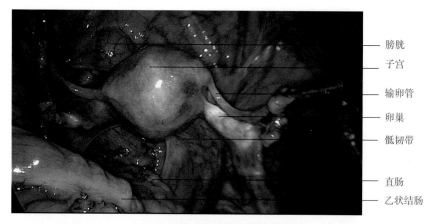

膀胱
子宫
输卵管
卵巢
骶韧带

直肠
乙状结肠

**图 12-1-7** 腹腔镜下盆腔脏器

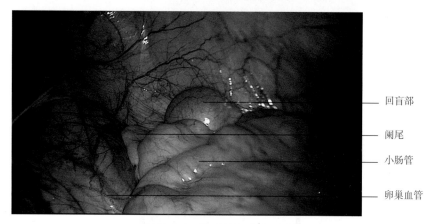

回盲部

阑尾

小肠管

卵巢血管

**图 12-1-8** 腹腔镜探查右下腹

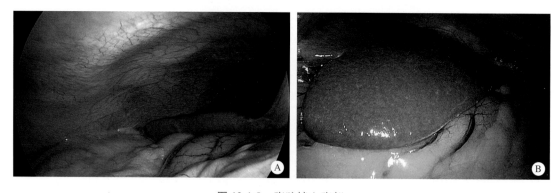

**图 12-1-9** 腹腔镜上腹部

A.右上腹；B.左上腹

2）显露输尿管盆侧壁段：将腹膜内侧切缘牵向中线，暴露腹膜外间隙，钝锐结合，逐步分离，显露输尿管盆壁段和髂内动脉起始段（图 12-1-13）。

3）显露脐侧韧带：然后沿着髂内动脉主干及其前干，逐步凝切其表面的脂肪结缔组织，显露髂内动脉前干末端闭锁支侧脐动脉（脐侧韧带）（图 12-1-14）。

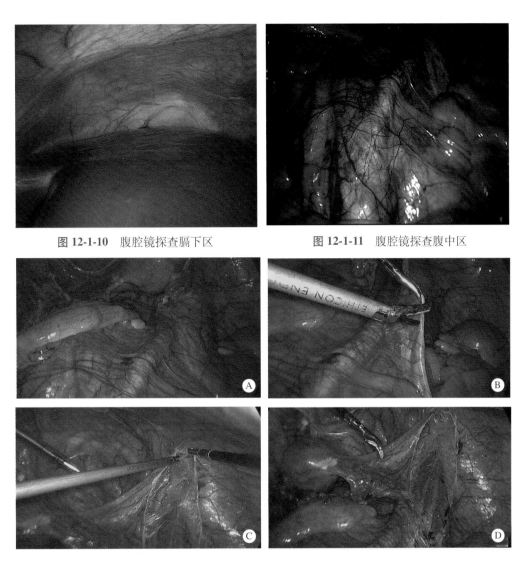

图 12-1-10  腹腔镜探查膈下区

图 12-1-11  腹腔镜探查腹中区

图 12-1-12  切开盆侧壁腹膜

A. 显露骨盆入口平面；B. 剪开腹膜；C. 延伸腹膜切口；D. 盆侧壁腹膜切开

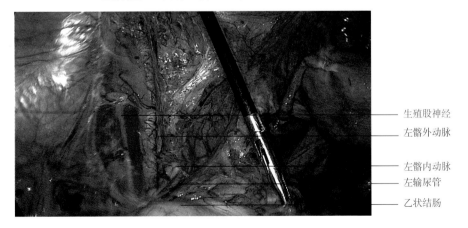

生殖股神经

左髂外动脉

左髂内动脉

左输尿管

乙状结肠

图 12-1-13  显露输尿管盆侧壁段

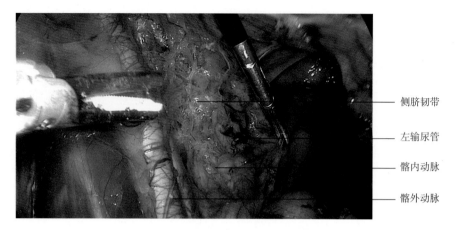

图 12-1-14　显露侧脐韧带

　　4) 分离闭孔窝内侧间隙：钳夹脐侧韧带并将之牵向中线，沿其外侧缘钝锐结合逐步向盆底分离，至闭孔内肌表面止，显露白线（阔筋膜腱弓），并将闭孔窝之淋巴脂肪组织推向盆侧壁（图 12-1-15）。

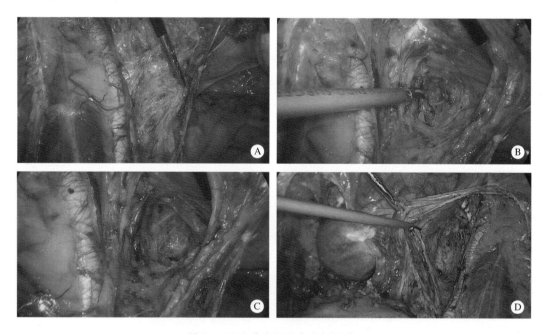

图 12-1-15　分离闭孔窝内侧间隙

A. 侧脐韧带牵向中线（内侧）；B. 分离侧脐韧带外侧间隙；
C. 显露左侧闭孔内肌及白线；D. 右侧闭孔窝内侧间隙分离完毕

　　(4) 附件处理：于骨盆入口平面钳夹提起骨盆漏斗韧带（卵巢血管束），显露其与输尿管之间的疏松间隙，逐步凝切侧腹膜及阔韧带后叶至距宫旁约 4cm 处，并向上游离骨盆漏斗韧带至骨盆入口平面以上 2 ～ 3cm。高位结扎或凝切骨盆漏斗韧带（图 12-1-16）。

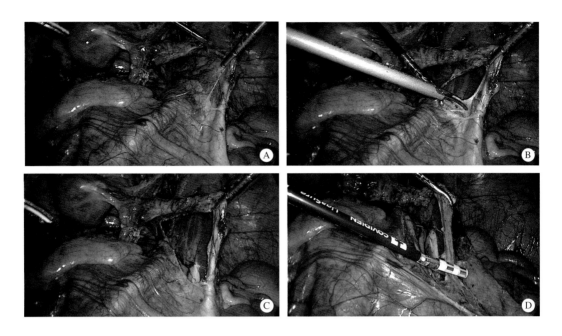

图 12-1-16 处理骨盆漏斗韧带

A. 显露输尿管与漏斗韧带间隙；B. 凝切侧腹膜及阔韧带后叶；
C. 骨盆漏斗韧带充分游离；D. 高位凝切骨盆漏斗韧带

需保留卵巢者，予以凝切卵巢固有韧带，输卵管视情况予以切除或保留 ( 图 12-1-17)。

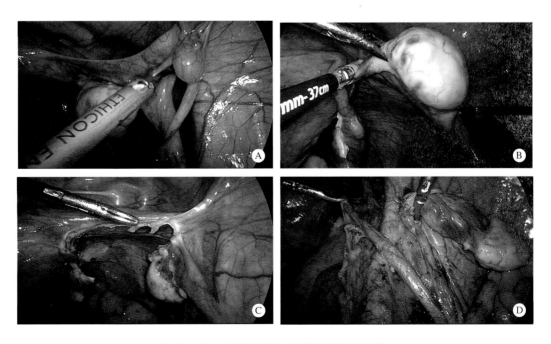

图 12-1-17 处理卵巢固有韧带并切除输卵管

A. 凝切输卵管系膜；B. 凝切卵巢固有韧带；C. 卵巢固有韧带已切断；D. 保留卵巢

(5) 输尿管入盆段处理：于髂血管表面钳夹提起输尿管，显露其与髂血管之间的疏松间隙，予以分离形成隧道，并向上游离输尿管至骨盆入口平面以上 2 ~ 3cm，向下游离达髂内动脉起始部 ( 图 12-1-18)。注意保存和保护输尿管的营养血管和血运。

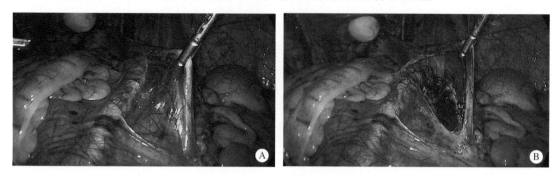

**图 12-1-18** 分离输尿管入盆段

A. 显露输尿管与髂血管间隙；B. 游离输尿管入盆段

(6) 盆侧壁深层解剖：钳夹髂外动脉中部，将其牵向中线，显露其余腰大肌之间的潜在间隙。于生殖股神经与髂外动脉之间，用超声刀钝锐结合分离髂外血管与腰大肌之间的间隙，尾端达耻骨支，深部达骶髂关节和闭孔内肌表面，头端跨过骶髂关节向上达髂总静脉与腰肌间隙。并于骶髂关节前方 ( 表面 ) 显露闭孔神经上段 ( 图 12-1-19)。

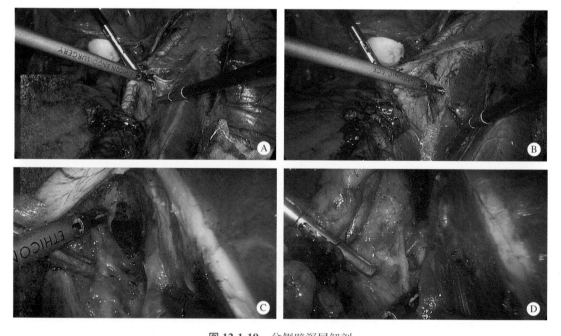

**图 12-1-19** 盆侧壁深层解剖

A. 显露髂外动脉与腰大肌间隙；B. 分离髂外血管与腰大肌间隙；

C. 显露闭孔窝外侧间隙；D. 显露闭孔神经上段

(7) 髂总淋巴结切除：于髂总动脉表面凝切其鞘膜，显露髂总动脉鞘膜间隙。沿此间隙逐步凝切分离，显露髂总静脉表面。继续向头端和腰肌方向分离、凝切，于髂总静脉与下腔静脉交接处凝断淋巴脂肪组织。翻转淋巴脂肪组织断端并向尾端牵引，逐步凝切、分离髂总静脉表面及其外后方的淋巴脂肪组织，完整切除髂总淋巴结（图 12-1-20）。

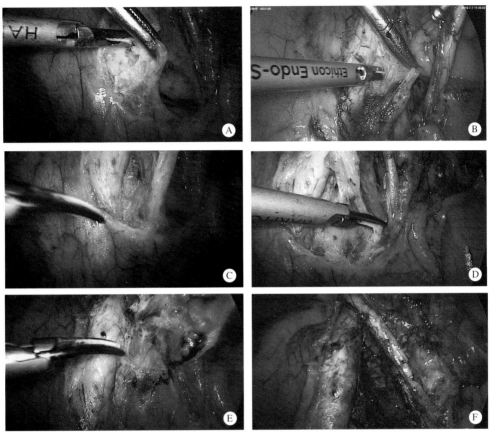

**图 12-1-20**　切除右侧髂总淋巴结

A. 切开右侧髂总动脉鞘膜；B. 分离髂总静脉表面间隙；C. 显露髂总血管鞘膜间隙；D. 凝切髂总淋巴脂肪组织近心端；
E. 翻转剥离髂总淋巴脂肪组织；F. 完整切除髂总淋巴组织

（8）髂外淋巴结切除：于髂外动脉起始部，超声刀切开其鞘膜，沿鞘膜间隙逐步分离并延伸切口达旋髂深静脉跨越处。钳夹提起髂外动脉，整块剥离鞘膜及其表面的淋巴脂肪组织。将已剥离的动脉鞘膜和淋巴脂肪组织牵向中线，显露其与髂外静脉之间的潜在间隙并予以切开。继而将髂外静脉拨向盆侧壁，超声刀逐步分离凝切，完整剥除髂外静脉周围的淋巴脂肪组织（图 12-1-21）。

（9）腹股沟深淋巴结切除：钳夹圆韧带腹壁端，将其牵向腹前壁，显露腹股沟韧带与髂外血管末端之间的腹膜外间隙。于旋髂深静脉表面钳夹提起淋巴脂肪组织，沿此间隙逐步分离、凝切、由外向内、由远至近，逐步将髂外血管远端外侧和表面之淋巴脂肪组织向内后方翻转达髂外静脉内侧缘。沿髂外静脉内侧缘向远端和内侧逐步凝切分离，显露股管入口。钳夹股管入口处淋巴脂肪组织，将其向头端牵引，显露股管内之腹股沟深淋巴结（Cloquet淋巴结），超声刀自其根部凝断以切除之。于耻骨筋膜表面，将腹股沟淋巴脂肪组织继续向内后方及头端翻转，跨越耻骨支和耻骨后静脉即进入闭孔区域（图 12-1-22）。

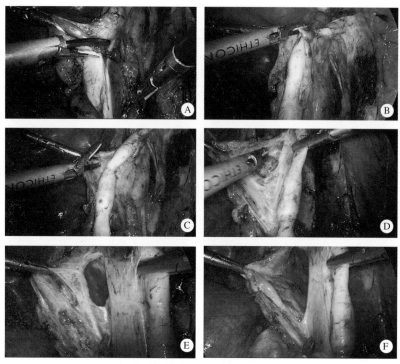

**图 12-1-21 切除右侧髂外淋巴结**

A.切开右侧髂外动脉鞘膜；B.延伸髂外动脉鞘膜切口；C.显露髂外静脉间隙；
D.分离髂外静脉内侧面鞘膜间隙；E.剥离髂外静脉周围淋巴脂肪组织；F.完整切除髂外淋巴组织

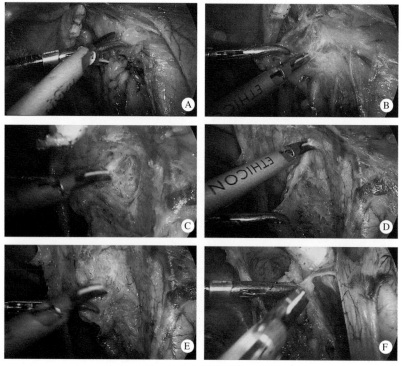

**图 12-1-22 切除右侧腹股沟深淋巴结**

A.显露腹股沟韧带内后方腹膜外间隙；B.显露旋髂深静脉；C.显露股管入口；
D.凝切腹股沟深淋巴结；E.剥离耻骨表面淋巴脂肪组织；F.显露旋髂后静脉，完整切除腹股沟深淋巴结

(10) 骶前淋巴结切除：沿腹主动脉末端切开腹膜及腹膜后脂肪，显露双侧髂总动脉起始部。自腹主动脉分叉下缘，轻轻钳夹和提起左侧髂总静脉表面的淋巴脂肪组织，逐步分离、凝切，并向盆腔和尾端方向翻转至显露骶骨岬，靠近骶骨岬表面逐步分离、凝切其表面淋巴脂肪组织，跨越骶骨岬继续向尾端分离，于骶骨凹处凝断，即可完成骶前淋巴结切除 (图 12-1-23)。

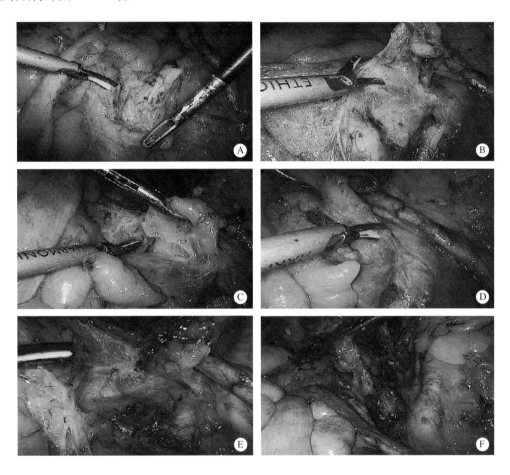

**图 12-1-23　切除骶前淋巴结**

A. 显露腹主动脉分叉及髂总动脉起始部；B. 剥离左侧髂总静脉表面淋巴脂肪组织；C. 显露并切除骶骨表面淋巴脂肪组织；
D. 显露骶骨岬并转向骶骨凹；E. 剥离骶骨凹淋巴脂肪组织；F. 显露骶骨凹最深处，完整切除骶前淋巴结

(11) 髂内淋巴结切除：钳夹后腹膜切缘并牵向中线，显露髂内动脉表面及内侧缘。于髂内动脉起始部，钳夹提起髂内动脉表面及其内侧的淋巴脂肪组织，超声刀逐步分离、凝切，并向外下方翻转。至髂内静脉表面及外侧缘，与髂外淋巴结汇合后进入闭孔区域 (图 12-1-24)。通常情况下，切除髂内动脉表面及外侧的淋巴脂肪组织即可。切除髂内动、静脉内侧组淋巴结时需警惕损伤髂内静脉。

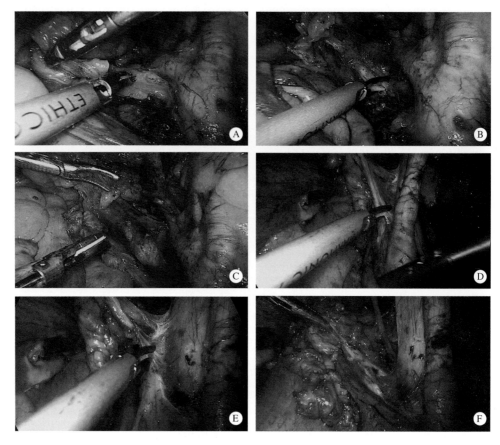

**图 12-1-24　切除髂内淋巴结**

A.凝切髂内动脉内侧淋巴脂肪组织；B.凝切髂内静脉内侧淋巴脂肪组织；C.完整切除髂内动静脉内侧淋巴脂肪组织；
D.凝切髂内动脉外侧淋巴脂肪组织；E.凝切髂内动脉表面淋巴脂肪组织；F.显露髂内静脉汇入髂总静脉

（12）闭孔淋巴结切除：于耻骨支和髂外静脉内后方凝切分离，显露闭孔神经远端。分离、凝切闭孔神经周围的淋巴脂肪组织，并向头端和内后方继续翻转。至髂内外静脉汇合处，将闭孔神经拨向盆侧壁。贴近髂内静脉及闭孔动静脉前外侧表面凝切淋巴脂肪组织，直达闭孔内肌表面，完整切除闭孔淋巴结（图 12-1-25）。由于腹腔镜手术器械的延伸作用，加之气腹压力和能量器械的使用，腹腔镜下闭孔淋巴结切除较传统开腹式手术更具优势，能够彻底切除闭孔神经以深的淋巴脂肪组织。

（13）左侧盆腔淋巴结切除：基本步骤和方法与右侧盆腔淋巴结切除相似。左侧髂总淋巴结切除需要将乙状结肠和左侧输尿管拨向内侧以充分暴露术野。由于左侧髂总淋巴结内侧组已随骶前淋巴结一并切除，故此时切除的左侧髂总淋巴结主要是外侧组（图 12-1-26）。

（14）标本取出：已切除的淋巴脂肪组织，应装入专用取物袋内。可经左下腹壁 1cm 以上穿刺孔取出。如同时行子宫切除者，则可暂放于盆腔或腹腔内，于子宫切除后经阴道完整取出（图 12-1-27）。无论何种途径取出，均要尽可能保证组织完整性，避免组织散落和污染切口。经腹壁穿刺孔取出标本有困难时，可适当扩大穿刺孔至 1.5~2.0cm。

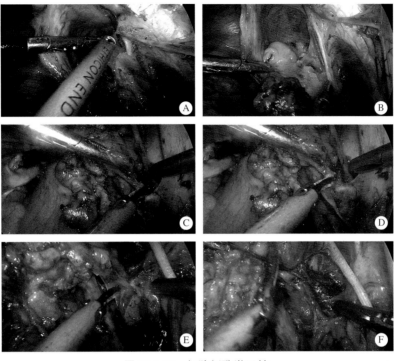

**图 12-1-25　切除闭孔淋巴结**

A. 显露闭孔神经远端；B. 游离闭孔神经主干；C. 显露髂内外汇合处外后方闭孔神经；D. 凝切髂内静脉外侧缘淋巴脂肪组织；
E. 凝切闭孔动静脉表面淋巴脂肪组织；F. 完整切除闭孔窝淋巴脂肪组织

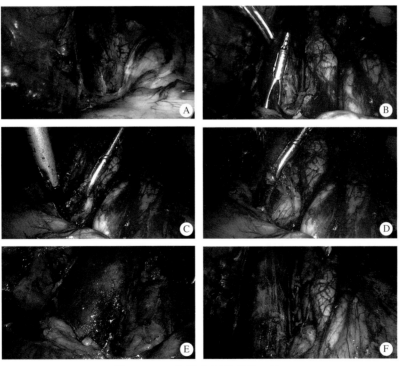

**图 12-1-26　切除左侧盆腔淋巴结**

A. 显露左侧髂总动脉、输尿管、淋巴脂肪组织；B. 分离髂总动脉与腰大肌间隙；C. 切除骶骨表面淋巴脂肪组织；
D. 继续向外下方剥离髂总淋巴脂肪组织；E. 完整切除左侧髂总淋巴结；F. 完成左侧盆腔淋巴结切除

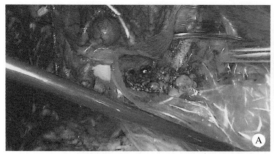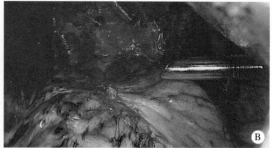

**图 12-1-27　标本取出**

A.淋巴脂肪组织装入标本袋；B.经阴道取出标本

9.难点和对策

(1)输尿管的识别与保护：输尿管在骨盆入口平面跨越髂总动脉近分叉处进入盆腔，并与髂内动脉主干和子宫动脉起始段伴行向下、向前、向内走行，在距离子宫颈旁 2~3cm 处，于子宫动脉和子宫深静脉之间向前穿越主韧带（所谓"小桥流水"），然后进入膀胱子宫颈韧带前后叶之间（所谓"输尿管隧道"）。盆腔淋巴结切除过程中，正确识别输尿管及其走向，并予以必要的解剖和保护，直接关系到手术质量甚至手术成败，应予重视。现介绍以下两种快捷有效的方法。

1)经腹膜外途径：如前所述，于骨盆入口平面，剪开（凝切）卵巢血管束表面的腹膜，切口沿髂外动脉表面或者外侧缘向远端延伸至圆韧带腹前壁附着处。将腹膜内侧切缘牵向中线，暴露腹膜外间隙，钝锐结合，逐步分离，即可安全快速地显露输尿管盆壁段，并将其与髂内动脉主干段分离开来（图 12-1-28）。然后，将腹膜切口沿髂总动脉表面向近心端延伸，右侧至髂总动脉起始处，左侧至乙状结肠系膜外侧缘。此时将卵巢血管束钳夹并牵向外侧，即可清晰显露卵巢血管束、输尿管、髂总血管的相互关系，逐一恰当处理，即可避免骨盆入口平面输尿管损伤。

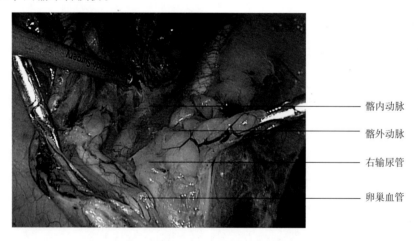

右侧：
髂内动脉
髂外动脉
右输尿管
卵巢血管

**图 12-1-28　经腹膜外途径解剖骨盆入口段输尿管**

2)经腹膜途径：对于腹膜外脂肪层较薄的患者，透过腹膜可以观察到输尿管及其走向。将骨盆漏斗韧带向外侧方牵引，看清输尿管走向，于骨盆漏斗韧带内后方钳起后腹膜，剪开，将腹膜切口牵向中线，即可看到输尿管 ( 图 12-1-29 )。然后沿输尿管外侧缘延伸后腹膜切口，即可安全显露输尿管入盆段和盆壁段。这一种方法虽然直接快速，但对于肥胖患者并不推荐，因为肥厚的腹膜外脂肪层有碍输尿管的识别与分离，极易造成输尿管入盆段的损伤。对于需保留卵巢或卵巢固有韧带已经切断者，可逆行延伸阔韧带后叶及侧腹膜切口，达骨盆入口平面时将腹膜内侧切口向中线牵引，即可在髂血管表面安全识别输尿管。

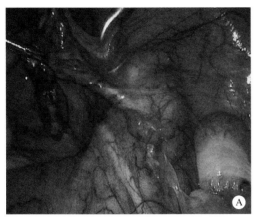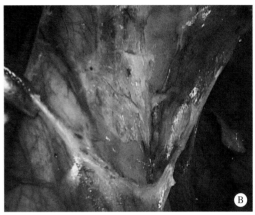

**图 12-1-29　经腹膜途径解剖骨盆入口段输尿管**

A.透过腹膜辨认输尿管；B.骨盆漏斗韧带内后方显露输尿管

(2) 闭孔神经的解剖与保护：闭孔神经由第 2~4 腰神经前支组成。在腰大肌内侧缘、髂总动脉后方入小骨盆，在髂内、外血管之间，与闭孔血管伴行进入闭膜管后到达股部，盆腔淋巴结切除时容易受到损伤。可通过以下三条途径暴露闭孔神经，避免损伤。

1) 上段入路：循腰大肌与髂外血管之间的疏松间隙往盆底方向分离，可在骶髂关节前方的脂肪组织中发现条索状白色或微黄色组织物，即为闭孔神经上段 ( 图 12-1-30 )。

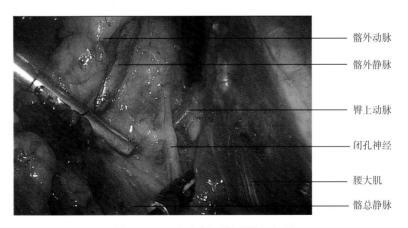

髂外动脉

髂外静脉

臀上动脉

闭孔神经

腰大肌

髂总静脉

**图 12-1-30　解剖暴露闭孔神经上段**

2) 下段入路：紧靠髂外静脉远心端内后方，钳夹提起耻骨表面的纤维结缔组织，剪开并向耻骨内后方和闭孔窝方向逐步分离，当耻骨内后缘显露后，即可清晰暴露闭孔神经下段 ( 闭孔膜前段 )( 图 12-1-31 )。

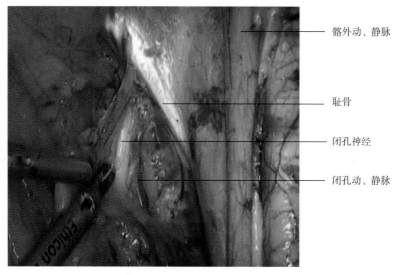

髂外动、静脉

耻骨

闭孔神经

闭孔动、静脉

**图 12-1-31** 解剖暴露闭孔神经下段

3) 中段入路：于髂内、外静脉汇合处稍远，钳夹提起其间脂肪组织，自髂总静脉起始部起，由近至远钝性分离，即可显露闭孔神经中段 ( 图 12-1-32)。

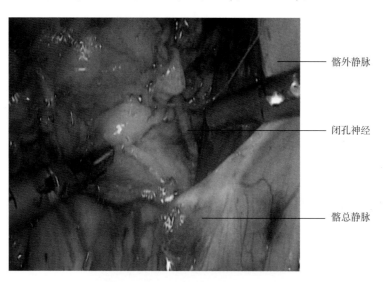

髂外静脉

闭孔神经

髂总静脉

**图 12-1-32** 解剖暴露闭孔神经中段

4) 大血管损伤的预防与处理：腹膜后淋巴结切除术直接或间接涉及盆腔的诸多大血管，手术中稍有不慎，即有可能导致大血管损伤和难以控制的大出血，直接导致手术的失败甚至危及患者生命。因此，术者必须牢固掌握盆腔所有重要大血管的起止、走行、分支等解剖知识并在术中随时保持清醒的认识，遵循前文所述的手术路径和步骤，仔细操作，严密止血，避免暴力撕拉。盆腔大血管的损伤和出血以撕裂、误切、不全凝切或结扎不稳固为主要原因，正确使用各种分离和凝切器械，充分解剖和切实凝固或结扎，是防止损伤和出血的关键。当发生大血管损伤和出血时，必须沉着冷静，切不可忙乱钳夹，可用吸引器吸引血流并暴露出血点，然后尝试钳夹或压迫阻断血流。对于较小血管或需切断的血管出血，可再次钳夹、结扎或电凝止血；对于需保留的大血管，可行缝合修补；对于难以暴露或难以控制的大出血，则需及时寻求血管外科医师的指导和协助，尽一切可能避免和减少严重并发症和医疗纠纷。以下几点值得借鉴。

A. 切除髂总淋巴结时，警惕髂总血管外后方的动脉分支和静脉属支，宜逐个凝切以防撕裂出血。

B. 闭孔内肌表面常有较多较粗的静脉形成静脉丛（盆底静脉丛），可用超声刀、PK刀或双极电凝凝固后切断，切忌硬性撕拉导致难以控制的出血。

C. 腹股沟深淋巴结宜从腹股沟韧带下方开始，钝性分离并充分暴露小的血管和淋巴管后，再用超声刀逐一凝切并逆向撕剥，避免损伤髂外动脉的分支如旋髂深动脉、腹壁下动脉等，以及髂外静脉的属支如旋髂深静脉、腹壁静脉、耻骨后静脉等。

D. 内下方以髂内动脉和脐侧韧带为标志，向外侧剥离闭孔区淋巴脂肪组织，逐个凝切细小的血管分支，不仅出血少，而且解剖间隙异常清晰。

E. 正确使用超声刀，以其非工作刀头（垫片）接近和接触大血管表面，避免其工作刀头误碰误切大血管。

## （五）术后管理

1. 监测生命体征：麻醉复苏后患者回病房，宜用多功能心电监护仪24小时持续监测血压、脉搏、心率、呼吸及氧饱和度($SO_2$)，无条件者可每1~2小时人工测定血压、脉搏、心率、呼吸1次，病情稳定后可酌情延长监测间隔。

2. 吸氧：腹腔镜盆腔淋巴结切除术由于手术时间较长，二氧化碳容易弥散入体内造成高碳酸血症，诱发心律失常，因此，术后应吸氧至少2小时，最好能用氧饱和度监测仪监护，密切注意氧饱和度。

3. 饮食与补液：麻醉复苏后即可予流质饮食，肛门排气后改为半流质饮食，一般72小时后即可予普通饮食。未恢复正常饮食前，可按需要每日计划补液1500~2500ml，必要时可根据血液生化指标调整补液量及补液成分，注意维持水及电解质平衡。

4. 活动：麻醉复苏后，只要体力允许，即可开始床上翻身，逐步过渡到床旁和下床活动等。如无特殊情况，术后5~7天即可出院，禁房事1~2个月。

5. 引流管理：包括尿管引流和盆腹腔引流。注意引流液的量与质，及时发现和排查术后出血等并发症。盆、腹腔引流管可在术后48~72小时拔除。尿管停留时间因子宫切除范围不同而异，全子宫切除一般在术后48~72小时拔除，广泛性子宫切除术则需至术后10~14天拔除尿管。尿管拔除后应测残余尿量，超过100ml者应重置尿管，超过50ml但未达100ml者，应短期内再测残余尿量，直至残余尿量少于50ml。停留导尿管期间，至少每周做一次尿常规检查，发现尿路感染者应做尿细菌培养＋药敏试验，并予以有效的抗感染治疗。

6. 预防感染：常规使用抗生素预防感染，但需严格按照预防性抗生素使用相关规定选择药物种类、剂量、频度及使用时间，避免滥用抗生素。同时注意动态观察体温、血常规变化及感染相关症状，及时发现和有效控制各类感染。

7. 出院管理：根据患者恢复情况，单纯盆腔淋巴结切除或同时行全子宫切除者，术后

227

4 天左右即可出院；如同时行广泛性子宫切除者，一般在术后 7 ～ 14 天拔除导尿管后安排出院，但如果患者一般情况良好，也可以带尿管出院，于门诊复查并适时拔除导尿管。

8. 随访监测：术后应严格按照恶性肿瘤随访要求定期复查，监测病情，及时发现肿瘤复发和转移并予以恰当的处理。一般来讲，术后 2 年内每 3 个月复查 1 次，第 3～4 年每 6 个月随访 1 次，第 5 年及以后每年 1 次。妇科恶性肿瘤随访时应行妇科检查、三合诊检查、全身浅表淋巴结触诊，每 3 ～ 6 个月做一次阴道残端细胞学检查、胸部 X 线 /CT 检查、盆腹腔彩色多普勒超声检查，有条件者必要时行 CT-PET 检查或盆腹腔 MRI 检查。

### （六）术后常见并发症的预防与处理

1. 术后出血：盆腔淋巴结切除术就是剔除盆腔大血管周围的淋巴脂肪组织，手术过程中需要分离或凝切动脉分支和静脉属支，利用超声刀、双极电凝等能源器械，基本可以做到少血甚至无血手术。如果术中发生血管损伤，也会予以妥善止血处理。因而术后极少发生出血性并发症。但有以下三种情形可能发生术后出血。

(1) 术中隐形血管损伤：由于腹腔镜手术中气腹压力之故，静脉常常充盈不全，血管壁小的损伤和不全凝固并不表现为明显出血，当术后气腹压力消失时，血管内压力增加，可能冲破血管壁新鲜血栓而致术后出血。表现为术后盆腹腔引流呈持续鲜红色血性物，血红蛋白进行性下降和贫血症状。出血较多时可有血凝块形成，甚至堵塞引流管，此时根据引流物的量和性质往往不能准确判断是否存在内出血，但血红蛋白进行性下降和贫血症状逐渐加重仍然提示内出血的存在，可通过腹部 B 超检查有无盆腹腔积液和包块形成，必要时可加大引流管吸引力或者更换更大号的引流管以协助诊断。如果以上方法仍然不能明确原因的进行性血红蛋白下降，应考虑再次腹腔镜或者开腹探查，以明确和控制出血。如果出血量少，血红蛋白下降缓慢，可通过输血、止血、预防感染等尝试保守性治疗，无效时再行手术探查和止血处理。但若出血量多、血红蛋白下降迅速，应果断实施再次手术探查和止血处理，以免错失抢救时机。

(2) 脱痂和溶栓性出血：腹腔镜手术采用电热能源器械凝固止血，术后 7 ～ 10 天开始出现溶痂，此时如果创面血栓未形成或者形成不充分、不牢固，则可致血管重新开放而出血。此种类型出血多为少量渗血，予以止血药物、局部压迫和防感染处理常可有效止血。偶有较大血管溶栓性出血较多，需要再次手术止血。

(3) 感染继发出血：合并盆腔手术创面感染时，局部组织充血、水肿、坏死，可致提前溶痂脱痂，甚至血管凝固带坏死脱落，导致大面积渗血出血。此类出血关键在于及时有效地控制感染，配合必要的止血、输血等对症处理，常可短期内显效。如果出血迅猛，应及时手术探查止血，并放置引流，以利观察出血情况并促进感染控制。

2. 术后感染：由于手术时间长、创面大，术后创面浆液性渗出物利于细菌滋生，而妇科肿瘤患者又常常合并贫血、糖尿病、高血压、免疫力降低等内外科合并症，盆腔淋巴结切除术后发生手术创面 ( 盆腔 ) 感染时有发生，严重者可致菌血症、败血症，甚至感染性休克，危及患者生命。术前充分评估病情、治疗内科合并症，术中严格无菌操作、彻底止血，术中术后预防性使用抗生素、加强对症支持是预防感染的根本措施。术后严密观察，定期评估，对于及时发现和控制感染极为重要。

228

3. 术后血栓形成：恶性肿瘤患者血液处于高凝状态，加之大多合并肥胖、高血压、高血脂、糖尿病等心脑血管和内分泌疾病，术中长时间血流缓慢，术中术后创面止血启动内凝系统，术后活动受限等，无疑会加重术后血液高凝状态，血栓形成的风险极高。术前适应性训练、术后尽早离床活动、避免和减少促凝血药物使用，必要时预防性使用抗凝药物，均可在一定程度上减少血栓形成的风险。术前常规检测血清 D- 二聚体值，术后动态观察血清 D- 二聚体变化，有利于及时发现和治疗深静脉血栓 (DVT) 形成。一般来说，手术后血清 D- 二聚体水平会出现一过性升高，但若持续上升，特别是伴有下肢肿胀、疼痛时，更应该想到深静脉血栓形成的可能。深静脉彩色多普勒检查可帮助诊断 DVT。确诊 DVT 后应该与血管专科医生共同商讨治疗方法，避免血栓脱落发生肺栓塞等严重并发症。

4. 术后尿瘘：盆腔淋巴结切除术后尿瘘虽不常见，但由于手术过程中需要分离输尿管入盆段和盆侧壁段，因而术后发生输尿管瘘的风险仍然存在。常见原因有以下两种。

(1) 术中隐匿性损伤致术后尿瘘：手术中能量器械的误凝误碰，可能导致输尿管部分甚至全层管壁的凝固性损伤 ( 热损伤 )，但由于管壁连续性未被破坏，所以在术中不会出现尿液溢出的表现，也就不能及时发现输尿管损伤的存在。手术后，凝固坏死组织脱落，输尿管壁损伤扩大加深，但由于感染、贫血、低蛋白血症等原因，损伤的管壁得不到及时修复，当损伤突破输尿管黏膜层时，输尿管完整性被破坏，出现输尿管瘘。另外，术中不恰当的钳夹、挤压、牵扯输尿管，也可能造成不同程度的输尿管壁损伤，如果术后得不到及时有效的修复，也可导致输尿管瘘的发生。

(2) 术后输尿管缺血坏死致尿瘘：盆腔淋巴结切除过程中需要将输尿管入盆段予以充分游离，以便处理骨盆漏斗韧带，切除髂总静脉及髂总动脉分叉处表面和周围的淋巴脂肪组织。输尿管盆侧壁段也需要从盆侧壁分离以显露髂内动脉。如果游离范围过大，输尿管裸露大多，势必影响输尿管血液供应，严重者导致术后输尿管节段性缺血坏死，最终成瘘。当合并营养不良和盆腔感染时，输尿管缺血坏死和尿瘘形成的风险将进一步增加。

术后输尿管瘘可以有"外漏"和"内漏"两种表现形式。临床上以"外漏"多见，即术后 1 ~ 3 周突然出现大量阴道排液，液体常清亮或淡黄、无味，合并感染时有异味。阴道排液前多无明显症状，部分患者有低热和下腹部隐痛不适感，但常被当成正常术后反应而被忽略。"内漏"极为少见，常常是输尿管瘘发展过程的一个阶段，多数最终发展为"外漏"。患者常表现为不同程度的发热和腹痛，有时可出现患侧输尿管走行部位和肾区的疼痛与不适，临床上常被当成感染而误诊。B 超检查可以发现患侧盆腔包块、局限性积液、输尿管扩张甚至肾盂积水。临床怀疑输尿管瘘时，应及时完善检查，确定是否存在输尿管瘘，以及瘘口位置。收集阴道排液，或者在 B 超引导下行囊肿穿刺抽液，检测其中肌酐含量，并与血清和尿液做对比，即可明确是否为尿瘘。静脉肾盂造影、输尿管逆行造影、输尿管镜检等对判断输尿管瘘口大小和位置有帮助，但有时由于瘘口小、位置隐匿，或者操作失败等原因而无法判断瘘口位置和大小。

输尿管瘘诊断确立后，可选择以下几种方法处理。①输尿管支架植入：在膀胱镜和输尿管镜指引下，于患侧输尿管植入双"J"管，如果尿瘘逐渐减少最后停止，可保留双"J"管 3 个月，小的瘘口常可自然愈合。②输尿管支架植入 + 肾造瘘：对于瘘口较大，或者双"J"管植入后 2 周以上仍然漏尿者，可同时行患侧肾盂造瘘，在瘘口以上位置将尿液直接引流，避免尿液经瘘口流出，以促进瘘口愈合。③即时探查修补或者输尿管膀胱植入：由于长期漏尿不仅影响患者生活质量，并且容易导致反复感染，严重者可致患侧肾损害和肾功能丧失。目前有不少学者尝试输尿管瘘即时修补的做法。即在有效控制感染的同时，行腹腔镜或开腹输尿管探查，寻找输尿管破口并游离一段输尿管，在术中植入双"J"管，剪除坏死组织后吻合输尿管。如果瘘口位置较低，或者吻合困难，可将输尿管直接植入膀胱，以缩短病程，减轻痛苦，改善患者生活质量。④延迟修补：这是泌尿外科处理输尿管瘘的经典做法。即在防止感染和加强对症支持的前提下，等待 3 ~ 6 个月，待局部炎症消退和瘢痕稳定后，再行腹腔镜或开腹输尿管探查、修补或植入。此法成功率较高，但等待时间较长，患者生活质量受影响较大，容易引起患者不满和医疗纠纷。无论选择何种处置方法，都必须有效地防止感染、确保引流通畅、加强对症支持、促进有效的沟通、落实知情选择。

为预防盆腔淋巴结切除术后输尿管瘘的发生，应注意以下几点：①术者必须掌握输尿管各段走行方向及比邻解剖，同时应该熟悉盆腔病变状态下输尿管走形可能发生的变异；②从圆韧带、髂外血管和骨盆漏斗韧带形成的三角区内剪开盆侧壁腹膜，通过腹膜外途径向内侧剥离侧腹膜直到完全暴露盆腔段输尿管和髂内动脉主干，是一种简便、快捷和相当安全的方法，值得效仿；③正确使用各种分离器械和电热能源，工作状态的热凝器械应注意保持与输尿管 1cm 以上距离，避免误伤输尿管；④术前或术毕留置输尿管导管或支架，有助于术中辨别输尿管和术后输尿管隐匿性损伤的愈合，减少输尿管术中损伤和术后尿瘘形成，有条件者建议常规实行；⑤术后怀疑输尿管损伤时，应通过各种检测方法尽可能在术中发现输尿管损伤，并在专科医师的指导和协助下妥善处理输尿管损伤，尽最大努力防止、减少、减轻术后后遗症，减少再次手术概率；⑥术后严密观察相关症状和体征，尽早明确输尿管有无损伤、损伤部位和严重程度，通过膀胱镜和输尿管镜放置输尿管导管或支架，充分引流尿液，绝大多数的输尿管损伤仍然可以自行愈合，从而有效减少持续性尿漏和医疗纠纷。

5. 术后淋巴囊肿：是淋巴清扫术后的主要并发症之一，其临床发病率各家报道差别较大，为 8.3% ~ 52%。该并发症虽不会危及生命，但可合并疼痛、发热、诱发下肢淋巴水肿等而降低术后患者的生活质量。其原因归结于髂总、髂外、闭孔及腹股沟深淋巴组织清除和宫旁组织切除后，特别是锐性剪剥后、淋巴管残端未结扎或结扎不彻底，回流的淋巴液潴留于腹膜后，汇合组织液、创面渗液形成盆腔淋巴囊肿。因此术中仔细结扎髂总淋巴结近端、腹股沟淋巴结远端、闭孔淋巴结近端及远端淋巴管，术后充分引流是预防囊肿形成的关键。腹腔镜盆腔淋巴结切除术中使用超声刀逐一凝切淋巴脂肪组织断端，能够全面和有效闭合淋巴管，术后保持盆腔腹膜开放，均可在一定程度上减少术后淋巴囊肿形成的机会。另外，在切除腹股沟深淋巴结时，保留髂外静脉的各个属支，特别是旋髂深静脉和耻骨后静脉，同时尽可能保留闭孔静脉完整通畅，均有助于术后侧支循环的建立与回流，从而有效减少淋巴囊肿的发生。淋巴囊肿发生后，如无症状与不适，可不予干预，等待其自然吸收，重点在于预防感染。囊肿较大时，可有下腹胀痛不适，可放射至同侧肩部、臀部或大腿，或致同侧腰痛，必要时可在 B 超引导下进行穿刺抽液治疗。

### （七）临床效果评价

1989 年，Dargent 首次报道了腹腔镜腹膜外盆腔淋巴结切除术。经过近 30 年的不断发展和改进，腹腔镜下盆腔淋巴结切除术在技术上已臻完善，被各种指南、规范推荐为妇科恶性肿瘤分期手术中淋巴结切除的首选路径，临床应用越来越广泛。

现有文献资料显示，腹腔镜盆腔的成功率可达 95%~100%，手术时间为 1~3 小时，术后住院时间为 1~2 天，并发症以血管损伤较为常见 (1%~2%)，其次是输尿管损伤 (0.4%)。与开腹手术相比，除手术时间稍长外，术中出血、术后住院时间及总体费用均明显少于开腹手术，也不增加手术并发症和术后病死率。因此，就技术本身而言，腹腔镜下盆腔淋巴切除术是安全和可行的，随着经验的积累和器械的改进，可以进一步缩短手术时间和减少并发症。

作为恶性肿瘤评估和分期的重要依据，腹腔镜下盆腔淋巴结切除是否全面彻底一直备受关注和质疑。大多数文献资料显示，腹腔镜下盆腔淋巴切除能够获得足够数量的淋巴结，与传统的开腹手术相比，腹腔镜手术切除的淋巴结数量往往更多。虽然医生技术存在差异，可能存在淋巴结切除不彻底的问题，但不会遗留有肿瘤转移的淋巴结。因而不会影响到肿瘤评估与分期的准确性，自然也不会影响到术后辅助治疗的选择。

腹腔镜盆腔淋巴结切除术充分展示了现代微创外科手术的优越性，具有手术切口小、创伤小、术中出血少、术后恢复快，因而不会影响术后放疗或化疗等辅助治疗的及时实施。由于照明和摄像技术的不断进步，腹腔镜手术视野更加清晰明亮，加之其放大作用，更加有利于准确判断和辨认组织性质与间隙，有利于实施精准分离切割，创伤更小。特别是 3D 腹腔镜和机器人技术的应用，恢复了腹腔镜下的三维立体图像，使腹腔镜下盆腔淋巴切除等具有相当难度和风险的妇科手术变得更加容易、更加精确、更加高效、更加安全。

与传统的开腹手术相比，腹腔镜手术也存在相应的缺陷与不足。除需要特殊的仪器、设备、器械和偏高的医疗成本及投入外，由于视觉效果改变 (目前绝大多数仍为 2D 腹腔镜)，触觉感丧失或减弱，操作空间和活动自由度受限，手术者往往需要更多的学习和培训。而电热损伤的隐匿性在一定程度上增加了医疗纠纷的可能性。职业损伤和环境污染也是必须正确面对和妥善解决的问题。就腹腔镜盆腔淋巴切除而言，另一个值得关注和思考的问题是淋巴结的定位和取出。为了手术的连续性和高效率，大多数妇科医生都接受淋巴结整块切除的理念和做法。腹腔镜下切除盆腔淋巴结后，如果经腹壁 0.5~1.0cm 大小的穿刺孔袋装取出，必然毁坏组织的完整性，更无法准确进行淋巴组织分组送检。如果经阴道袋装取出，基本能够保证组织的完整性，但仍然无法对淋巴结进行准确定位送检。这种不准确定位和分组，将影响到我们对于肿瘤淋巴转移规律的正确认识，是否影响术后补充治疗方式及其疗效，有待进一步观察研究。鉴于此，条件允许者建议采用分组切除和取出的方式进行腹腔镜下盆腔淋巴结切除。

## 二、经腹盆腔淋巴结切除／清扫术

### (一)适应证

参见腹腔镜下盆腔淋巴结切除术。

## （二）禁忌证

参见腹腔镜下盆腔淋巴结切除术。不能耐受气腹者可采用开放式手术。

## （三）术前准备

参见腹腔镜下盆腔淋巴结切除术。以下几点略有不同。

1. 皮肤准备：术前 1 天进行全身皮肤清洁，特别注意腹部及脐孔内的清洁，术前晚应剪除阴阜部毛发。

2. 留置尿管：进行术前病房护士消毒留置导尿管。

3. 手术器械：如腹壁牵开器、各型弯分离钳、直角钳、长薄剪刀、长镊子、长持针钳、血管拉钩等。有条件者准备开放式手术专用能量器械，如超声刀、血管结扎束 (ligasure)、百克钳、双极电凝器、单极电刀等，并确保其处于正常待机状态。注意配备特殊或者术中应急处理所需的器材，如血管夹、血管缝线、输尿管钳、输尿管支架等。

## （四）手术要点、难点及对策

1. 麻醉和体位：气管插管全身麻醉。头低 (10°～15°) 仰卧位。

2. 手术范围：要求切除双侧位于髂总、髂外、髂内血管周围，以及闭孔窝、腹股沟区及骶骨岬前方的淋巴结 (5×2+1=11 组 )。头侧 ( 近端 ) 达髂总动脉分叉以上 2～3cm，尾侧 ( 远端 ) 达腹股沟韧带内后方，深达闭孔神经以浅 ( 图 12-1-33)。

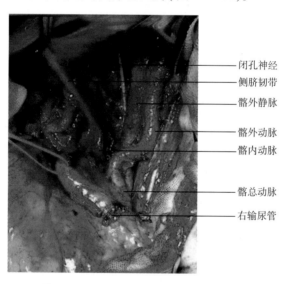

闭孔神经
侧脐韧带
髂外静脉
髂外动脉
髂内动脉
髂总动脉
右输尿管

**图 12-1-33** 腹式右侧盆腔淋巴结切除术

3. 手术步骤

(1) 腹壁切开：麻醉成功后，取下腹正中纵切口，自耻骨联合上缘起，绕脐左侧，达脐上 3~5cm。常规消毒铺无菌手术巾，依次切开腹壁各层，并间断缝合腹膜及对应皮肤，以保护切口并利于手术暴露。根据是否同时切除腹主动脉旁淋巴结和术中暴露情况，可适当延伸切口。

(2) 洗手探查：再次清洁洗手，依次探查子宫、附件、阑尾、大网膜、肝胆、膈下、胃肠、脾、肠系膜、腹膜及腹膜后淋巴结。子宫内膜癌或卵巢癌应在探查前先留取腹水或腹腔冲洗液送细胞学检查。

(3) 排垫肠管：将活动肠管置于上腹腔，覆盖湿润纱垫，再以自制厚纱布卷排垫固定，上腹壁自动牵开器，充分暴露盆腔及中下腹部。

(4) 切开右盆侧壁腹膜：于右侧髂总动脉表面钳夹提起脏腹膜，剪刀或电刀或超声刀切开腹膜，并沿髂总动脉和髂外动脉表面延伸腹膜切口，远端达圆韧带附着于腹侧壁处。

(5) 切断圆韧带：靠近腹侧壁附着处钳夹、切断右侧圆韧带，7 号丝线缝扎残端，暂不剪线以留做牵引。如需保留子宫，则无需切断圆韧带。

(6) 分离腹膜：分别钳夹牵引腹膜切口外侧缘和内侧缘，钝锐结合分离腹膜外间隙，外侧显露生殖股神经和腰大肌；内侧依次显露髂外动、静脉，髂内动、静脉；远端显露闭锁的脐动脉（侧脐韧带）；近端显露漏斗血管，输尿管，髂总动、静脉和骶前区。至此完成盆侧壁浅层解剖。

(7) 处理卵巢血管：辨清输尿管走向，钳夹提起骨盆漏斗韧带（卵巢悬韧带），显露漏斗韧带与输尿管之间的疏松间隙并予分离，于髂血管以上 3～5cm 处钳夹、切断、双重缝扎漏斗韧带。同法分离输尿管与髂血管之间的疏松间隙。如需保留卵巢，则将输尿管和漏斗韧带一并拨向外侧，显露并分离其与髂血管之间的疏松间隙。

(8) 显露生殖股神经：分离腰大肌表面的脂肪结缔组织并向内侧翻转，显露并保留生殖股神经。

(9) 分离髂血管外后方间隙：于髂外动脉中段位置，辨清其与腰大肌之间的疏松间隙，钝锐结合逐步分离，近端达右髂总静脉与腰大肌之间，远端达旋髂深静脉。沿此间隙继续向内后方分离，近端达骶髂关节表面并显露闭孔神经上段，远端达耻骨及闭孔内肌表面（图 12-1-34）。

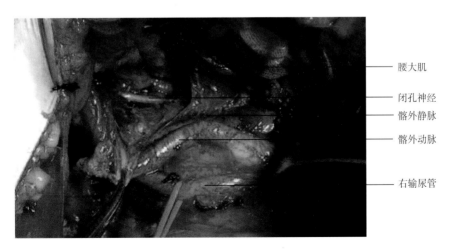

腰大肌

闭孔神经

髂外静脉

髂外动脉

右输尿管

**图 12-1-34　分离髂血管外后方间隙，显露闭孔神经上段**

(10) 分离闭孔窝内侧间隙：钳夹脐侧韧带并将之牵向中线，沿其外侧缘钝锐结合逐步向盆底分离，至闭孔内肌表面止，显露白线（阔筋膜腱弓），并将闭孔窝的淋巴脂肪组织推向盆侧壁（图 12-1-35）。

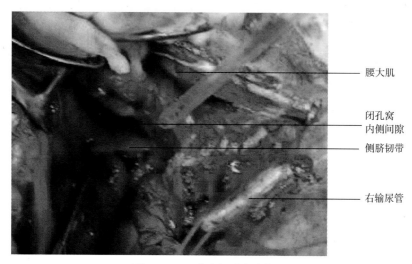

腰大肌

闭孔窝
内侧间隙

侧脐韧带

右输尿管

**图 12-1-35　分离闭孔窝内侧间隙**

(11) 切除髂总淋巴结：于右侧髂总动脉分叉以上 2~3cm 处，或者腹主动脉分叉处，钳夹提起动脉鞘膜，剪开。用长弯分离钳循髂总动脉鞘膜间隙向外侧髂总静脉方向钝性分离，穿过髂总静脉表面达腰大肌内侧缘，形成淋巴脂肪组织桥。钳夹、切断淋巴脂肪组织桥后 4 号丝线结扎近心端。将淋巴脂肪组织桥断端向远端翻转显露其与血管之间的疏松间隙，钝锐结合，逐步分离，贴近髂总血管表面整块切除髂总淋巴结（图 12-1-36）。

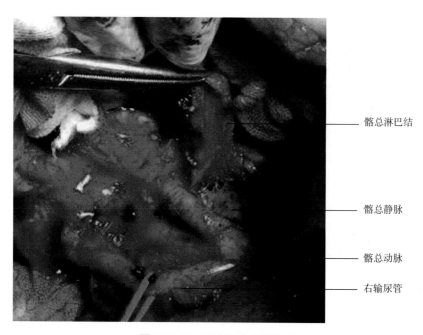

髂总淋巴结

髂总静脉

髂总动脉

右输尿管

**图 12-1-36　切除右髂总淋巴结**

(12) 切除骶前淋巴结：于腹主动脉分叉下缘提起左侧髂总静脉表面的淋巴脂肪组织，贴近左髂总静脉表面钳夹、切断、结扎残端。将淋巴脂肪组织向骶骨岬方向翻转分离，越过骶骨岬后继续向下向后分离，于骶骨凹最深处钳夹、切断、结扎断端，整块切除骶前淋巴结。

(13) 切除髂外淋巴结：于髂外动脉起始部表面剪开其鞘膜，向远端延伸达旋髂深静脉处。将髂外动脉牵向外侧，剥离其周围的鞘膜及淋巴脂肪组织。将淋巴脂肪组织牵向内后方，显露其与髂外静脉之间的疏松间隙，钝锐结合，逐步分离髂外静脉周围的淋巴脂肪组织，完整切除髂外淋巴结。

(14) 切除腹股沟深淋巴结：提起右侧下腹前壁，显露腹股沟韧带与髂外血管末端的淋巴脂肪组织之间的疏松间隙，将淋巴脂肪组织向内上方牵引，贴近髂外血管表面钳夹、切断、结扎断端。继续将淋巴脂肪组织向内后方翻转分离，越过髂外静脉内侧缘后显露股管入口及耻骨表面。贴近股管入口及耻骨表面钳夹、切断、结扎断端，整块切除腹股沟深淋巴结。如果此区暴露困难，也可以示指和拇指探及股管入口和淋巴脂肪根部，再行钳夹、切断和结扎。

(15) 切除髂内淋巴结：将阔韧带后叶和输尿管向中线牵引，显露髂内动脉。钳夹提起髂内动脉表面的淋巴脂肪组织，从上向下，逐步分离切除髂内淋巴结。

(16) 切除闭孔淋巴结：于髂外静脉内后方钳夹提起闭孔窝淋巴脂肪组织，向中线方向牵引以暴露其外后方与盆底肌肉间的疏松间隙。于耻骨内后方分离显露闭孔神经远端，并逆行向近心端分离闭孔神经，达髂内外静脉汇合处。靠近髂内外静脉汇合处钳夹、切断、结扎闭孔淋巴脂肪组织近心端。靠近闭孔动静脉表面，逐步钳夹、切断、结扎，完整切除闭孔淋巴结 ( 图 12-1-37)。

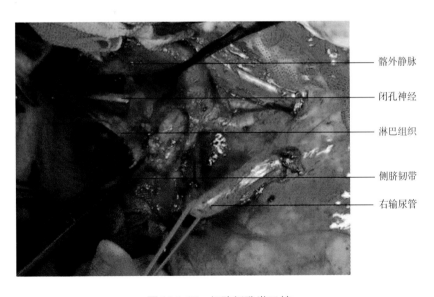

髂外静脉

闭孔神经

淋巴组织

侧脐韧带

右输尿管

**图 12-1-37　切除闭孔淋巴结**

(17) 切除左侧盆腔淋巴结：基本步骤和要点与右侧盆腔淋巴结切除相似。不同之处在于左侧髂总静脉位于髂总动脉内侧。切除左侧髂总淋巴结时，只需将输尿管和乙状结肠一并拨向内侧，即可显露位于髂总动脉外侧和腰大肌之间的髂总淋巴结，钝锐结合，逐步分离，即可完整切除髂总淋巴结。

4.难点和对策：参见腹腔镜下盆腔淋巴结切除术。

### （五）术后管理

参见腹腔镜下盆腔淋巴结切除术。

### （六）术后常见并发症的预防与处理

参见腹腔镜下盆腔淋巴结切除术。

### （七）临床效果评价

开放式盆腔淋巴结切除与腹腔镜下盆腔淋巴结基本要求和手术方法大同小异。相比之下，开放式盆腔淋巴结可以直视和触摸，特别是自然 3D 视觉使术者更加容易准确判断组织间隙。在出现损伤特别是出血等意外和紧急情况时，术者可以用手和适宜器械压迫及控制出血。因此，开放式盆腔淋巴结切除相比之下更加易学、安全。当然，腹腔镜的视野暴露和放大作用，又是开放式手术不可比拟的。

值得一提的是，随着能量器械的不断发展、更新和完善，腹腔镜手术常用的能量器械也可以很好地应用到开放式手术。比较有代表性的如超声刀、百克钳（双极电凝）、血管结扎束等，可在一定程度上提高开放式手术的效率、质量和安全性，特别是在减少术中出血、控制盆底静脉丛出血、减少术后淋巴漏和淋巴囊肿行程方面比开放式手术更有优势。

（王　刚）

236

# 第二节　腹主动脉旁淋巴结清扫术

## 一、适应证

1.子宫内膜癌盆腔淋巴结阳性或有高危因素者。

2.宫颈癌 Ⅰ B2、Ⅱ A2 或盆腔淋巴结阳性患者。

3.卵巢或输卵管恶性肿瘤全面分期手术或淋巴结转移病灶的肿瘤细胞减灭术。

4.盆腔廓清术前评估。

## 二、禁忌证

1.宫颈癌宫旁有明显浸润，或膀胱、直肠已有侵犯的 Ⅱ B 期及以上者。

2.严重的心、肺、肝、肾等脏器疾病或体质虚弱不能耐受手术者。

3.盆腔有急性炎症且有广泛粘连者。

4.不能耐受麻醉者。

5.过分肥胖者。

## 三、术前准备

### （一）患者的准备

1.详细询问病史及检查

(1) 了解现病史及既往史，有无腹腔或腹膜后手术史，重要脏器有无疾病，有无出血倾向及炎症史。

(2) 完成体格检查、妇科检查及术前常规实验室检查和重要的影像学检查，包括胸片，心电图，心脏、消化系统、泌尿系统和盆腔的 B 超检查，腹盆腔的增强 CT 或 PET-CT 评估腹膜后淋巴结是否转移。

2.手术前合并症的处理

(1) 积极纠正贫血；有效治疗出血倾向。

(2) 控制感染病灶。一般术前不常规采用预防性抗生素治疗。

(3) 纠正营养不良及代谢紊乱。

(4) 适当控制高血压及高血糖，但不宜降得太低。

(5) 有其他系统疾病者，请相关专科协助治疗。

3.手术前的准备

(1) 肠道准备：口服泻药或灌肠。

(2) 皮肤准备：术前 1 天进行。腹部上至剑突，下至耻骨联合，外阴及大腿上 1/3 范围，特别注意清洗脐孔内的污垢。

(3) 睡眠：术前夜晚口服艾司唑仑片。

(4) 备血。

(5) 术前应用阿托品、异丙嗪。

### （二）手术人员的准备

1. 手术者组织手术小组成员术前讨论，明确手术方式、手术时间、麻醉方法，评估手术风险及处理对策。

2. 术前向患者及家属充分交代手术和麻醉风险，签署手术及麻醉同意书。

3. 准备好开腹或腹腔镜手术器械，严格保证器械正常运行。

## 四、手术要点、难点及对策

### （一）麻醉和体位

采用气管插管全身麻醉。体位采取平卧位，头稍低。腹腔镜采取头低脚高位。消毒铺巾后留置尿管。

## （二）手术范围

上界有两个不同的推荐平面，分别是肠系膜下动脉水平和肾动脉水平。卵巢癌及子宫内膜癌推荐的切除范围最好达到肾动脉水平，至少达到肠系膜下动脉水平。

下界正中与骶前淋巴结连在一起，两侧与髂总淋巴结相连接。

左右界及底部：全面完整的腹主动脉旁淋巴结切除需要切除左腰淋巴结（包括主动脉前淋巴结、主动脉后淋巴结、主动脉外侧淋巴结），中间腰淋巴结和右腰淋巴结（包括腔静脉前淋巴结、腔静脉后淋巴结和腔静脉外侧淋巴结）。选择性腹主动脉旁淋巴结的切除范围一般包括腹主动脉、下腔静脉前及动静脉间的淋巴结，不包括血管后方的淋巴结（图 12-2-1）。

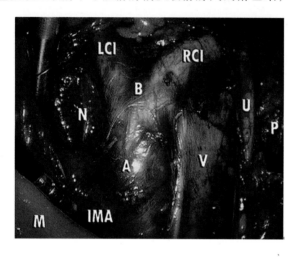

图 12-2-1　腹主动脉旁区域的解剖

A. 腹主动脉；B. 腹主动脉分叉；LCI. 左髂总动脉；RCI. 右髂总动脉；U. 输尿管；V. 下腔静脉；P. 腰大肌；N. 交感神经；IMA. 肠系膜下动脉；M. 肠系膜

## （三）手术切口

开腹手术选择下腹正中切口，需从耻骨上绕至脐上 4 ~ 5cm。腹腔镜切口选脐上 3 ~ 4cm 作为置镜孔，镜下于右下腹麦氏点处做 10mm 助手操作孔，左下腹相对应位置做 5mm 术者第一操作孔，在置镜孔与术者第一操作孔连线中点外侧 4cm 处做 5mm 术者第二操作孔。

## （四）手术步骤

术野的暴露至关重要，开腹手术首先排垫肠管，注意将肠管推开，包括左侧的乙状结肠和右侧的回盲肠，分离肠系膜与腹膜的固有粘连。腹腔镜下可以通过体位（头低脚高或向一侧偏斜）或悬吊腹膜，以得到良好的术野。

切除下腔静脉前淋巴结最直接的方法是打开右侧髂总动脉上的腹膜，助手抓取并提起要剪开的腹膜，表面剪开，注意骑跨于髂总动脉前方的输尿管，此处腹膜薄，输尿管位置表浅，轻触刺激，可看见输尿管蠕动，在其内侧向上剪开腹膜（图 12-2-2）。沿腰大肌剪开后腹膜，暴露输尿管，充分游离卵巢血管，向两侧牵拉腹膜，暴露出腹主动脉旁淋巴脂肪组织。

接着分离下腔静脉前脂肪垫，避开右侧输尿管，暴露腹膜后间隙，用大 S 拉钩从下腔静脉右侧拉开输尿管暴露术野，将腹膜与腰大肌分开，可以提起脂肪垫，分离脂肪淋巴组织与腔静脉和腹主动脉之间的间隙，一般游离到腹主动脉分叉上 5cm，根据病情可继续游离至肾静脉水平，注意此处部分在腹膜后的十二指肠，避免损伤（图 12-2-3）。

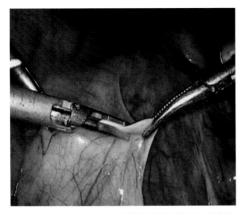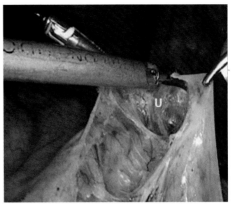

图 12-2-2　腹腔镜下剪开腹主动脉前方的腹膜，注意其下方的输尿管（U）

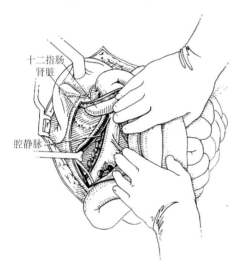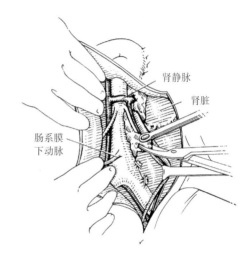

十二指肠
肾脏
腔静脉

肾静脉
肾脏
肠系膜
下动脉

239

图 12-2-3　腹主动脉旁淋巴结的切除及术野暴露（右侧及左侧）

　　继续分离下腔静脉前脂肪垫与腹膜后间隙，横过主动脉向上分离。最重要的解剖学标志是肠系膜下动脉和卵巢血管，各个间隙游离完毕之后，将淋巴脂肪组织提起，沿血管走形，分离其与下方血管的界限，予以切除（图 12-2-4）。应特别注意不要损伤肠系膜下动脉。淋巴组织内常有一条恒定的小静脉于淋巴结后方进入下腔静脉，注意避免粗暴牵拉及撕扯，小心分离后可予以切断结扎。把腹主动脉和下腔静脉表面的淋巴结向脚侧整块分离，可一直连续到髂总动脉旁，整块切除，通常在输尿管跨越髂总动脉处将淋巴组织分开。

　　左侧腹主动脉旁淋巴结清扫，一般在右侧腔静脉旁淋巴结清扫后进行，通常采用的方法是将已经打开的腹膜自腹主动脉上分离开，牵拉至左侧，以暴露左侧腹主动脉旁的结构，此处注意肠系膜下动脉和左侧输尿管的位置，术者找到左侧输尿管并轻柔将其推向外侧，沿腹主动脉右侧向左侧切除淋巴脂肪组织（图 12-2-5）。

　　清扫较高位置的腹主动脉左旁淋巴结时，注意肠系膜下动脉上方的血管分支，肠系膜下动脉一般起于腹主动脉分叉上方 4cm。此处左侧输尿管更为靠近腹主动脉，在游离淋巴脂肪组织时更应特别小心（图 12-2-6）。

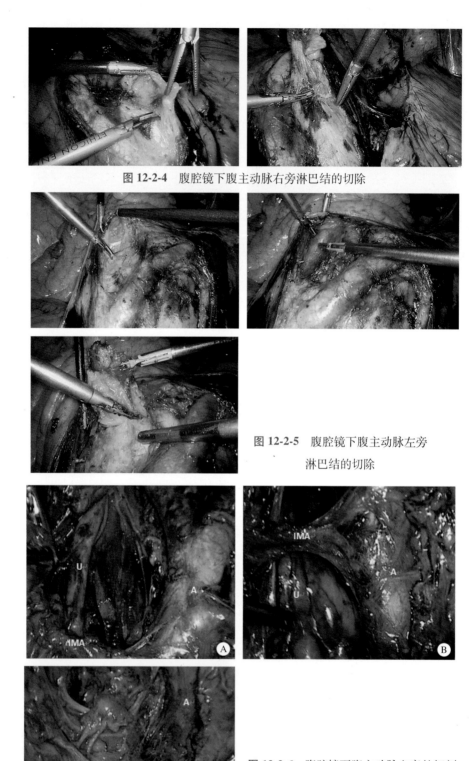

图 12-2-4　腹腔镜下腹主动脉右旁淋巴结的切除

图 12-2-5　腹腔镜下腹主动脉左旁
淋巴结的切除

240

图 12-2-6　腹腔镜下腹主动脉左旁的解剖
A.肠系膜下动脉（IMA）下方；B.肠系膜下动脉
上方，位于腹主动脉左侧的输尿管（U）；C.左
肾静脉（LRV）下方

进行腹主动脉旁淋巴结清扫时，应注意识别解剖结构，评估淋巴结的大小、部位及活动度，注意淋巴结和下腔静脉及肠系膜下动脉的关系，如果活动度好，手术相对容易；如果活动度差，手术切除就困难。如果淋巴结有转移，腹主动脉旁淋巴结清扫和分离就会比较困难，转移的淋巴结常常成片增大，包绕腹主动脉和下腔静脉。如果发现有淋巴结转移，除小心游离切除外，可于此处转移部位做钛夹标记，以便术后辅助放射治疗。

## 五、术后监测与处理

1. 生命体征的监护：术后 24 小时内给予心电监护仪监护，密切观察血压、心率、血氧饱和度。同时注意引流管渗液、渗血情况，在早期发现并发症及时处理。

2. 饮食：根据消化功能恢复情况，术后第 1 天可饮少量清水，术后第 2 天进流质，排气后进半流质，以后逐渐恢复正常饮食。

3. 术后抗感染：根据手术范围常规使用抗生素预防感染。

4. 尿管的管理：根据手术范围常规拔除尿管，如同时进行了广泛性子宫切除，术后 2 周，拔除导尿管，鼓励自行排尿，并测量残余尿。

5. 腹腔引流管的管理：保持引流管通畅，注意观察引流液性状。术后 3 天内的引流物以血性液体为主，术后第 5 天起，引流物以淋巴液为主，待腹腔引流物明显减少后，可以拔管。

6. 预防血栓形成：注意患者有无下肢疼痛或肿胀，必要时行下肢血管 B 超检查，了解有无下肢静脉血栓形成。

## 六、常见并发症的预防与处理

1. 血管损伤：避免血管损伤，预防大于处理。腹主动脉旁淋巴结切除的难点在于不熟悉解剖而造成血管损伤或出血，熟悉解剖、多加实践是降低手术风险的主要途径。

在行主动脉旁淋巴结切除时，一定要熟悉腹主动脉分出的脏支和壁支，腹主动脉分叉上方约 4cm，即第 3 腰椎下部，主动脉前方分出肠系膜下动脉，该动脉供应降结肠、乙状结肠和直肠上段。行腹主动脉旁淋巴结清扫时，应避免损伤肠系膜下动脉，如果损伤，应观察降结肠和乙状结肠的血运。在第 2 腰椎水平分出成对的卵巢动脉和肾动脉，术中应避免损伤肾动脉和肾静脉。在近肾动脉近远侧有 5 对腰动脉，上方 4 对腰动脉从主动脉后方发出，经过腰椎体外侧椎弓后面，位于交感神经和腰大肌内侧。右腰动脉经过下腔静脉背后。如有增大的淋巴结蔓延至主动脉后方，应注意腰动脉走行，必要时可予以结扎。第 1 腰椎水平前面分出肠系膜上动脉，该动脉供应小肠、升结肠和横结肠。一般不需达到此水平。

2. 血栓形成：盆腔及腹主动脉淋巴结清扫术围术期发生静脉血栓风险较高，术后鼓励患者及早伸展并抬高下肢，加速血液流动。对于年龄大、血液黏稠度高、血脂高、肥胖患者，不用或少用促凝血药物，或预防性使用抗凝药。发现血栓，可使用低分子肝素治疗，必要时置入血管滤网，避免血栓脱落发生严重并发症。

3. 输尿管损伤：切除淋巴结时必须小心，时刻将输尿管置于视野之内，要避免静脉丛的出血，以减少紧急止血，而视野不清导致误伤输尿管。分离输尿管时必须小心，注意保存其鞘膜，可保留覆盖其后方的少量结缔组织。

4.淋巴囊肿：盆腔淋巴结清扫更容易发生淋巴囊肿，预防淋巴囊肿形成的措施包括仔细结扎淋巴管，不缝合后腹膜，持续盆腔引流等。

## 七、临床效果评价

腹主动脉旁淋巴结切除的总体原则是从解剖间隙入手，由周边开始，由易到难，整块切除，注意腹主动脉和下腔静脉的走行和分支。对于卵巢癌和子宫内膜癌的分期手术，淋巴结清扫既是分期手术的一部分，也是肿瘤细胞减灭术的内容，其切除既有诊断作用，也有治疗价值。所以对于此类患者应强调手术的彻底性和足够的手术范围。

宫颈癌大多为鳞癌，如怀疑盆腔淋巴结转移，需同时进行腹主动脉旁淋巴结的切除或取样，其目的是确定患者有无淋巴结转移及转移水平，为术后是否进行辅助放疗提供证据并确定范围。

（王　涛　任　彤　向　阳）

# 第三节　骶前淋巴结清扫术

## 一、适应证

1.子宫内膜癌盆腔淋巴结阳性或有高危因素者。
2.宫颈癌盆腔淋巴结阳性。
3.卵巢或输卵管恶性肿瘤全面分期手术或淋巴结转移病灶的肿瘤细胞减灭术。

## 二、禁忌证

1.宫颈癌子宫颈旁有明显浸润，或膀胱、直肠已有侵犯的ⅡB期及以上者。
2.严重的心、肺、肝、肾等脏器疾病或体质虚弱不能耐受手术者。
3.盆腔有急性炎症且有广泛粘连者。
4.不能耐受麻醉者。
5.过分肥胖者。

## 三、术前准备

### （一）患者的准备

1.详细询问病史及检查

(1) 了解现病史及既往史，有无腹腔或腹膜后手术史，重要脏器有无疾病，有无出血倾向及炎症史。

(2) 完成体格检查、妇科检查及术前常规实验室检查和重要的影像学检查，包括胸片，心电图，心脏、消化系统、泌尿系统和盆腔的 B 超检查，腹盆腔的增强 CT 或 PET-CT 评估腹膜后淋巴结是否转移。

2.手术前合并症的处理

(1) 积极纠正贫血；有效治疗出血倾向。

(2) 控制感染病灶。一般术前不常规采用预防性抗生素治疗。

(3) 纠正营养不良及代谢紊乱。

(4) 适当控制高血压及高血糖，但不宜降得太低。

(5) 有其他系统疾病者，请相关专科协助治疗。

3.手术前的准备

(1) 肠道准备：口服泻药或灌肠。

(2) 皮肤准备：术前 1 天进行。腹部上至剑突，下至耻骨联合，外阴及大腿上 1/3 范围，腹腔镜手术应特别注意清洗脐孔内的污垢。

(3) 睡眠：术前夜晚口服艾司唑仑片。

(4) 备血。

(5) 术前应用阿托品、异丙嗪。

### （二）手术人员的准备

1.手术者组织手术小组成员术前讨论，明确手术方式、手术时间、麻醉方法，评估手术风险及处理对策。

2.术前向患者及家属充分交代手术和麻醉风险，签署手术及麻醉同意书。

3.准备好开腹或腹腔镜手术器械，严格保证器械正常运行。

## 四、手术要点、难点及对策

### （一）麻醉和体位

采用气管插管全身麻醉。体位采取平卧位，头稍低。腹腔镜采取头低脚高位。消毒铺巾后留置尿管。

### （二）手术范围

两侧髂总动脉及髂总静脉分叉表面，及下方至骶骨岬表面。

## （三）手术切口

下腹正中切口，需从耻骨上绕至脐上。腹腔镜切口选脐上 3～4cm 作为置镜孔，镜下于右下腹麦氏点处做 5mm 助手操作孔，左下腹相对应位置做 5mm 术者第一操作孔，在置镜孔与术者第一操作孔连线中点外侧 4cm 处做 10mm 术者第二操作孔。

## （四）手术步骤

骶前区解剖复杂，左髂总动静脉偏中间，在主动脉分叉下后方，骶正中动脉起自腹主动脉分叉后壁出，行于腹下丛，上端两侧发出第 5 对腰动脉，骶前筋膜的表面走行着骶正中动静脉和骶前静脉丛，静脉丛紧贴骨膜，周围无组织，术中一旦出血不易控制。因此在切除骶前淋巴结时，一定要探查评估，根据淋巴结的大小及其动静脉的关系来分离界限。常用的是直视血管下，从头侧向脚侧分离，将骶前淋巴结切除。

首先暴露手术野，将乙状结肠推向左侧，暴露后腹膜，提起已经打开的后腹膜，并将两侧输尿管拉开，电刀打开左髂总动脉的血管鞘，从腹主动脉分叉下方，把左侧髂总静脉表面的淋巴结脂肪组织清除，腹主动脉分叉下方即为左侧髂总静脉壁，再向下即为骶前淋巴结。分离时注意避免损伤该静脉。接着向脚侧游离淋巴脂肪组织，继而暴露出两侧髂总静脉下缘，此处以下即为骶骨岬，将其表面淋巴结切除即可（图 12-3-1）。

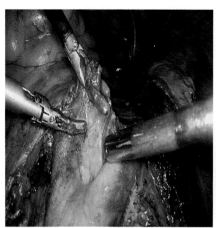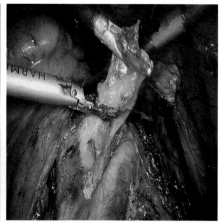

**图 12-3-1** 腹腔镜下骶前区淋巴结的切除

此处应辨认骶正中动脉，骶前静脉丛，此处的淋巴脂肪组织内含有丰富的侧支循环，以及不易暴露的神经丛，游离到淋巴脂肪组织根部可用血管钳钳夹结扎，钳夹时避开大的血管，打结时不要有张力，以免将血管扯断。术毕观察各个重要的血管、神经解剖关系，创面有无渗血，小的渗血可以用纱布压迫止血。

骶前区由骶骨孔进入盆腔的静脉更应认真仔细地对待，此静脉一旦损伤，血管退缩进入骶骨孔，将很难止血，只能采取压迫的办法。

清除腹主动脉旁淋巴结和骶前淋巴结后，可以间断缝合后腹膜，关闭创面术野，目的是减少该处小肠粘连的机会，如果术后需要进行腹主动脉旁或骶前区域的放疗，如此处有小肠粘连，则放疗后极易发生小肠坏死。

　　如果淋巴结有转移，分离就比较困难，转移的淋巴结常常成片增大，包绕动静脉。除小心游离切除外，可于此处转移部位做钛夹标记，以便术后进行放射治疗。

## 五、术后监测与处理

　　1.生命体征的监护：术后 24 小时内给予心电监护仪监护，密切观察血压、心率、血氧饱和度。同时注意引流管渗液、渗血情况，在早期发现并发症及时处理。

　　2.饮食：根据消化功能恢复情况，术后第 1 天可饮少量清水，术后第 2 天进流质，排气后进半流质，以后逐渐恢复正常饮食。

　　3.术后抗感染：根据手术范围常规使用抗生素预防感染。

　　4.尿管的管理：根据手术范围常规拔除尿管，如同时进行了广泛性子宫切除，术后 2 周，拔除导尿管，鼓励自行排尿，并测量残余尿。

　　5.腹腔引流管的管理：保持引流管通畅，注意观察引流液性状。术后 3 天内的引流物以血性液体为主，术后第 5 天起，引流物以淋巴液为主，待腹腔引流物明显减少后，可以拔管。

　　6.预防血栓形成：注意患者有无下肢疼痛或肿胀，必要时行下肢血管 B 超检查，了解有无下肢静脉血栓形成。

## 六、常见并发症的预防与处理

　　1.血管损伤：避免血管损伤，预防大于处理。骶前淋巴结切除的难点在于不熟悉解剖而造成血管损伤或出血，熟悉解剖、多加实践是降低手术风险的主要途径。左髂总动静脉偏中间，在主动脉分叉下后方，骶正中动脉自腹主动脉分叉后壁出，行于腹下丛，上端两侧发出第 5 对腰动脉，骶前筋膜的表面走行着骶正中动静脉和骶前静脉丛，静脉丛紧贴骨膜，周围无组织，术中一旦出血不易控制。

　　2.血栓形成：盆腔及腹主动脉淋巴结清扫术围术期发生静脉血栓风险较高，术后鼓励患者及早伸展并抬高下肢，加速血液流动。对于年龄大、血液黏稠度高、血脂高、肥胖患者，不用或少用促凝血药物，或预防性使用抗凝药。发现血栓，可使用低分子肝素治疗，必要时置入血管滤网，避免血栓脱落发生严重并发症。

　　3.输尿管损伤：切除淋巴结时必须小心，时刻将输尿管置于视野之内，要避免静脉丛的出血，以减少紧急止血，而视野不清导致误伤输尿管。分离输尿管时必须小心，注意保存其鞘膜，可保留覆盖其后方的少量结缔组织。

　　4.淋巴囊肿：盆腔淋巴结清扫更容易发生淋巴囊肿，预防淋巴囊肿形成的措施包括仔细结扎淋巴管，不缝合后腹膜，持续盆腔引流等。

## 七、临床效果评价

　　对于卵巢癌和子宫内膜癌的分期手术，淋巴结清扫既是分期手术的一部分，也是肿瘤细胞减灭术的内容，其切除既有诊断作用，也有治疗价值。所以对于此类患者应强调手术的彻底性和足够的手术范围。

宫颈癌大多为鳞癌，骶前淋巴结转移率＜1%，因此不常规行骶前淋巴结切除，当腹主动脉旁及盆腔淋巴结有肿大可以转移者，探查骶前淋巴结肿大，可同时进行骶前淋巴结的切除。为术后是否进行辅助放疗提供证据并确定范围。

（王 涛 任 彤 向 阳）

# 第四节　腹股沟淋巴结清扫术

## 一、开腹腹股沟淋巴结清扫术

### （一）适应证

1. 外阴浸润鳞癌及腺癌。
2. 外阴恶性黑色素瘤。
3. 位于阴道下 1/3 的阴道浸润癌及恶性黑色素瘤。

### （二）术前准备

1. 术前 1 日备皮，剃除阴毛及腹部汗毛。
2. 术前 1 日晚餐流质饮食或半流质饮食，12 点以后禁饮水。
3. 为保持手术前晚良好的睡眠，可以适当使用镇静剂。
4. 术前晚清洁灌肠，并于术前 1 日用番泻叶 30g 泡水饮用。
5. 术前 2 日用抗生素预防感染，并适当补充足够的液体及电解质。

### （三）手术要点、难点及对策

1. 麻醉和体位：硬膜外麻醉或全麻；仰卧位，如果为了便于同时行外阴部手术，亦可取膀胱截石位。

2. 手术步骤

(1) 常规消毒，铺巾后，采取腹股沟弧形切口（图 12-4-1）。

(2) 切开皮肤及约 3mm 的皮下组织。

(3) 潜行分离下腹部切口两侧皮片约 3cm（图 12-4-2）。

(4) 自上而下分离腹外斜肌腱膜上的淋巴脂肪组织至腹股沟韧带处（图 12-4-3）。

(5) 潜行分离大腿切口两侧皮片约 3cm（图 12-4-4）。

(6) 将股外侧皮下组织剥离至股三角外侧，暴露阔筋膜（图 12-4-5）

(7) 分离附着于腹股沟韧带上的组织（图 12-4-6），注意不要伤及股血管，遇见小血管即钳夹和结扎。

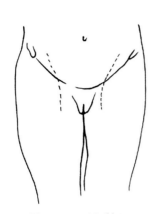

图 12-4-1　弧形切口

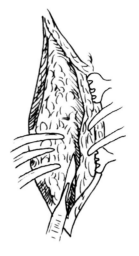

图 12-4-2　分离下腹部皮片

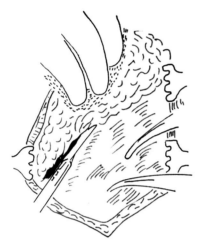

图 12-4-3　分离淋巴脂肪组织

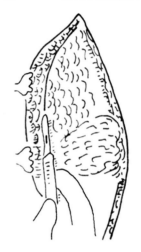

图 12-4-4　分离大腿皮片

247

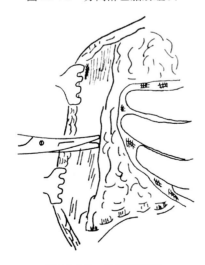

图 12-4-5　暴露阔筋膜

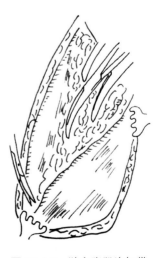

图 12-4-6　游离腹股沟韧带

(8) 于切口下方，股三角顶端，深筋膜前识别大隐静脉，钝性分离 ( 图 12-4-7)，钳夹，切断，用 7 号及 4 号丝线双重结扎。

(9) 紧靠股动脉外侧切开缝匠肌腱膜 ( 图 12-4-8)，可见缝匠肌纤维，将切口向上、向下扩大，随后操作要保证切除股三角内除股动脉、股静脉及股神经外的所有组织。

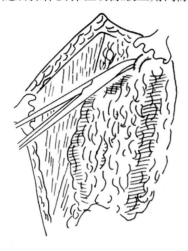

图 12-4-7　钝性游离大隐静脉

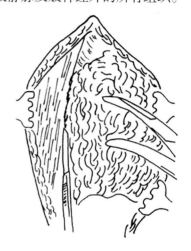

图 12-4-8　切开缝匠肌腱膜

(10) 将股三角外侧的淋巴脂肪组织向内分离，至股动脉时切开股鞘 ( 图 12-4-9)。

(11) 提起股鞘边缘，游离股动脉至腹股沟韧带处。分离、钳夹、切断阴部外动脉 ( 图 12-4-10)，用 4 号及 1 号丝线双重结扎。

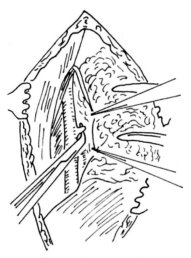

图 12-4-9　切开股鞘

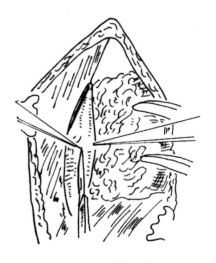

图 12-4-10　切断阴部外动脉

(12) 自上而下游离股静脉，在其上段暴露大隐静脉末端，将其稍加分离后，在距股静脉 0.5cm 钳夹、切断大隐静脉 ( 图 12-4-11)，用 7 号及 4 号丝线双重结扎，结扎线不要离股静脉太近，以免引起狭窄。

(13) 沿股静脉内侧剪断股鞘达腹股沟韧带处 ( 图 12-4-12)，此时手术标本已从其血管附着面完全游离。

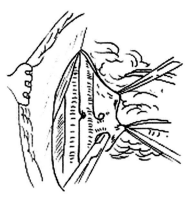

图 12-4-11 切断大隐静脉

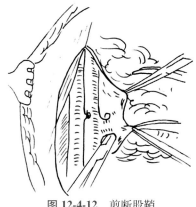

图 12-4-12 剪断股鞘

(14) 仔细分离位于腹股沟韧带下方、股静脉内侧的淋巴脂肪组织 ( 图 12-4-13)。此处为淋巴管的汇合点，也是腹股沟深淋巴结的主要所在地，其位于股管内的一个淋巴结称为股管淋巴结，收纳腹股沟浅淋巴结和深部来的淋巴管，其输出管沿髂血管分布，流入髂淋巴结，必须清除干净，同时切除股管淋巴结并送冰冻病理检查，以决定是否做盆腔淋巴结清扫术。

(15) 沿耻骨肌筋膜自上而下将其上的淋巴组织整块游离至阴阜外下方 ( 图 12-4-14)。

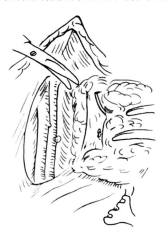

图 12-4-13 分离淋巴组织

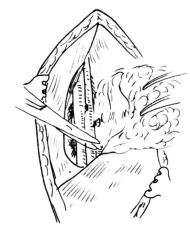

图 12-4-14 整块游离淋巴组织

(16) 分离腹股沟外环周围的脂肪组织，暴露圆韧带 ( 图 12-4-15)，并将其游离、钳夹、切断，用 4 号丝线结扎。

(17) 沿腹外斜肌腱膜及耻骨肌筋膜剥离其上的脂肪淋巴组织至阴阜外侧 ( 图 12-4-16)，此时可将手术标本切除或留待外阴广泛切除时整块切除。

(18) 如不需行盆腔淋巴结清除术，即可缝合圆韧带表面筋膜的缺损 ( 图 12-4-17)，将阔筋膜与耻骨肌筋膜缝合，以覆盖股动、静脉，筋膜无法缝合时，将缝匠肌上端游离，在距离髂前上棘 2cm 处将其切断，断端缝合于腹股沟韧带上 ( 图 12-4-18)，创面置入橡皮管引流，从大腿内侧 ( 创面最低处 ) 引出，做负压引流用。

(19) 间断缝合皮肤。

249

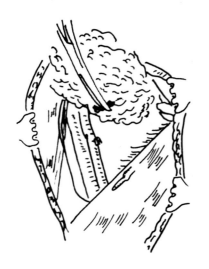

图 12-4-15　暴露圆韧带

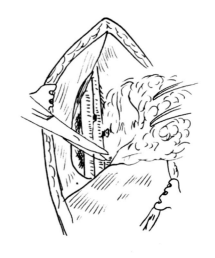

图 12-4-16　整块游离淋巴组织

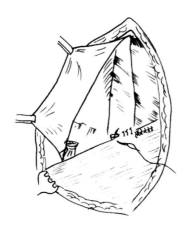

图 12-4-17　缝合圆韧带筋膜

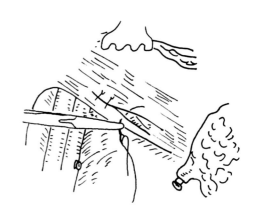

图 12-4-18　缝匠肌缝于腹股沟韧带

3.术中注意要点：术中可能损伤股动、静脉及股神经，如有发生，立即进行修补。

## （四）术后监测与处理

术后应用抗生素，每日用 1 ∶ 10 活力碘擦洗外阴伤口 2 次，重点观察并及时处理切口皮瓣坏死和伤口感染。术后 5 ～ 6 日如有伤口感染，应根据情况每日换药 1 ～ 2 次，术后 5 日拔除导尿管，术后 7 日拆线。

（汪宏波）

## 二、腹腔镜下腹股沟淋巴结清扫术

### (一) 适应证

1.外阴癌。

2.阴道下段癌。

3.外阴、阴道恶性黑色素瘤。

### (二) 禁忌证

1.腹股沟淋巴结肿大、完全固定者。

2.癌症已远处转移者。

3.严重心血管、肺、肝、肾等疾病，不能耐受麻醉者。

### (三) 术前准备

1.患者的准备

(1) 详细询问病史及检查。

1) 解现病史及既往史，重要脏器有无疾病，有无出血倾向及炎症史。

2) 完成体格检查、妇科检查及术前常规实验室检查和重要的影像学检查，包括胸片、心电图，心脏、消化系统、泌尿系统和子宫附件的 B 超检查，盆腔磁共振扫描，必要时做肺功能检查、膀胱镜检查等。

(2) 手术前合并症的处理

1) 积极纠正贫血；有效治疗出血倾向。

2) 纠正营养不良及代谢紊乱。

3) 适当控制高血压及高血糖。

4) 有其他系统疾病者，请相关专科协助治疗。

(3) 手术前的准备

1) 完善血常规、尿常规、凝血三项、肝肾功能、乙肝六项、输血前 ICT 等化验检查。

2) 术前 1 日进行。腹部上至剑突，下至耻骨联合、外阴及大腿上 1/3 范围，特别注意清洗脐孔内的污垢。

3) 外阴部备皮。

2.手术人员的准备

(1) 手术者组织手术小组成员术前讨论，明确手术方式、手术时间、麻醉方法，评估手术风险及处理对策。

(2) 术前向患者及家属充分交代手术和麻醉风险，签署手术及麻醉同意书。

(3) 准备好腹腔镜手术器械，严格保证器械正常运行。

### （四）手术要点、难点及对策

1. 麻醉和体位：采用气管插管全身麻醉。体位采取平卧位，大腿向两侧平移并外展，消毒铺巾后留置尿管。

2. 手术范围：腹股沟浅淋巴结分为上内侧、上外侧浅淋巴结和下浅淋巴结三组。前两组沿腹股沟韧带下方排列，收纳脐以下腹壁浅层、臀部、外生殖器、会阴及肛管下端的淋巴，腹股沟下浅淋巴结沿大隐静脉末端两侧纵向排列，收纳下肢大部分浅层的淋巴结。切除腹股沟浅淋巴结应切除腹股沟上内侧、上外侧浅淋巴结和下浅淋巴结，必要时切除腹股沟深淋巴结。

3. 手术切口：在脐部上缘或下缘取 1cm 切口用于置入腹腔镜，在脐耻连线中点处取 1cm 大小切口，分别于右下腹麦氏点和左下腹麦氏点对应位置取 0.5cm 大小切口（图 12-4-19）。

### （五）手术步骤

1. 在脐部做一 1cm 大小切口，朝腹股沟方向经皮下穿刺置入 10cm 大小穿刺器，直至腹股沟区，设定气腹机最大压力为 15mmHg，注入二氧化碳，在腹股沟区建立皮下气腹，置入腹腔镜。左右轻轻摇动腹腔镜镜子扩大皮下气腹空间。皮下气腹建立后将气腹机最大压力下调为 5 ~ 10mmHg，在保证视野清楚暴露的前提下防止发生广泛性皮下气肿。切除左侧淋巴结时，在左下腹麦氏点相对应位置取 0.5cm 切口，置入 0.5cm 穿刺器（图 12-4-20）。

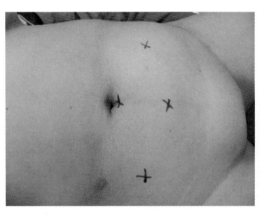
图 12-4-19　穿刺口选择

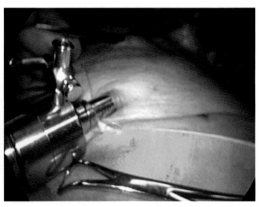
图 12-4-20　置入穿刺器

2. 在脐耻连线中点处取 1cm 大小切口，于右下腹麦氏点处取 0.5cm 大小切口，在腹腔镜监视下分别在皮下置入 1cm 和 0.5cm 穿刺器至腹股沟皮下气腹区（图 12-4-21）。

3. 左手持分离钳，右手持超声切割刀，贴皮肤切开皮下组织，扩大手术视野，直至腹股沟韧带下3cm左右。切开皮下组织时应贴近皮肤但勿累及真皮层，否则会造成皮肤坏死（图 12-4-22~ 图 12-4-26）。

4. 从腹外斜肌表面开始，用超声刀切割，将含有淋巴结、淋巴管、皮下脂肪等组织从上而下切割至腹股沟韧带，外侧至髂前上棘，内侧至耻骨结节（图 12-4-27~ 图 12-4-29）。

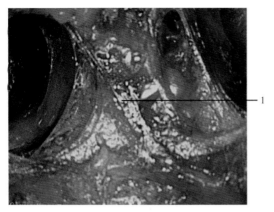

图 12-4-21　建立皮下气腹

1.皮下组织

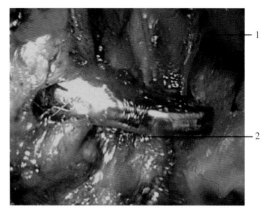

图 12-4-22　超声刀切割扩大皮下手术视野

1.腹壁浅筋膜；2.皮下脂肪

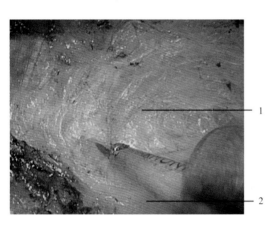

图 12-4-23　切割皮下组织扩大手术视野

1.皮下脂肪；2.腹外斜肌腱膜

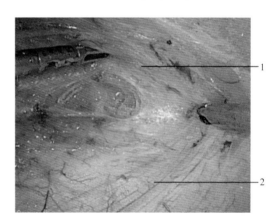

图 12-4-24　继续切割皮下组织扩大手术视野

1.皮下脂肪；2.腹外斜肌腱膜

253

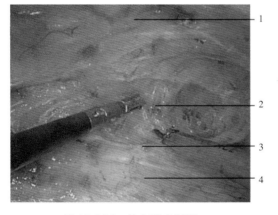

图 12-4-25　扩大手术视野

1.皮肤；2.皮下脂肪；3.腹股沟韧带；4.腹外斜肌腱膜

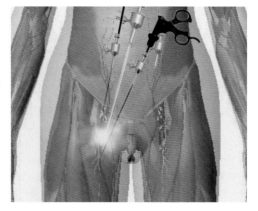

图 12-4-26　皮下手术空间建立

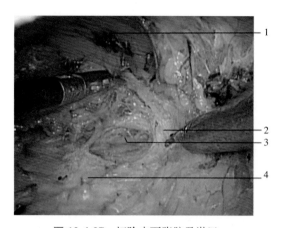

图 12-4-27 切除皮下脂肪及淋巴

1.皮肤；2.皮下脂肪及淋巴；3.腹股沟韧带；4.腹外斜肌

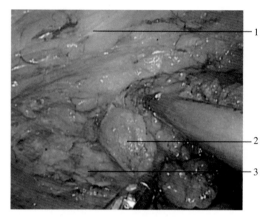

图 12-4-28 切除腹股沟淋巴结

1.皮肤；2.淋巴结；3.腹外斜肌腱膜

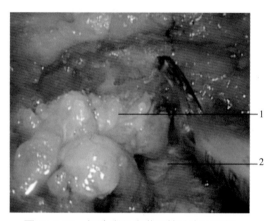

图 12-4-29 切除腹股沟淋巴结及皮下组织

1.淋巴结及皮下组织；2.腹外斜肌腱膜

5. 继续向下切除筋膜表面脂肪组织，暴露阔筋膜，沿阔筋膜表面切开至耻骨结节下3cm左右，暴露隐静脉裂孔，显示大隐静脉及其分支，切除大隐静脉周围淋巴结（图 12-4-30~图 12-4-34）。尽量保留大隐静脉及其分支，如此才不影响下肢的静脉回流。如发生静脉损伤出血，可双极电凝止血。

6. 超声刀慢切切除缝匠肌表面和长收肌阔筋膜，暴露缝匠肌和长收肌，切除两者之间的淋巴结和脂肪组织，直至股三角顶部（图 12-4-35）。

254

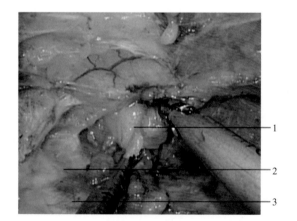

图 12-4-30 切除腹股沟韧带下方淋巴结

1.淋巴结；2.腹股沟韧带；3.腹外斜肌腱膜

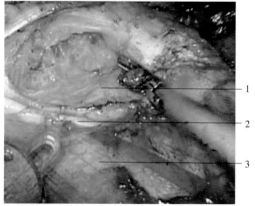

图 12-4-31 切除阔筋膜表面淋巴结及脂肪组织（右侧）

1.阔筋膜；2.腹股沟韧带；3.腹外斜肌筋膜

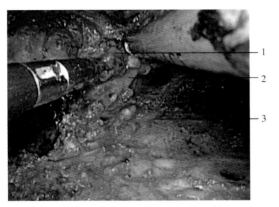

**图 12-4-32** 切除大隐静脉周围淋巴结

1.淋巴结；2.大隐静脉分支；3.阔筋膜

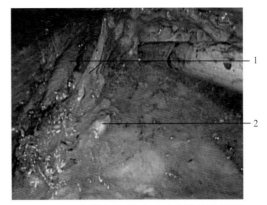

**图 12-4-33** 切除阔韧带表面及大隐静脉周围
淋巴结

1.大隐静脉分支；2.股动脉

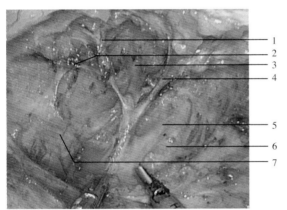

**图 12-4-34** 切除阔筋膜表面大隐静脉周围淋巴结

1.腹部浅静脉；2.阴部外静脉；3.大隐静脉；4.旋髂浅静脉；

5.股静脉；6.股动脉；7.阔筋膜

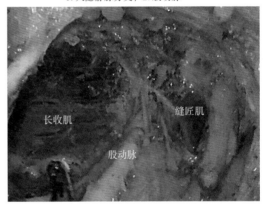

**图 12-4-35** 切开长收肌表面阔筋膜，暴露长收肌
和缝匠肌

255

7. 用超声刀打开股动脉鞘和股静脉鞘，切除股动脉及股静脉周围股深淋巴结。注意超声刀切割时刀头要上扬，否则容易损伤血管（图 12-4-36~ 图 12-4-38）。

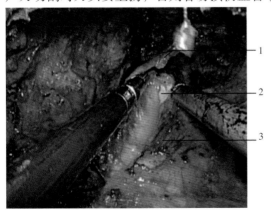

**图 12-4-36** 打开股动脉鞘

1.大隐静脉分支；2.股动脉；3.阔韧带

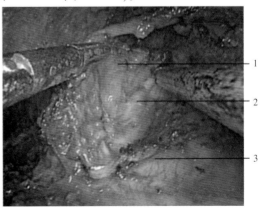

**图 12-4-37** 切除股动脉周围淋巴结

1.淋巴结；2.股动脉；3.阔筋膜

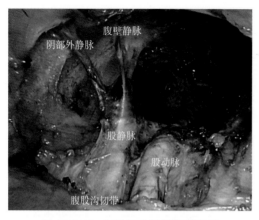

图 12-4-38　切除股动脉周围淋巴结

8.向上打开股动脉鞘和股静脉鞘至腹股沟韧带，离断部分腹股沟韧带，暴露圆韧带，超声刀切除韧带下方股管内腹股沟深淋巴结（图 12-4-39）。

9.置入标本袋，将切除的淋巴结从装入的标本袋中取出（图 12-4-40）。

10.在皮下腔隙最低点处表面皮肤做一切口，置入一血浆引流管。

11.加压包扎腹股沟区。

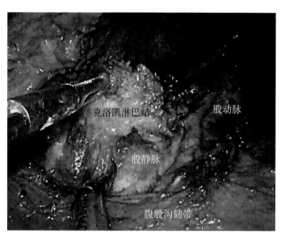

图 12-4-39　切除腹股沟深淋巴结

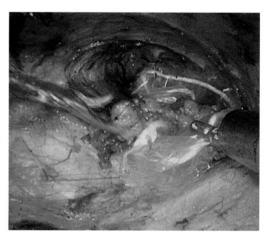

图 12-4-40　取出切除的淋巴结

## 三、术后监测与处理

1.生命体征的监护：术后 24 小时内给予心电监护仪监护，密切观察血压、心率、血氧饱和度。同时注意引流管渗液、渗血情况，如有出血可压迫止血。

2.腹股沟区处理：腹股沟区应加压包扎。

3.饮食：单纯腹股沟淋巴结切除术后第 1 天可正常饮食。

4.术后抗感染：常规使用抗生素预防感染，及早发现感染征象，及时处理。

5.引流管的管理：保持引流管通畅，注意观察引流液性状。待腹腔引流物明显减少后，可以拔管。

## 四、术后常见并发症的预防与处理

1.淋巴水肿：由于手术切除腹股沟淋巴结，结扎了大量淋巴管，造成下肢淋巴回流部分受阻，不少患者术后出现下肢不同程度的水肿，在排除深静脉血栓后可采用抬高患肢以加快水肿的吸收。

2.深静脉血栓：由于手术操作紧贴血管走行，血管内皮损伤，加之术后长期卧床，双下肢血流缓慢，易诱发深静脉炎，严重时可发生深静脉血栓，主要表现为下肢疼痛、肿胀，一旦出现，应做超声检查，明确血栓部位，进行溶栓治疗。

## 五、临床效果评价

腹股沟淋巴结切除是治疗浸润性外阴癌等肿瘤的常规手术，切除腹股沟区淋巴结时由于皮肤切口大，皮下组织切除彻底，手术后皮肤血供受影响，腹股沟区切口愈合不良是外阴癌手术后最常见的并发症，在临床上处理也较棘手，往往需要换药数月，甚至需要植皮。腹腔镜下切除腹股沟浅淋巴结，尽管皮下组织切除很彻底，影响了皮肤的血供，但由于皮肤无伤口，发生皮肤缺血坏死的可能性很小，而且腹腔镜腹股沟淋巴结切除术可以利用腹腔镜光学视管的可变及无死角的特性，采用间隙解剖法在皮下空间内直视下切除腹股沟淋巴结，保留大隐静脉及其分支，保证了手术彻底性和安全性，因此可有效避免常规腹股沟淋巴结切除术后皮肤坏死、切口长期愈合不良，可明显促进术后患者的恢复，减轻医护人员的负担。但腹腔镜下切除腹股沟淋巴结难度较大，主要是手术视野的暴露。手术前应严格选择病例，对于腹股沟区淋巴结明显增大、质硬、不活动的患者，除非操作者腹腔镜技术非常熟练，否则应选择常规手术。

（徐惠成）

## 参 考 文 献

Bishoff JT，Lackland AFB，Basler JW，et al. 2003.Endoscopic subcutaneous modified inguinal lymph node dissection (ESMIL) for squamous cell carcinoma of the penis. J Urol(suppl)，169：78，abstract 301

Josephson DY，Jacobsohn KM，Link BA，et al. 2009. Robotic-assisted endoscopic inguinal lymphadenectomy. Urology，73(1)：167-70；discussion 170-1

Machado MT，Molina WRJr，Tavares A，et al.2005. Comparative study between videoendoscopic inguinal lymphadenectomy (VEIL) and standard open procedure for penile cancer：preliminary surgical and oncological results. J Urol，suppl，173：226，abstract 834

Sotelo R，Sánchez-Salas R，Carmona O，et al. 2007. Endoscopic lymphadenectomy for penile carcinoma. J Endourol，21(4)：364-367

Sotelo R，Sanchez-Salas R，Clavijo R. 2009. Endoscopic inguinal lymph node dissection for penile carcinoma：the developing of a novel technique. World J Urol，27(2)：213-219

Tobias-Machado M，Tavares A，Molina WRJr，et al. 2006.Video endoscopic inguinal lymphadenectomy (VEIL)：minimally invasive resection of inguinal lymph nodes. Int Braz J Urol，32(3)：316-321

Tobias-Machado M，Tavares A，Ornellas A A，et al. 2007. Video endoscopic inguinal lymphadenectomy：a new minimally invasive procedure for radical management of inguinal nodes in patients with penile squamous cell carcinoma. J Urol，177(3)：953-958

Tobias-Machado M，Tavares A，Silva MN，et al. 2008. Can video endoscopic inguinal lymphadenectomy achieve a lower morbidity than open lymph node dissection in penile cancer patients? J Endourol，22(8)：1687-1689

# 第十三章　盆腔支持系统手术

## 第一节　盆底重建术

盆底重建分为前盆底重建和后盆底重建，其客观治愈率约 94.7%，主观治愈率约 97.6%。需置入网片，材质有合成的及生物的之分，亦有可吸收的及不可吸收的之分 ( 图 13-1-1)。

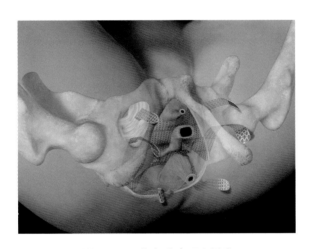

图 13-1-1　盆底重建置入网片

### 一、适应证

该技术在国内及国际上曾被过度使用，导致过高的并发症及较严重的并发症发生，安全性一度受到质疑。中国专家经过讨论形成以下共识。

1. 年龄偏大的重度盆腔脏器脱垂 (POP)(POP-Q Ⅲ ~ Ⅳ度 ) 患者。

2. POP 术后复发患者。

### 二、禁忌证

1. 有生育要求者。

2. 严重的心、肺、肝、肾等脏器疾病或体质虚弱不能耐受手术或麻醉者。

3.有慢性盆腔痛者。

4.性活动活跃者。

## 三、术前准备

### (一)患者生理上的准备

1.充分了解患者全身状态,控制好合并症。患者多为老年,往往合并有慢性疾病,最为常见的有高血压、糖尿病等,行专科治疗,让相应疾病得到良好控制。

2.对POP程度进行精确地定量诊断,便于评估手术效果。

3.注意对患者有无尿失禁或隐匿性尿失禁的诊断。建议行尿动力学检查。

4.常规行宫颈防癌筛查。

5.对长期重度脱垂应还纳,尽量维持还纳状态,让水肿消退,溃烂创面充分修复。

6.对阴道黏膜菲薄者,可给予局部雌激素涂擦。

7.充分的肠道准备。

8.局部皮肤备皮。

### (二)患者心理准备

患者术前充分知情并签署同意书,交代手术相关的并发症、特别是网片相关并发症。

### (三)手术人员的准备

1.手术者组织手术小组成员术前讨论,明确手术方式、手术时间、麻醉方法,评估手术风险及处理对策。可根据病情选择单纯前盆底修复、单纯后盆底修复或全盆底修复。若合并张力性尿失禁者可同时行相应手术。若有子宫颈延长者可行子宫颈部分切除。若子宫有病变需行子宫切除者,可行阴式子宫切除再行相应修复术。

2.术前向患者及家属充分交代手术和麻醉风险,签署手术及麻醉同意书。

## 四、手术要点、难点及对策

### (一)麻醉和体位

可选择局部麻醉、连续硬膜外麻醉、腰麻、静脉麻醉或全身麻醉。采取膀胱截石位,充分屈髋>90°并充分外展。会阴平面超出手术床缘。消毒铺巾后留置尿管。

### (二)手术步骤

1.前盆底重建术

(1)组织钳牵拉子宫颈打水垫:将约20ml生理盐水(若无高血压及心血管疾病者,可适量滴加肾上腺素于盐水中)注入尿道外口下方阴道前壁膀胱间隙内。若推注费力或黏膜发白则注入过浅。

(2) 切口：在阴道前壁尿道外口下方约 3cm 处正中纵行切开阴道黏膜达子宫颈外口。

(3) 分离：用组织钳牵引左侧阴道切口缘，在右手引导下，随后锐性分离使耻骨子宫颈筋膜保留在切开的阴道壁上，以减少术后网片的阴道侵蚀。钝锐结合分离膀胱阴道间隙直达双侧闭孔内肌闭孔膜。触诊闭孔肌、耻骨降支等解剖标志。钝锐性分离膀胱子宫颈间隙，上推膀胱。同法分离对侧。

(4) 穿刺：左右各做两个皮肤出口放置深浅两组网带。第一个皮肤标志点为双侧生殖股皮皱尿道外口水平，用于放置前部网片的浅带；第二点为大腿内侧，位于前一标志点外侧 1cm，下方 2cm，用于放置网片的深带，见图 13-1-2。手术者用手指始终在膀胱阴道间隙内做指引。在阴道拉钩充分暴露操作侧术野并拉开膀胱的条件下，用特制穿刺针经膀胱颈水平的盆筋膜腱弓穿刺，穿透闭孔膜。根据所用产品不同有由内向外和由外向内两种方式。把左右两侧的网片浅带穿出皮肤。同样在手指的引导下，从第二道皮肤标志穿入自坐骨棘上 1cm 盆筋膜腱弓穿出完成网片深带的放置。穿刺应靠耻骨降支进出，因闭孔的外上方有闭孔血管神经 ( 图 13-1-3)。

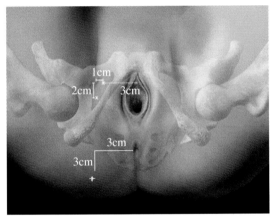

图 13-1-2　网带放置皮肤标志点

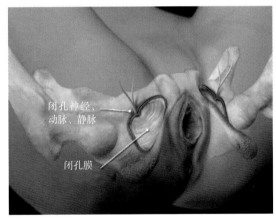

图 13-1-3　紧靠耻骨降支进出穿刺

(5) 调整固定网片：让网片平铺于阴道膀胱间隙内，使其张力均匀，刚刚紧贴膀胱为宜。剪去多余网片。把网片下缘固定在左右主韧带上。

(6) 止血后缝合阴道壁，多余的阴道壁可不予切除。紧贴皮肤剪断网带，缝合皮肤切口。

2. 后盆底重建术

(1) 用组织钳钳夹阴道后穹隆。将约 20ml 生理盐水 ( 若无高血压及心血管疾病者，可适量滴加肾上腺素于盐水中 ) 注入直肠阴道间隙进行水分离。

(2) 切口：然后由阴道后壁上 1/3 至会阴后联合正中纵行切开阴道后壁黏膜。

(3) 分离：组织钳钳夹黏膜边缘。随后钝锐结合分离阴道和直肠旁间隙直达双侧坐骨棘和骶棘韧带。阴道拉钩帮助暴露此无血管区。

(4) 选择肛门外 3cm、下 3cm 为后部切口标志 ( 图 13-1-2)。穿刺针经臀部，穿过坐骨肛门窝，距离坐骨棘内侧 2cm 穿过骶棘韧带下 1/2，放置网片后部并固定在阴道外，同法处理对侧。

261

(5) 调整固定网片：网片放入直肠阴道间隙，调整网片位置以使其没有张力。剪除网片远端多余的部分。

(6) 连续缝合阴道后壁切口。多余的阴道壁可不予切除。紧贴皮肤剪断网带，缝合皮肤切口。

## 五、术后监测与处理

1.阴道填塞压迫：阴道内填塞活力碘纱布或纱卷压迫 24 小时。

2.根据肠功能恢复情况决定膳食，一般次日可进流质，第 2 日进普食。

3.局部护理：每日会阴消毒液擦洗。对阴道黏膜萎缩严重者可于术后一周给予雌激素局部涂擦。

4.术后抗感染：常规使用抗生素预防性抗感染。

5.持续导尿：术后留置导尿管 24~36 小时，拔除导尿管后鼓励自行排尿，并测量残余尿量。如残余尿量超过 100ml，按尿潴留处理。

6.预防血栓形成：术后鼓励患者尽早活动下肢或下床，注意患者有无下肢疼痛或肿胀。一般不常规使用止血药。

7.定期随访。

## 六、术后常见并发症的预防与处理

1.损伤：尿道、膀胱、输尿管及直肠损伤，分离及穿刺时均可能发生。解剖层次清晰是避免发生损伤的主要手段。 术中及时发现能很好地改善预后。可使用膀胱镜、美兰及尿路造影等手段。一经发现，及时修补往往可获得较好预后。修补后应滞留尿管至少 5 日以上。直肠损伤，若肠道准备充分可直接行修补术，术后禁食 7 日。若肠道准备不充分，有可能需到专科再次手术。

2.术中出血及血肿形成：该术式一般出血不多，术中充分止血可避免发生较大出血。发生术后血肿往往跟穿刺相关。前路易损伤闭孔动、静脉，后路易损伤阴部内动脉。较小的阴道壁血肿可行压迫、药物止血等保守治疗。较深较大的血肿需行手术或介入治疗。对有高血压的患者，术后控制好血压是防止血肿的重要手段。

3.感染：因有材料置入，且患者多为老年，术后易发感染。术前需充分的肠道和阴道准备，术后常规预防性抗感染治疗。

4.网片侵蚀：网片置入正确的层次内是防止网片侵蚀的最重要因素。手术前后使用雌激素增加黏膜厚度和增强黏膜抵抗力及预防感染亦是重要手段。术后需要告知患者避免性生活 3 个月。如术后持续阴道流血水则应高度怀疑网片侵蚀，发现网片侵蚀阴道需将外露部分剪除，通常可以痊愈，一般不需要拆除网片。如术后持续泌尿系统感染、血尿则应行超声检查，排除网片侵蚀膀胱，若有侵蚀膀胱或直肠，应清除部分或全部网片后行相应修补术。

## 七、临床效果评价

盆底重建术无论是客观治愈率还是主观有效性都得到了明确的肯定，但由于有网片置入，相应的并发症也增多，尤其是盆底疼痛和网片侵蚀发生较多，且对医生操作技术要求较高，因此对年轻患者和性活动较多者需慎用或不用。

（吕　刚）

# 第二节　经闭孔尿道中段无张力悬吊术(TVT-O)

## 一、适应证

中、重度压力型尿失禁。

## 二、禁忌证

1.尿道梗阻，以及神经、肌肉原因导致的膀胱排空障碍。
2.严重的心、肺、肝、肾等脏器疾病或体质虚弱不能耐受手术或麻醉者。

## 三、术前准备

### （一）患者的准备

1.详细询问病史及检查
(1) 了解现病史及既往史，重要脏器有无疾病，有无出血倾向及炎症史。
(2) 完成体格检查、妇科检查及术前常规实验室检查和重要的影像学检查，包括胸片、心电图、泌尿系统和子宫附件的 B 超检查。术前常规做诱发试验及指压试验以明确诊断，完成 1 小时尿垫试验，有条件的可以加做尿动力学检查。
2.手术前合并症的处理
3.手术前的准备
(1) 饮食：根据麻醉要求选择。
(2) 皮肤准备：术晨会阴区备皮。
(3) 术前可应用阿托品、异丙嗪。

### （二）手术人员的准备

1.手术者组织手术小组成员术前讨论，明确手术方式、手术时间、麻醉方法，评估手术风险及处理对策。

2. 术前向患者及家属充分交代手术和麻醉风险，签署手术及麻醉同意书。

## 四、手术要点、难点及对策

### （一）麻醉和体位

可选择局部麻醉、腰麻或静脉麻醉。采取膀胱截石位，大腿上抬至少 45° 并充分外展。消毒铺巾后留置尿管。

### （二）手术步骤

1. 打水垫：将 20ml 生理盐水注入尿道外口下方阴道前壁及其两侧的黏膜下组织。

2. 切口：在阴道前壁尿道外口下方 1cm 处纵行切开阴道黏膜约 2cm。外切口取大腿内收肌腱与股会阴皱褶下凹陷长约 5mm。

3. 分离：用组织钳牵引右侧阴道切口，在左手引导下，使用组织剪紧贴阴道壁以向上 45° 方向从阴道切口向耻骨降支后方锐性加钝性分离，达到闭孔膜，如穿透闭孔膜会有落空感，一般情况下不必穿透闭孔膜（图 13-2-1）。分离深度超过 5cm 仍未达到闭孔膜，则需考虑穿刺方向是否正确。同法分离左侧。

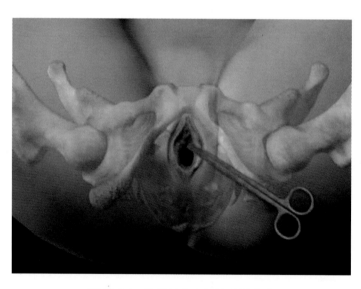

**图 13-2-1** 组织剪分离间隙达闭孔膜

4. 穿刺：将引导翼置入右侧穿刺隧道内达闭孔膜，将右侧穿刺器沿向上 45° 方向紧贴引导翼推送穿过闭孔膜（图 13-2-2），退出引导翼，调整穿刺器角度，使穿刺弧呈水平位，旋转穿刺器，使穿刺器从大腿内侧切口处穿出（图 13-2-3），退出钢制穿刺芯，牵拉塑料穿刺头，带出网片。同法穿刺对侧。

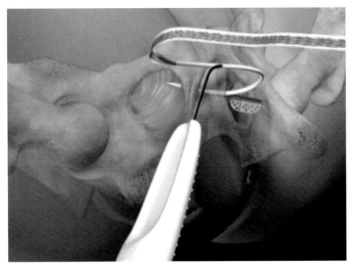

**图 13-2-2　穿刺器沿引导翼穿破闭孔膜**

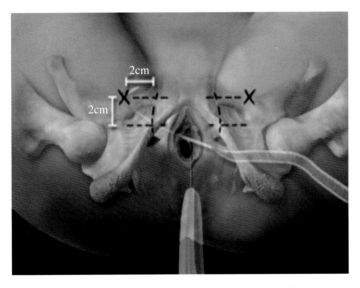

**图 13-2-3　旋转穿刺器，从皮肤预切口处穿出**

5. 调整松紧：剪掉塑料穿刺头，牵拉取出网片外的塑料套。将解剖剪抵在耻骨联合下缘，剪刀尖略分开，置于网片下方。拉紧两侧大腿切口处网片，直至剪刀前方网片稍变形。可以在术中验证吊带松紧度，如手术采用局部麻醉，可撤除导尿管后向患者膀胱内注入约 300ml 生理盐水，然后嘱患者咳嗽，观察是否有漏尿。如果是其他麻醉方式，可以将膀胱注水后用手在耻骨联合上方连续轻压膀胱，观察是否有漏尿。

6. 缝合：2-0 可吸收线连续缝合阴道壁切口。阴道填塞纱布压迫止血。术后可选择膀胱镜观察是否有膀胱尿道损伤。

## 五、术后监测与处理

1. 阴道填塞压迫：阴道内填塞纱卷压迫 12~24 小时。

2. 术后抗感染：常规使用抗生素预防感染。

3. 留置尿管：术后留置导尿管 12~24 小时，拔除导尿管后鼓励自行排尿，并测量残余尿。如残余尿超过 100ml，按尿潴留处理。

4. 预防血栓形成：术后鼓励患者尽早活动下肢或下床，注意患者有无下肢疼痛或肿胀，必要时行下肢血管 B 超检查，了解有无下肢静脉血栓形成。

5. 随访：一般术后 1 个月、半年及 1 年各随访一次，主要观察患者切口愈合情况及排尿情况。

## 六、术后常见并发症的预防与处理

1. 尿道、膀胱及输尿管损伤：尿道及膀胱损伤可见于尿道中段悬吊术时，术中要注意阴道黏膜分离层次，可行膀胱镜检查确认，如损伤破口大，于修补后留置尿管 10~14 天。输尿管损伤很罕见，常常是因为患者既往创伤或手术导致输尿管走行异常，一旦发生需专科医生处理。

2. 术中出血及血肿形成：TVT-O 手术失血量较少，一般为 10~30ml，但个别病例也会出现盆腔深部出血及血肿形成。TVT-O 手术造成严重出血最常见的原因是分离过深或者穿刺时没有将穿刺弧调整为水平位旋转，导致闭孔血管损伤。发现发生于阴道黏膜下的血肿后尽量保守治疗，可给予输血、抗感染及支持治疗，多能自行吸收。

3. 无效、复发或尿潴留：由于吊带松紧度不合适或位置偏离，术后可能出现症状未改善、尿失禁复发或者尿潴留，手术当中膀胱注水测试是了解吊带松紧度的重要方法。若术后症状未改善，可以折叠缝合尿道一侧吊带以加紧吊带，如吊带位置偏离需再次行尿道中段悬吊术。若手术后出现排尿困难，可以在吊带上剪出数个小豁口以松解吊带，或者换用 20 号导尿管留置，2 周后拔除，也可以使用尿道扩张器扩张尿道至 10 号。如手术症状改善一段时间后尿失禁再发，则观察 2~3 个月后酌情再次手术，具体手术方法可行尿动力学检查后决定。

4. 网片侵蚀：术后需要告知患者避免性生活 1~3 个月。如术后持续阴道流血水则应高度怀疑网片侵蚀，发现网片侵蚀后需将外露部分剪除，局部使用雌激素和抗生素软膏，通常可以痊愈，一般不需要拆除网片。如术后持续泌尿系统感染、血尿则应行超声检查，排除网片侵蚀膀胱形成的膀胱结石，如有膀胱结石行膀胱镜检查，激光碎石后将侵蚀的网片剪除。

## 七、临床效果评价

1996 年发明的尿道中段悬吊术是尿失禁治疗的里程碑，至今已为超过 1000 万患者解除了尿失禁的困扰。最初设计的经阴道无张力尿道悬吊术 (TVT)、IVS 手术膀胱损伤较多，

TVT-O 手术是对 TVT 手术的改良，该手术同样于尿道中段置入聚丙烯吊带，但由于穿刺路径不经耻骨后间隙，而紧贴两侧闭孔穿出，远离膀胱、尿道及耻骨后间隙，减少了膀胱损伤、盆腔出血及血肿形成等并发症，不需要常规膀胱镜检查，简化了操作，缩短了手术时间，并发症的发生率能降到小于 1%。术后客观治愈率可达 90%~95%，主观满意率 95%，因此 TVT-O 是一种患者对疗效比较满意的手术方式。

（李怀芳　童晓文）

# 第三节　子宫骶棘韧带悬吊术

## 一、适应证

1. 以中盆腔缺陷为主的 POP( ≥ POP-Q Ⅲ 度 )，特别适用于年龄相对较轻、性活跃的患者。

2. 有症状的阴道穹隆脱垂 ( ≥ POP-Q Ⅱ 度 )。

3. POP 术后阴道顶端复发 ( 有症状，且 ≥ POP-Q Ⅱ度 )。

4. 腹腔镜子宫 / 阴道骶骨固定术手术时间长，该手术适用于身体状况良好，能耐受腔镜手术者。

5. 子宫 / 宫颈骶骨固定术 (sacrocervicopexy/sacrohysteropexy) 是保留子宫或者子宫颈的重建方法，主要用于Ⅲ ～ Ⅳ度子宫脱垂的年轻女性强烈要求保留子宫或者子宫颈的情况。

## 二、禁忌证

1. 严重的内科合并症不能耐受手术；凝血功能障碍。

2. 有生育要求者。

3. 盆腔炎性疾病和阴道炎的急性发作期；严重的阴道溃疡。

4. 多次盆腹部手术史和严重盆腔粘连者。

5. 保留子宫的患者应除外子宫颈和子宫内膜病变。

## 三、术前准备

1. 应该详细了解患者的病史，有无其他妇科疾病、既往盆腔手术史，以及影响手术和麻醉的内外科合并症，必要时请相关科室会诊。

2. 体格检查时应全面评价阴道各腔室 ( 前、中、后 ) 缺陷部位和程度，建议使用盆腔器官脱垂定量分期系统 (POP-Q)，还应该评估盆底神经肌肉功能。

3. 评估是否伴随排尿、排便症状及性功能问题，推荐应用经中文验证过的问卷包括盆底功能影响问卷简表 (pelvic floor impact questionnaire-short form 7, PFIQ-7) 和盆腔器官脱垂及尿失禁性生活问卷 (pelvic organ prolapse-urinary incontinence sexual questionnaire, PISQ-12),评估上述症状的严重程度及对生活质量的影响。

4. 建议行隐匿性尿失禁筛查,所有患者均测定残余尿量,有条件者建议行尿流率检查。

5. 有尿频、尿急、夜尿等膀胱过度活动症状者,建议行尿动力学检查。

6. 有下尿路感染症状者,应行尿常规和尿培养检查。

7. 保留子宫者要求行子宫颈细胞学筛查。

8. 医患双方共同来确定手术目标,患者术前充分知情并签署同意书,交代手术相关的并发症、特别是网片相关并发症。

9. 对于强烈要求保留子宫的患者,要排除子宫内膜和子宫颈病变。告知保留子宫的重建手术经验有限,重建术后会增加后续子宫病变的处理难度。

10. 术前进行充分的肠道准备。

## 四、手术要点、难点及对策

### (一)经腹骶骨阴道固定术 (abdominal sacrocolpopexy, ASC)

1. 患者取膀胱截石位,双腿充分外展,导尿,留置尿管。

2. 取耻骨上两横指横切口或旁正中切口逐层进腹,排垫肠管。

3. 充分暴露骶前间隙,纵切打开骶骨前的腹膜约 6cm( 图 13-3-1A)。注意触摸主动脉分叉、髂总和髂内血管,辨认骶中动、静脉走行,游离并拉开乙状结肠和右侧输尿管以避免损伤。钝锐结合分离腹膜下间隙以利于移植物置入。向尾端分离的过程中注意避免损伤骶前血管丛。

4. 助手用卵圆钳裹纱布从阴道上举阴道顶端,横行打开阴道残端处腹膜并分离找出阴道前后壁,上提阴道残端以了解其长度以便决定补片的大小。

5. 将修剪成"人"形的移植片 ( 同种筋膜移植片或聚四氟乙烯或聚丙烯 ) 的单臂用 10 号丝线在第 1 骶椎水平缝合到骶骨岬下方前纵韧带和骨膜上,缝合三针 ( 图 13-3-1B、图 13-3-1C)。补片的双臂分别固定于阴道前后壁上,注意不要穿透阴道黏膜层,撤出阴道内纱布证实缝线未穿透黏膜。腹膜化使补片在腹膜后方 ( 图 13-3-1D)。后壁补片最好放置达阴道后壁长度的一半。固定后适当的位置应使阴道保持轻微的张力,但不致过度牵拉阴道顶端。

### (二)腹腔镜阴道骶骨固定术 (laparoscopic sacrocolpopexy, LSC)

1. 首先行腹腔镜下骶前区域的分离,患者取左低右高位暴露右侧结肠旁间隙,辨认右侧输尿管,纵行打开骶骨岬前腹膜,暴露骶前区域。

2. 取第 1 骶椎 ($S_1$) 椎体前无血管区作为缝合位点,沿右侧宫骶韧带内侧打开侧腹膜至阴道穹窿处。

3. 有子宫者可先行子宫切除术。

4. 经阴道或者腹腔镜下分离膀胱阴道间隙和直肠阴道间隙,腹腔镜下操作时,阴道内应放置抬举穹窿的器械。一般认为分离阴道顶端黏膜距离穹窿长 3cm 即可。

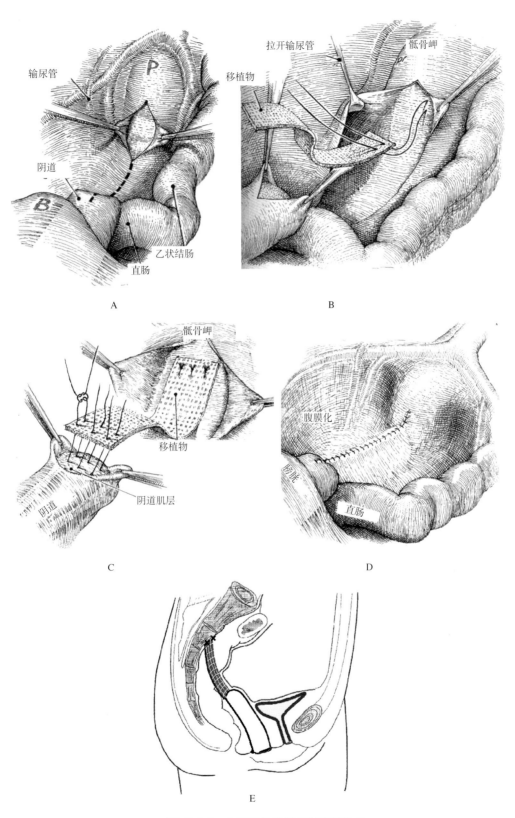

图 **13-3-1** 应用网片的骶骨阴道固定术

5. 将聚丙烯网片设计剪裁成 "Y" 形，宽度 3cm。经阴道或者腹腔镜下将网片分排间断缝合固定于阴道前后壁纤维肌层上。注意缝合线不能穿透阴道黏膜层。

6. 向上牵拉网片达缝合位点，必要时修剪网片长度，用不可吸收缝合线将网片另一端间断缝合固定于 $S_1$ 椎体前方的骶骨前纵韧带上，缝合深度应包含前纵韧带全层，并将网片充分展平，一般需 2 ~ 3 针。注意网片悬吊固定后阴道没有过多张力，C 点达 –6cm 以上。

7. 用可吸收线关闭侧腹膜，将网片包埋于腹膜后。

8. 有指征时可以行其他附加手术，如阴道旁修补、Burch 手术、尿道中段悬吊术及其他经阴道的手术。

### （三）腹腔镜子宫 / 宫颈骶骨固定术 (laparoscopic sacrocervicopexy/ sacrohysteropexy)

1. 保留子宫或子宫颈的骶骨固定术步骤与阴道骶骨固定术步骤基本相似，不同之处在于将网片固定于子宫颈周围。

2. 切开子宫直肠窝腹膜，分离阴道后壁与直肠间隙，将网片缝合在骶韧带附着宫颈处的宫颈周围环上，一般需 2 ~ 3 针。

3. 前方打开膀胱阴道间隙，将网片包绕子宫颈前唇，必要时向下延伸至耻骨子宫颈韧带处。阴道后壁膨出重时也可向下延伸网片位置，甚至达会阴体。

## 五、术后监测与处理

1. 围术期建议预防性使用抗生素和抗凝治疗，具体方法参考国家颁布的相关指南。

2. 术后阴道内压迫纱条有助于止血和固定网片位置。

3. 术后拔除尿管后测残余尿量，评估自主排尿功能。

4. 绝经后阴道黏膜薄者建议术后开始使用局部雌激素制剂，每周 2 次，直到半年以上。

5. 建议术后 3 个月内避免提重物、便秘等增加腹压的情况。

6. 禁性生活和盆浴 3 个月，或者阴道黏膜修复完好为止。

7. 首次随访时间为术后 6 周至 3 个月，此后为术后半年、1 年，至每年随访。建议术后规律随访至终生，及时发现复发和处理手术并发症。

## 六、术后常见并发症的预防与处理

### （一）近期并发症

1. 出血：主要发生在骶前血管。由于此区域血管交通支丰富，因此止血较困难，局部压迫可能暂时止血，但去除压迫后常常再次发生出血，并且压迫可能进一步损伤小静脉。最初可试行缝合、银夹夹闭、烧灼或骨蜡等方法止血，如果这些方法无法有效止血时，可以应用无菌的不锈钢止血钉止血。手术应在充分分离的情况下选择无血管区进行缝合，以避免引起大出血，腹腔镜处理困难时建议中转开腹。

未生育女性正常的阴道轴是朝向 $S_3$ 和 $S_4$ 节段的，因此有学者建议将移植物也固定到该位置。北京协和医院通过解剖新鲜和固定的尸体发现：这个部位紧邻血管（图13-3-2）。骶前静脉横干走行于 $S_1$ 和 $S_2$ 间隙稍偏下方，在 $S_3$ 和 $S_4$ 水平骶正中静脉已分出多个分支交通形成静脉丛，如从此处穿刺缝合损伤血管的风险明显高于在 $S_1$ 和 $S_2$ 水平操作。同时由于左侧髂总静脉在髂总动脉的内侧，在打开骶骨前腹膜时应上提腹膜以免伤及下方髂总静脉。

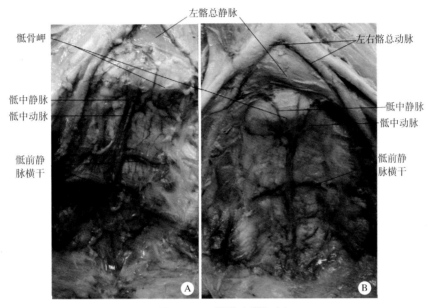

图 13-3-2　骶前血管解剖

2.肠道和泌尿系损伤：主要是与本术式关系密切的结构如右侧输尿管和乙状结肠，术中应注意辨识清楚两者走行并将其游离后拉向侧方以避免损伤。

3.肠梗阻：术后肠梗阻的发生率为3.6%，需要手术治疗的患者约为1.1%，发生时间从术后11天到5年不等。既往腹部手术史是术后肠梗阻的高危因素，肠梗阻是较严重的并发症，术前应告知患者。

将移植物剪成"人"形分别用于固定阴道前后壁时，需要注意移植物的双臂不应交叉，以避免肠管陷入后形成肠梗阻。腹膜包埋网片也可降低肠梗阻的发生，可能与腹膜化后粘连形成减少有关。

4.此外还有少见的神经损伤和骶骨骨髓炎、臀肌坏死性肌筋膜炎、腰骶脊椎关节盘炎的报道。

## （二）远期并发症

1.排尿、排便异常：主要有新发急迫和压力性尿失禁，发生率为17.8%，前者与手术操作、尿路感染和膀胱过度活动症有关，新发压力性尿失禁不排除术前即存在隐匿性尿失禁，也可能与患者全身筋膜支持结构松弛有关，症状重时可以考虑行抗尿失禁手术。术中也可同时行 Burch 膀胱尿道悬吊术预防压力性尿失禁和阴道前壁松弛。有报道接受经腹骶骨阴道固定术但术前没有压力性尿失禁的盆腔脏器脱垂患者，同时行 Burch 手术可以显著减少术后压力性尿失禁的发生，并未增加其他下尿路的症状。但是否需要同时行这类预防性手术，意见不一。术后肠道功能障碍，如便秘、肛门痛及大便失禁等的发生率为 9.8%，可能与饮食结构不合理、胃肠功能失调、植入网片有关，加强此方面的宣教，改善生活方式，使用缓泻剂可以缓解便秘症状。

2. 性功能障碍：术后性功能障碍的发生率为 7.8%。

3. 网片相关并发症：包括网片挛缩、暴露和侵蚀等，发生率为 2.7%，与随诊时间有关。主要发生在阴道，文献有罕见的网片侵蚀至肠管的报道。网片暴露是否与同时行子宫切除术有关尚无定论。但在接受雌激素治疗的患者中，经腹骶骨阴道固定术同时行子宫切除者比不切除子宫者网片侵蚀的风险增加。因此对接受雌激素替代治疗的患者行经腹骶骨阴道固定术时是否同时行子宫切除需要充分和患者沟通，慎重决定。减少并发症的措施有术中注意操作精细，分离阴道黏膜不应过薄，避免不可吸收线穿透黏膜层，将网片完全腹膜化，避免与肠管接触；严格无菌操作，抗生素预防感染，严密止血，减少血肿及感染的发生等。

4. 阴道后疝（肠管经直肠子宫陷凹疝出）：可能与手术抬高了阴道前壁使阴道后壁张力降低有关。应用不可吸收缝线、更为细致的后穹隆成形术可预防阴道后疝的形成。

## 七、临床效果评价

经腹阴道骶骨固定术手术方式具有效果持久，且成功率高的特点。78%~100% 的患者术后无阴道穹隆膨出，58%~100% 的病例术后无任何类型的脱垂和膨出。因盆腔脏器脱垂和压力性尿失禁的中位再次手术率分别为 4.4%（0~18.2%）和 4.9%（1.2%~30.9%）。对于同时行后穹隆修补或阴道旁修补能否降低失败率尚无定论。

松弛状态下平均阴道长度为 8cm（5~10cm），阴道顺应性好。由于该术式能较好地恢复阴道轴向和保持阴道长度，从而可以保留性交功能。性交困难的发生率由术前的 38% 下降为 17%。

骶骨固定术可应用自体移植物和合成网片。关于两者的疗效，有作者比较了同种筋膜移植物和聚丙烯网片行骶骨阴道固定术的疗效，发现聚丙烯组和筋膜组的治愈率分别为 91% 和 68%（$P = 0.007$）；术后 1 年两组的 Aa、C 点和 POP-Q 分期均有显著性差异，提示聚丙烯网片比筋膜效果更确切。

2013 年荟萃分析表明，相对于经阴道盆底重建手术，经腹阴道骶骨固定术的复发率和性功能障碍的发生率低，能较好地恢复阴道轴向和保持阴道长度，但是手术时间长、术后恢复时间长、费用高。近年来随着腹腔镜手术器械、设备的不断改善，手术操作技巧的不断提高，腹腔镜下完成盆底重建手术日趋成熟。腹腔镜能更清楚地分辨盆腔深部解剖，手术视野更为清晰。腹腔镜阴道骶骨固定术的手术步骤与传统开腹手术基本相似，能很好地将微创的优点和开腹阴道骶骨固定手术的优点结合起来。与开腹手术相比，围术期并发症和复发后再次手术率无差异，还可以降低围术期出血量和住院时间，但是手术时间延长。有综述报道 LSC 术后 2 年，客观成功率为 92%（75% ～ 100%），主观成功率为 94.4%。针对脱垂的再次手术率为 6.2%，网片暴露率为 2.7%，术后性生活障碍率为 7.8%，排尿功能障碍率为 18.2%，肠道功能障碍率为 9.8%。腹腔镜子宫 / 子宫颈骶骨固定术是保留子宫或者子宫颈的重建方法。主要用于Ⅲ～Ⅳ度子宫脱垂的年轻女性强烈要求保留子宫或者子宫颈的情况，尤其是宫骶韧带薄弱不能行腹腔镜高位骶韧带悬吊者。患者术后阴道维持正常轴向，保留阴道功能更趋生理状态、保留子宫在患者心理和生理上增加了性生活满意度。尚无证据表明保留子宫与否对疾病复发有影响。

由于缺乏较大样本的随机前瞻对照研究，对于不同路径的骶骨固定术的疗效目前尚无定论。

（史宏晖　朱　兰）

## 参 考 文 献

陈慧兴，吕坚伟，冷静，等 . 2012. TVT 与 TVT-O 治疗女性压力性尿失禁的疗效和并发症比较 . 上海交通大学学报 ( 医学版 )，4：412-415

王建六 . 2008. 妇科泌尿与盆底重建外科 . 北京：人民卫生出版社

张晓薇，许丽，黎燕霞，等 . 2013. 改良腹腔镜下阴道骶骨固定术临床疗效评价 . 中华妇产科杂志，48(8)：570-574

朱兰 . 2011. 改良腹腔镜阴道骶前固定术治疗重度盆腔器官膨出及其并发症的处理和预防 . 中华腔镜外科杂志 ( 电子版 )，4(3)：160-162

朱兰，郎景和 . 女性盆底学 . 2014. 北京：人民卫生出版社

朱亚飞，高国兰，何林生，等 . 2011. TVT-O 和 TVT 治疗单纯女性压力性尿失禁的远期疗效：立足随机对照试验的 Meta 分析 ( 更新 ). 现代妇产科进展，10：814-819

Abrams P，Cardozo L，Fall M，et al. 2002. The standardisation of terminology of lower urinary tract function：report from the Standardisation Sub-committee of the International Continence Society. Neurourol Urodyn，21：167-178

Coyne KS，Zhou Z，Thompson C，et al. 2003. The impact on health-related quality of life of stress，urge and mixed urinary incontinence. Bju Int，92：731-735

de Leval J. 2003. Novel surgical technique for the treatment of female stress urinary incontinence：Transobturator vaginal tape inside-out. Eur Urol，44：724-730

Ganatra AM，Rozet F，Sanchez-Salas R. 2009. The current status of laparoscopic sacrocolpopexy：a review. Eur Urol，55(5)：1089-1103

Hilger WS，Poulson M，Norton PA. 2003. Long-term results of abdominal sacrocolpopexy. Am J Obstet Gynecol，189(6)：1606-1610

Ladislav K，Jaroslav F，Michal O，et al. 2010. TVT and TVT-O for surgical treatment of primary stress urinary in continence：prospective and omizedtrial. International Urogynecology Journal，21(2)：141-148

Leach GE，Dmochowski RR，Appell RA，et al. 1997. Female Stress Urinary Incontinence Clinical Guidelines Panel summary report on surgical management of female stress urinaryncontinence. The American Urological Association. J Urol，158：875-880

Maher C，Feiner B，Baessler K，et al. 2013. Surgical management of pelvic organ prolapse inwomen. Cochrane Database Syst Rev，4：CD004014

Nygaard IE，McCreery R，Brubaker L. 2004. Abdominal sacrocolpopexy：a comprehensive review. Obstet Gynecol，104(4)：805-823

Occelli B，Narducci F，Cosson M，et al. 1999. Abdominal colposacroplexy for the treatment of vaginal vault prolapse with or without urinary stress incontinence. Ann Chir，53(5)：367-377

273

Ogah J，Cody JD，Rogerson L. 2009. Minimally invasive synthetic suburethral sling operations for stress urinary incontinence in women. Cochrane Database Syst Rev, D6375

Starczewski A，Brodowska A，Brodowski J. 2008. Epidemiology and treatment for urinary incontinence and pelvic organ prolapse in women. Pol Merkur Lekarski, 25：74-76

Walters MD，Ridgeway BM. 2013. Surgical treatment of vaginal apexprolapse. Obstet Gynecol, 121(2 Pt 1)：354-374

Warner WB，Vora S，Alonge A，et al. 2012. Intraoperative and postoperative gastrointestinal complications associated with laparoscopicsacrocolpopexy. Female Pelvic Med Reconstr Surg, 18(6)：321-324

# 第十四章　盆腹腔其他脏器手术

## 第一节　大网膜切除术

### 一、适应证

1.卵巢癌、宫颈癌、胃癌等大网膜发生转移的。
2.子宫内膜移位于大网膜并大网膜感染坏死。
3.大网膜处原发的肿瘤。
4.大网膜粘连综合征、大网膜扭转并坏死。

### 二、禁忌证

1.大网膜感染急性期。
2.大网膜原发或转移肿瘤分布广泛时。
3.严重的心、肺、肝、肾等脏器疾病或体质虚弱不能耐受手术者。
4.不能耐受麻醉者。

### 三、术前准备

#### (一)患者的准备

1.详细询问病史及检查
(1)了解现病史及既往史，重要脏器有无疾病，有无手术史及外伤史，有无出血倾向及炎症史。
(2)完成体格检查，腹部检查、术前常规实验室检查及重要的影像学检查，包括胸片，心电图，心脏、消化系统、泌尿系统和子宫附件的B超检查，必要时做肺功能检查、膀胱镜检查等。
2.手术前合并症的处理
(1)积极纠正贫血；有效治疗出血倾向。

(2) 控制感染病灶。一般术前不常规采用预防性抗生素治疗。

(3) 纠正营养不良及代谢紊乱。

(4) 适当控制高血压及高血糖，但不宜降得太低。

(5) 有其他系统疾病者，请相关专科协助治疗。

3. 手术前的准备

(1) 肠道准备：术前 3 天给予无渣半流质饮食及肠道清洁药（如诺氟沙星等），并于术前 1 天晚上禁食并口服甘露醇或复方聚乙二醇电解质散清洁肠道。

(2) 皮肤准备：术前 1 天进行。腹部上至乳晕下，下至耻骨联合和大腿上 1/3，左右侧达腋中线，剔除汗毛及阴毛，用液状石蜡或碘伏浸泡脐孔的污垢后彻底清洁。注意避免损伤皮肤。

(3) 睡眠：术前夜晚给予镇静或安眠药，如异丙嗪、地西泮（安定）等。

(4) 根据病情决定是否需要备血。

## （二）手术人员的准备

1. 手术者组织手术小组成员术前讨论，明确手术方式、手术时间、麻醉方法，评估手术风险及处理对策，并根据患者具体情况，与麻醉科研究麻醉方法。

2. 术前向患者及家属充分交代手术和麻醉风险，签署手术及麻醉同意书。

3. 准备好手术器械。

# 四、手术要点、难点及对策

## （一）麻醉和体位

采用气管插管全身麻醉。体位采取仰卧位。消毒铺巾后留置尿管。

## （二）手术范围

根据病变类型和病变程度选择合适的切除范围。如卵巢癌，切除平面在肿瘤浸润的大网膜与横结肠之间的无血管区；胃癌则需将大网膜连同胃一并切除，并将附着于胰头和十二指肠的大网膜分离下来。

## （三）手术切口

手术方式分为开腹手术和腹腔镜手术两种方式，在麻醉和手术范围方面无明显差异，主要区别在于手术切口的选择和手术技巧的不同，下面分别进行阐述。

开腹手术的手术切口为腹正中切口、旁正中切口或经腹直肌切口；腹腔镜手术的手术切口则选脐下正中 2 ~ 3cm 处做一 1cm 大小的切口，作为置镜孔，镜下于左锁骨中线肋弓下缘 2 ~ 3cm 处做 5mm 助手操作孔，右上腹相对应位置做 5mm 术者第一操作孔。

### （四）手术步骤

1. 开腹手术 ( 以腹正中切口为例 )

(1) 术者和助手分别用一手将皮肤向两侧拉紧，或以术者左手拇指、示指将皮肤向两侧并向上绷紧。右手持手术刀，沿正中线自剑突至脐下 2cm 左右将皮肤及皮下组织切开。用细不吸收线结扎出血点或电凝止血。注意刀片必须与皮肤垂直，避免皮肤边缘歪斜；并使皮肤与皮下组织一并切开，避免多次切割而增加组织损伤。

(2) 将白线上的脂肪组织向两侧略加分离，使其显露清楚。用两条消毒巾遮盖切口两侧的皮肤并以巾钳固定，以保护伤口。若术中需 X 线摄片，可将巾钳改为丝线缝合固定。

(3) 更换手术刀，切开白线。白线为腱性组织，切开时不应见到肌肉，否则说明切线有偏斜，应加以改正。白线于近脐部分较宽，近剑突部分较窄，为避免切线偏斜，也可线切开下部白线，再向上切开上部白线。

(4) 用盐水纱布或刀柄将腹膜外脂肪推开，露出腹膜。用纱布垫保护好伤口，防止感染或肿瘤种植。术者和助手各持有齿镊或弯止血钳一把，在切口中部相对位置夹起腹膜，再用刀柄在腹膜上轻叩几下，使可能与腹膜夹在一起的网膜或肠管脱落。最后在两镊之间切开腹膜，两边各夹一把弯止血钳。

(5) 暴露大网膜、横结肠，如果网膜与前腹壁的壁腹膜、盆腔组织或小肠粘连，应当进行分离切除。将大网膜松解后并向头端提起，同时将横结肠下拉，使大网膜与横结肠之间的腹膜移行处显露出来，沿结肠带自大网膜后叶与横结肠腹膜移行处从左向右剪开，直至结肠脾曲。用纱布钝性分离，将大网膜延续到结肠下面、前面与上面的腹膜剥离开来。大网膜切除的界标是大网膜和横结肠附着的腹膜脂肪垂。

(6) 剪开大网膜前叶，从胃大弯处分离切除大网膜。向左分离至结肠左曲时，分离切断胃脾韧带的下部，需要时还可切断脾结肠韧带。向右分离至结肠右曲时，同时将附着于胰头和十二指肠的大网膜分离下来，注意勿伤及深面的中结肠动、静脉；如果结肠上网膜受肿瘤严重侵犯且与横结肠极度粘连时，就必须结扎左右胃网膜血管及其分支血管。

(7) 将胃、肠回位。必要时用配有化疗药物温生理盐水冲洗腹腔。检查腹腔内无遗留纱布、医疗器械等后，在腹部其他适当位置放置引流管。如术后需行腹腔内化疗，可于皮下置闭合式腹腔化疗装置。分别在膈肌下及盆腔内各放置 1 根化疗装置，于术后第 2 天即可开始腹腔化疗。逐层关腹，并覆盖无菌纱布。

(8) 将分离出的大网膜病变可疑部分、部分相关淋巴结送去病检，根据病检结果确定肿瘤分期，并进一步指导治疗。

2. 腹腔镜手术

(1) 建立 $CO_2$ 气腹：在脐下正中 2 ～ 3cm 处做一置镜孔，将 $CO_2$ 冲入腹腔中，维持腹腔压力在 12mmHg 左右，在腹腔镜直视下做另外两个操作孔。

(2) 全面探查腹腔：人工气腹后置镜，仔细观察腹腔情况，初步了解大网膜病变程度，分离腹腔粘连或者适度切除粘连，评估腹水的多少。腹腔镜大网膜切除有困难者考虑转为开腹手术。

(3) 切开大网膜后叶：将大网膜提起向头部牵拉，同时将横结肠下拉，使大网膜与横结肠之间的腹膜移行处显露出来，沿结肠带自大网膜后叶与横结肠腹膜移行处从左向右用超

277

声刀剪开，直至结肠脾曲。注意电凝出血点。大网膜切除的界标是大网膜和横结肠附着的腹膜脂肪垂。

(4) 切开大网膜前叶：将大网膜复位，剪开大网膜前叶，从胃大弯处分离并切除大网膜。向左分离至结肠左曲时，分离切断胃脾韧带的下部，需要时还可切断脾结肠韧带。向右分离至结肠右曲时，同时将附着于胰头和十二指肠的大网膜分离下来，注意勿伤及深面的中结肠动、静脉；如果结肠上网膜受肿瘤严重侵犯且与横结肠极度粘连时，就必须结扎左右胃网膜血管及其分支血管。

(5) 大网膜的放置：将切除的大网膜放入标本袋中，用粉碎机将其粉碎，从镜孔中取出。注意保持标本袋的完整，防止其破裂使大网膜散入腹腔，发生肿瘤腹腔种植。

(6) 将胃、肠回位：必要时用配有化疗药物温生理盐水冲洗腹腔。检查腹腔内无遗留纱布、医疗器械等后，在腹部适当位置放置引流管，将 $CO_2$ 气体排出体外。如术后需行腹腔内化疗，可于皮下置闭合式腹腔化疗装置。分别在膈肌下及盆腔内各放置 1 根化疗装置，于术后第 2 天即可开始腹腔化疗。

(7) 创面处理：缝合穿刺孔，固定引流管和化疗装置，再次消毒后用无菌纱布覆盖。

## 五、术后监测与处理

1. 生命体征的监护：术后 24 小时内给予心电监护仪监护，密切观察血压、心率、血氧饱和度。同时注意伤口、引流管渗液、渗血情况，在早期发现并发症及时处理。

2. 饮食：根据消化功能恢复情况，术后 6 小时内禁食水，而后可以适当饮少量清水，术后第 1 天可进免奶流质，术后第 2 天进流质，排气后进半流质，以后逐渐恢复正常饮食。

3. 术后抗感染：常规使用抗生素预防感染，除密切观察体温变化，腹部切口外，还应及早发现腹腔感染、肺部感染及泌尿系感染的征象，及时处理。

4. 尿管的管理：术后留置导尿管，注意观察尿量及尿色，每日消毒尿道口两次，鼓励自行排尿，术后拔除导尿管的时间根据膀胱功能恢复情况而定，如残余尿量少于 50~100ml，认为膀胱功能基本恢复，可拔出尿管。如残余尿量超过 100ml，按尿潴留处理。

5. 腹腔引流管的管理：保持引流管通畅，注意观察引流液性状。术后 3 天内的引流物以血性液体为主，术后第 5 天起，引流物以淋巴液为主，待腹腔引流物明显减少后，可以拔管。

6. 静脉补液：术后进食不足，且需静脉给予抗生素，应静脉补液。一般每日补液 2500~3000ml 为宜，以 10% 葡萄糖为主，另加适当含钾、钠、氯的液体，贫血及消耗体质者，可视病情补充血、血浆及乳化脂肪等。如术后需行腹腔内化疗，可于皮下置闭合式腹腔化疗装置。分别在膈肌下及盆腔内各放置 1 根化疗装置，于术后第 2 天即可开始腹腔化疗。

## 六、术后常见并发症的预防与处理

术后常见并发症也依据手术方式的不同而有些许的区别，下面也就手术方式的不同分别讨论。

## （一）开腹手术

1.腹腔内出血：术后近期出血多由于止血不确实或者电凝止血痂皮脱落致血管重新开放所致，若出血量很多，则需重新开腹止血。如在术后数日发生，多来自继发感染所致，可用大量抗生素控制感染。

2.感染：术前应充分准备，若有感染则治疗感染病灶。术中精细操作，减少出血，术后密切观察体温、血常规变化，及时应用广谱抗生素，保持腹腔引流管通畅，预防呼吸道及泌尿系感染。

3.术后血栓形成及栓塞：由于手术时间长、术中大量腹水引流、创面渗出、手术应激导致高凝状态等原因，患者易发生下肢静脉栓塞。因此，应密切观察，保证有效循环血量，慎用止血药。术后可用小剂量肝素或低分子量肝素联合弹性袜或外部充气性压迫预防，同时指导护理人员帮助患者尽早开始床上或下床活动。

4.伤口愈合：术后严密观察腹部伤口愈合情况，及时发现存在的感染及伤口裂开的情况，及时治疗。

5.肠梗阻：腹部手术后，大多数患者将出现一定程度的肠梗阻。当诊断为肠梗阻后注意胃肠减压并且适当静脉补充液体及电解质。

## （二）腹腔镜手术

1.皮下气肿：为腹腔镜手术特有的并发症，由于气腹时腹腔压力升高，气体从气针处分散于皮下或致气腹时直接灌入皮下所致。术后应仔细观察患者面色、皮温、皮下压之有无捻发音，以便早发现异常。若出现皮下气肿，可给予被动运动，增加血液循环，并注意观察呼吸频率、节律的改变，有无腹痛、咳嗽等症状，一般情况下，$CO_2$能自行吸收，无需特殊处理。

2.腹腔内出血：出血是腹腔镜术后严重的并发症，其原因多为术中意外损伤或电凝止血不彻底。术后应密切关注患者生命体征，若出现血压下降、心率加快、面色苍白、出冷汗、腹部膨胀、肠鸣音消失等症状，体检发现腹部有移动性浊音、引流管内多见鲜红色液体等则可诊断腹腔内出血。应迅速建立静脉通道、吸氧、保暖，并做好输血及再次手术的准备。

3.神经损伤：主要是由于手术期间不适当的体位造成周围神经的压迫或者牵拉所致，如臂丛神经、股神经、闭孔神经、腓总神经等。防止神经损伤的关键在于注意正确的体位，在肢体适当位置放置软垫。如出现神经损伤，轻度的运动障碍通过专业治疗或理疗可以改善或缓解，轻度的感觉缺失可以通过支持治疗缓解。

4.胃肠道损伤：多为机械性损伤如气针穿刺时刺伤，术中使用电凝、超声刀等造成的热灼伤或切割伤，其中既往有腹部手术史、胃肠胀气、腹腔粘连、术者穿刺技术差是造成胃肠道损伤的高危因素。术后如怀疑有胃肠道损伤，首先应给予抗生素、禁食水、胃肠道减压等保守治疗，如果24小时后仍然无效，则应考虑再次腹腔镜或开腹探查。

5.血管损伤：多有气针穿刺时引起，也有可能是电凝不当，超声刀意外割裂。术中应及时发现各种原因造成的血管损伤，给予缝合、电凝、结扎等相应的止血方法。

6.高碳酸血症：$CO_2$气腹，可使膈肌抬高，肺底部受压，肺顺应性下降，影响肺的通气功能，导致轻度高碳酸血症和低氧血症。主要发生在原有肺功能障碍和手术时间较长的

279

情况下。术中机械通气是可通过增大通气量来纠正。

7.切口疝：对于中线部切口发生疝的可能性较小，可能出现网膜疝。对于直径大于 8 mm 的中线切口，建议缝合筋膜层。而外侧腹切口发生疝的概率要高得多，通常发生于直径大于 10mm 的切口。因此，这些切口的筋膜层通常都需要缝合。

## 七、临床效果评价

大网膜是卵巢癌常见的转移部位和复发根源，调查表明大网膜转移率约为 52%，转移病灶大小相差悬殊，大者融合成饼状，直径可达 20cm，小者仅为几毫米分布无规律且可有镜下转移，切除大网膜有利于控制卵巢癌腹水，改善生存质量，并且切除大网膜做组织学检查有助于卵巢癌的正确分期，指导进一步治疗。大网膜切除术后可明显提高卵巢癌的 5 年生存率。

中晚期胃癌的大网膜转移率也比较高，切除大网膜可明显提高患者的 5 年生存率。

（沈　怡）

# 第二节　阑尾切除术

## 一、适应证（针对妇产科医生）

1.卵巢上皮性癌。

2.卵巢交界性肿瘤。

3.卵巢黏液性囊腺瘤。

4.腹膜黏液瘤。

5.阑尾炎（对于外科来讲是主要的适应证）。

一般认为下列情况更加适合行腹腔镜阑尾切除术：①老年人及小儿阑尾炎；②肥胖者；③急性化脓性阑尾炎、坏疽性穿孔性阑尾炎合并腹膜炎者；④不能完全排除腹部外科疾病及女性内生殖系统疾病者。

但是下列情况，必须及时行开腹手术：①阑尾根部坏死穿孔，阑尾残端无法进行可靠处理；②阑尾与邻近肠管或其他脏器严重粘连，解剖关系不清；③阑尾为腹膜外位或盲肠壁内异位，解剖困难；④阑尾恶性肿瘤；⑤发生了严重的副损伤，如损伤邻近肠管。

## 二、禁忌证

由于阑尾切除手术比较小，对于患者的影响较小，几乎不存在手术禁忌证。如果计划采用腹腔镜阑尾切除术时，下列情况应被视为手术禁忌证。

1.腹腔内广泛粘连。

2.诊断明确的急性腹膜炎。

3.肠麻痹、肠梗阻。

4.各种腹部疝，特别是食管裂孔疝。

但是如果存在严重的心、肺、肝、肾等脏器疾病不能耐受手术者，还有合并严重的出血倾向或凝血功能障碍者也不能鲁莽行事，尽管阑尾炎开腹手术可以在局部麻醉下进行。但是对于妇产科医生来讲，不包括在适应证内的手术都不应该施行。

## 三、术前准备

### （一）患者的准备

1.术前全面评估

(1)病史：仔细了解病史，尤其是疾病的治疗史，还有重要脏器有无疾病，有无出血倾向。

(2)体检：对于妇产科医生来讲，阑尾切除术常常是妇科手术尤其是妇科肿瘤手术的附带项目。临床上和妇产科医生关系密切的是急腹症的鉴别诊断及妊娠合并阑尾炎的处理。

(3)实验室检查及影像学检查：开腹手术需要的常规化验和检查是必需的，影像学检查也是常规检查项目，但是由于在妇产科领域来讲多数患者已经进行了充分的术前评估，如CT、CTU或磁共振，甚至有的患者接受了PET-CT，因此说多数患者都完成了比较完善的术前检查。由于妇科肿瘤患者多数处在高凝状态，并且伴有较高的血栓栓塞性疾病发生的危险，因此术前需要明确血栓栓塞性疾病的存在。对于即将接受妇科肿瘤手术的患者来讲，重要器官功能的评估都是必需的，尤其是心肺功能，肾功能的评估。

2.手术前合并症的处理　对于妇产科患者，尤其是妇科肿瘤患者，术前多数合并较多问题，最好予以纠正，方可进行手术。而阑尾切除术对于妇产科医生来讲只是妇科手术的附带项目，并无特殊的具体内容，主要还是以妇科肿瘤手术为主。

(1)积极纠正贫血；有效治疗和纠正出血倾向。

(2)控制感染病灶。

(3)改善营养状况及纠正代谢紊乱。

(4)适当控制高血压及高血糖。

(5)有其他系统疾病者，请相关专科协助治疗。

3.手术前的准备

(1)肠道准备：由于妇科肿瘤手术多数需要进行3～5天的肠道准备，以及肠道内抗生素的应用，对于阑尾切除手术来讲这些准备足够充分的了。

(2)阴道准备：阑尾切除术并不需要进行特殊的阴道准备，但是妇科手术却需要阴道准备。

(3)备血：阑尾切除术本身并不需要特殊准备。但是妇科肿瘤手术却需要相应的准备。

(4)术前患者及家属的心理准备：首先需要让患者和家属明白妇科手术为什么要切除阑尾，开腹手术时切除阑尾通常不会遇到特殊情况，而对于腹腔镜手术来讲，有时可能遇见困难，如果存在上面禁忌证中的问题，切除阑尾可能会遇到一些困难，甚至出现一些并发症，术前需要让患者和家属知晓，如果术中真的遇见困难，需要和家属商量，并且选择合适的手术方式。

### （二）手术人员的准备

由于阑尾切除术归根结底属于外科手术，如果术中遇到困难，应该及时请外科医生会诊，希望得到外科医生的协助和帮助，以最大限度地减少手术并发症的发生。

## 四、手术要点、难点及对策

### （一）麻醉和体位

由于阑尾手术在妇科手术中是附带项目，因此应该以妇科手术采取的麻醉为主。开腹手术可以采取任何麻醉，如全身麻醉、连续硬膜外麻醉，甚至局部麻醉也可以，但是局部麻醉目前已经很少用了；如果采取腹腔镜手术，严格来讲全身麻醉是必需的。体位对于阑尾切除来讲主要是根据妇科手术的要求来进行，并无特殊要求。如果是开腹手术，通常采用平卧位；如果是腔镜手术，由于妇科手术的要求通常采用头低脚高位或膀胱截石位，这两个体位都可以很好地满足腹腔镜下阑尾切除术。

### （二）手术范围

开腹阑尾切除术和腹腔镜阑尾切除术的手术范围没有不同，通常只包括阑尾本身及阑尾系膜。

### （三）手术切口

由于阑尾切除术对于妇产科医生来讲只是妇科手术或妇科肿瘤手术中的附带项目，而不是专门进行阑尾切除术，因此很少采用开腹手术中的经典阑尾手术切口。

对于开腹手术来讲，由于妇产科通常采用下腹纵切口和下腹横切口，这个切口基本上可以满足阑尾切除的要求。而对于腹腔镜手术来讲，三切口的方式也基本可以满足腹腔镜下阑尾切除的要求。但是如果考虑进行妇科手术的同时切除阑尾的话，右下腹的切口最好不要打得过低，最好上移一些，有利于手术的进行。另外如果进行腹腔镜癌症手术的同时切除阑尾的话，通常不会遇到问题，因为腹腔镜下进行癌症手术常需要选择 4 ~ 5 个切口，足以满足阑尾切除的要求。

### （四）手术步骤

手术步骤根据手术入路的不同分别阐述。

1. 开腹阑尾切除术

(1) 探查：进入腹腔后需要进行全面的探查，除了探查妇科的部位之外，如果计划同时切除阑尾的话，需要仔细探查阑尾的相关部位。首先需要明确阑尾的位置，由于是妇科手术的开腹手术,特别是癌症手术时腹部切口很多都已经达到上腹腔,有充分的空间进行探查,不会发生外科手术时阑尾切除的尴尬问题;其次明确阑尾的状况,表面是否有充血、渗出、脓肿、破溃或坏疽等,而在妇科手术中多数情况下阑尾外观是正常的,但在妇科肿瘤手术中,部分患者阑尾表面可能存在肿瘤转移灶,甚至有的腹腔内肿瘤就是来源于阑尾;最后还要探查阑尾的根部及盲肠的外观是否有相应的肿瘤侵犯,为手术的决策提供依据。

(2) 处理阑尾系膜:以血管钳或组织钳将阑尾连同阑尾系膜提起,使用血管钳沿着阑尾根部的无血管区穿过阑尾系膜,紧贴盲肠表面钳夹切断阑尾系膜,分别采用 4 号丝线结扎。

(3) 荷包缝合:将阑尾提起后,使用 4 号丝线沿着阑尾的根部于盲肠表面荷包缝合,准备切断阑尾后包埋阑尾断端。

(4) 切断阑尾:距离盲肠 3 ~ 5mm 处 7 号丝线结扎阑尾,以蚊式钳紧贴阑尾夹住结扎线,并且将结扎线紧贴蚊氏钳剪断,然后使用电刀于结扎线上方 3 ~ 5mm 处切断阑尾,使用电刀烧灼断端或用传统方法(石炭酸、碘酒、乙醇)处理阑尾断端。

(5) 包埋阑尾断端:将缝好的荷包逐渐收紧,在荷包即将关闭时,将蚊式钳夹持的阑尾断端塞入荷包内,这样收紧荷包后,阑尾的断端就十分完好地得到了包埋。传统的阑尾切除术通常还需要于已经收紧荷包的盲肠表面进行"8"字缝合,进一步包埋阑尾断端,实际上目前最后这一步已经很少采用了。

2.腹腔镜阑尾切除术

(1) 探查:在妇产科腹腔镜手术中,如果是良性疾患,多数情况并没有切除阑尾的原因,除非是术中探查发现阑尾异常、黏液性肿瘤或患者要求切除。而对于恶性肿瘤来讲,由于多数卵巢癌手术腹腔镜手术并不是最好的治疗手段,所以应用也较少,仅在卵巢癌早期患者的分期手术中常会伴有腹腔镜阑尾切除术,还有其他妇科肿瘤手术中如果患者要求切除阑尾,也可以考虑的。所以,进入腹腔后仔细探查阑尾的位置、形态及和周围组织的关系,明确手术的可行性。

(2) 处理阑尾系膜:腹腔镜下处理阑尾系膜的方法有很多,最传统的是使用分离钳沿着阑尾根部的无血管区穿过阑尾系膜,紧贴盲肠表面使用 4 号丝线或 1-0 可吸收线结扎阑尾系膜内血管,也可以使用双极电凝处理阑尾系膜及系膜内血管,如果使用超声刀也可以轻松凝切阑尾系膜及其内的血管,当然如果使用百克钳来处理阑尾系膜内的血管将万无一失了。处理完阑尾系膜内的血管后,剪刀、单极电钩、单极电铲、超声刀或百克剪都可以使用剪断阑尾系膜。

(3) 处理阑尾:将阑尾使用分离钳向上方提起,于距离盲肠 3 ~ 5mm 处使用 7 号丝线或 1-0 可吸收线结扎阑尾,也可以使用推结器套扎阑尾,剪断结扎线,然后使用剪刀、单极电钩、单极电铲、超声刀或百克剪于结扎线上方 3 ~ 5mm 处切断阑尾,使用电刀仔细烧灼断端。然后将阑尾自套管取出(最好从 10mm 套管取出)。

## 五、术后监测与处理

1.监护:阑尾切除术对患者创伤较小,多不需要特殊处理。但是其他同时进行的妇科手术还是需要相应的监测。根据手术的不同,采取不同程度的监测。

283

2.饮食：一般不需要特殊的处理，由于阑尾切除术仅是妇科手术的附带项目，而妇科手术的饮食要求基本符合阑尾手术的要求。

3.抗感染：阑尾切除术常常是妇科手术的附带项目，同时阑尾手术属于沾染手术，而妇科手术本身常常是妇产科的大手术，手术时间较长，因此预防应用抗生素是有必要的。当然妇科大手术尤其是妇科肿瘤的手术术后感染比较常见，呼吸道感染、泌尿道感染、手术创面的感染等也时有发生，这些问题都需要及时发现，及时处理。

4.膀胱的管理：阑尾切除术不涉及膀胱管理，但是与其同时进行的妇科手术如宫颈癌根治性手术却需要放置2周左右的尿管，而卵巢癌和子宫内膜癌手术一般需要放置3天的尿管。

5.引流管的管理：阑尾切除术一般不需要放置引流，除非局部炎症较重尤其是合并有局部的脓肿。幸好对于妇产科大手术来讲通常是会放置引流管，当引流液24小时不超过20ml的话，就是拔除引流管的指征。但是对于某些容易发生并发症的手术如宫颈癌根治术和困难的卵巢癌手术，引流管常需要放置较长的时间，因为手术相关并发症尤其是肠道和输尿管相关并发症常发生的比较延迟，通常会在两周之内发生。

6.血栓栓塞性疾病的预防和处理：对于阑尾切除术本身来讲常不会发生这些问题，但是对于同时进行的妇科大手术来讲这些问题并不少见。除了术前需要进行血栓栓塞性疾病的评估以外，术中及术后的有效预防和处理也是十分重要的。术中的预防十分重要，目前最主要的手段是术中应用压力梯度泵，这种方法对于术中血栓栓塞性疾病的预防十分有益处，患者从躺在手术床上开始应用，直至术后开始下床活动为止。另外，对于没有压力梯度泵设备的单位，也可以使用压力梯度袜来预防下肢深静脉血栓。术后即可以开始使用低分子肝素，对于预防血栓栓塞性疾病有积极的意义，但是术后出血有时也是应该考虑的问题。

284

## 六、术后常见并发症的预防与处理

阑尾切除术无论采取何种手术手段都是安全可靠的，并发症很少见，而严格掌握手术适应证是预防并发症发生的关键。应该说阑尾切除术属于沾染手术，如果妇科手术为无菌手术时，同时进行阑尾切除是否合理也是值得商榷的；如果即将进行的妇科手术属于沾染手术，应该说如果患者要求同时进行阑尾手术基本上也是合理的。

（吴　鸣）

# 第三节　盆腔廓清术

## 一、适应证

1.宫颈癌术后中央型复发。

2.宫颈癌放化疗后中央型复发。

3. Ⅳ A 期宫颈癌。

4. 子宫内膜癌术后盆腔局限性复发。

5. 阴道癌治疗后盆腔中央型复发。

6. 卵巢癌直肠受累。

## 二、禁忌证

1. 远处转移。

2. 淋巴结转移。

3. 严重的心、肺、肝、肾等脏器疾病或体质虚弱不能耐受手术者。

4. 不能耐受麻醉者。

## 三、术前准备

### (一)患者的准备

1. 术前全面评估

(1)病史：仔细了解病史，尤其是疾病的治疗史，还有重要脏器有无疾病，有无出血倾向。

(2)体检：妇科检查十分重要，为了获得全面的信息，必要时需要在麻醉下进行盆腔检查，通过麻醉下盆腔检查来评价肿瘤与盆壁之间的关系，特别是盆壁是否有肿瘤累及，通过盆腔检查了解直肠或者膀胱是否受到肿瘤的累及。

(3)实验室检查及影像学检查：对于盆腔廓清术患者来讲更加重要，除了大手术必需的化验和检查之外，某些影像学检查更加重要，包括胸腹盆腔 CT、CTU 或磁共振，主要目的是了解肿瘤是否已经转移到盆腔以外的器官，但是由于这些影像学检查手段准确性还不够高，目前最好的术前评估手段是 PET-CT。当然如果术前需要的话，还需要进行膀胱镜和结直肠镜的检查。由于这些患者多数处在高凝状态，并且伴有较高的血栓栓塞性疾病发生的危险，因此术前需要明确血栓栓塞性疾病的存在。对于重要器官功能的评估也是十分重要的，尤其是心肺功能、肾功能的评估。

2. 手术前合并症的处理

(1)积极纠正贫血；有效治疗和纠正出血倾向。

(2)控制感染病灶。

(3)改善营养状况及纠正代谢紊乱。

(4)适当控制高血压及高血糖。

(5)有其他系统疾病者，请相关专科协助治疗。

3. 手术前的准备

(1)肠道准备：由于盆腔廓清手术多数需要进行肠管的切除及吻合，因此术前的肠道准备十分重要。通常需要进行 3 ~ 5 天的肠道准备，肠道内抗生素也应该给予，以保证肠管切除和吻合的顺利进行及术后的顺利恢复，减少术后由于肠管切除和吻合造成的相

285

关并发症。

(2) 阴道准备：一般不需要特殊的阴道准备，和一般的子宫切除的准备没有不同，但是某些患者由于此时常常伴有阴道的感染和出血，因此需要术前进行相应的处理。

(3) 充足备血和血浆：由于盆腔廓清手术需要切除患者的子宫、阴道、膀胱及直肠，并且同时需要进行膀胱的重建及肠道的重建，同时，由于肿瘤的侵犯，使得手术变得十分的困难，尤其是在盆腔的深部特别是在髂内血管的附近更容易发生不易控制的大出血。因此术前需要充分配血，准备充足的血浆。由于术中可能需要输入大量的成分血，因此某些特殊产品也需要准备，如凝血酶原或纤维蛋白原产品，甚至有些需要联系新鲜血小板，以备术中使用。

(4) 术前患者及家属的心理准备：对于即将接受盆腔廓清术的患者来讲，心理准备十分重要。首先需要让患者及家属明确盆腔廓清术主要是为了延长患者的生存时间，而不是宫颈癌治愈的手段；其次还要明确盆腔廓清术是一个残酷和极端的手术，部分患者可以从中获得较长时间的生存，手术后患者可能要接受两个造瘘，即尿瘘和粪瘘；最后还要和接受盆腔廓清的患者明确这个手术是伴有极高的手术并发症，以及一定数量的手术死亡率。正因为如此，术前需要和患者及家属反复谈话，充分知情。

### （二）手术人员的准备

盆腔廓清术应该是一个系统工程，需要团队协作才能完成，需要多科参与才能保证手术顺利地进行，以及术后平顺地恢复。盆腔廓清术不仅需要有丰富经验的妇科肿瘤医生，还需要具有丰富经验的胃肠外科医生和泌尿外科医生，同时还需要有很好的麻醉医生及内科医生的配合，手术才能顺利地完成。一般来讲，这个手术主要应该在少数水平较高的医学中心才能进行。由于此类手术具有很高死亡率，术前反复的讨论，制订治疗的方案是必需的。

## 四、手术要点、难点及对策

### （一）麻醉和体位

全身麻醉是必需的，最好由麻醉经验特别丰富的麻醉医生进行，由于术中的情况常会瞬息万变，静脉和动脉的监测是必需的。体位通常多数采取膀胱截石位，大腿向两侧平移并充分外展。当然，如果仅行前盆腔廓清术，也不需要膀胱截石位。也有人认为膀胱截石位开腹手术时显露不好，更愿意采用平卧位，如果手术中需要临时改体位也不失为聪明之举。

### （二）手术范围

盆腔廓清术又叫盆腔器官清除术，其手术范围是沿着骨盆的边界进行的，这个手术需要沿着盆壁将肿瘤连同子宫、阴道、膀胱和直肠一并切除。

实际上由于手术是沿着盆壁进行的，因此在切除子宫和阴道的同时也切除了全部的宫旁组织和阴道旁组织，而对于直肠的切除几乎等同于直肠癌根治手术，同样对于膀胱的切除也相当于膀胱癌根治手术，甚至超过膀胱癌的手术。因此说，盆腔廓清术是妇科肿瘤手术中创伤最大的手术，相当于宫颈癌和阴道癌的根治性手术，再加上膀胱癌和直肠癌根治手术。

## （三）手术切口

一般选择开腹手术，由于盆腔廓清术不涉及上腹腔的手术，最常用的切口是下腹纵切口，即左旁正中或右旁正中绕脐切口即可。

## （四）手术步骤

1.探查：进入腹腔后需要进行全面探查，主要目的是需要判断手术的可行性。探查的内容主要包括三个方面内容：其一是探查是否存在盆腔外器官转移；其二是探查是否存在盆腹腔淋巴结转移；其三是探查盆腔肿瘤的可切除性。如果任何一项有问题，都不能进行盆腔廓清术。

当然手术中对于盆腔肿瘤的探查还有一个目的，那就是要决定盆腔廓清术的方式，即选择全盆腔廓清术，还是前盆腔廓清术，还是后盆腔廓清术。有的即使完全彻底的探查也不能马上决定，甚至要按照全盆腔廓清术来进行，最后在准备切断阴道和直肠时决定直肠或膀胱是否具备保留的可能性。尤其对于放疗后的患者，膀胱和直肠的任何术中损伤几乎都是不能愈合的，因此术中如果存在这些器官的损伤，通常比较明智的方法并不是予以修补，而是切除这些器官，以减少术后的并发症。所以术中的判断也是十分重要的。

2.器官切除：由于盆腔廓清术主要包括前盆腔廓清术、后盆腔廓清术和全盆腔廓清术，我们主要以全盆腔廓清术来阐述盆腔廓清术的过程，同时由于目前已经很少进行最为经典的盆腔廓清术，也就是那些连同外阴一并切除的手术，而且手术对于盆底结构应该说是致命的或摧残性的手术，目前已经很少采用，常用的是肛提肌水平以上的盆腔廓清术。另外，由于接受此术式的患者各种各样，有的是已经切除子宫后的复发，有的是放化疗后的复发，且子宫还在，手术都会略有不同。下面主要围绕宫颈癌放化疗后复发病例逐步阐述肛提肌水平以上的盆腔廓清术。

(1) 显露解剖结构

1) 显露膀胱周围结构：如果进行全盆腔廓清术的话，在进入腹腔时是显露膀胱周围结构的最佳时机。

在进入腹腔打开腹膜时，当到达膀胱顶部时将膀胱向上提起，此时沿着耻骨与膀胱之间的疏松结缔组织向下分离，可以轻松进入耻骨后间隙，并且采用纱布填入，无损伤钝性扩大此空间，直至盆底的筋膜。此空间为两个，分别位于膀胱与耻骨之间，正前方耻骨联合后方的尿道将其分为两个，此间隙十分重要，全盆腔廓清和前盆腔廓清术都需要充分显露，它也是减少术中出血的重要环节 (图 14-3-1、图 14-3-2)。

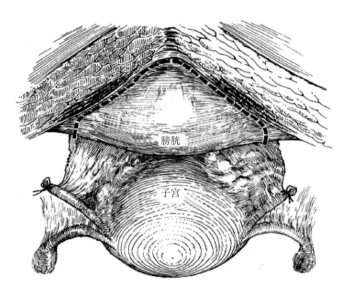

**图 14-3-1** 沿着耻骨与膀胱之间的疏松结缔组织向下分离进入耻骨后间隙

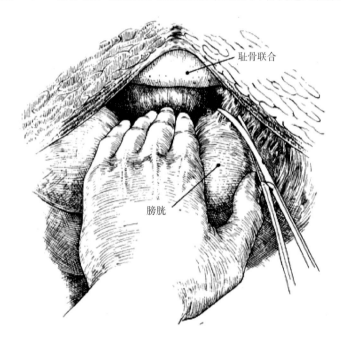

**图 14-3-2** 充分显露耻骨后间隙

2) 显露子宫周围结构：子宫周围结构是盆腔廓清术的主要部分，无论哪种盆腔廓清术都需要进行此步骤，是此术式的主体。

如果子宫未切除，首先需要将子宫向上提起，这样可以保证子宫及其周围组织的张力，有利于判断和显露解剖间隙。将子宫提起后，验证腰大肌表面打开腹膜，向前方和膀胱周围结构相连，达到膀胱侧方，向后方达到骨盆的交界处，基本上达到输尿管髂总血管的相交处，向下达到髂血管表面。

打开腹膜后，通常需要分离腹膜下疏松结缔组织，一般不需要进行淋巴结切除，但是如果有可疑的淋巴结转移，需要立即进行活检，明确是否有转移，如果病理证实为淋巴结转移，手术则应该停止。如果病理未证实淋巴结转移，则可以继续手术。

显露子宫周围结构的关键在于显露膀胱侧窝和直肠侧窝，这两个窝充分地显露对于子宫旁组织切除十分关键，也是减少手术中出血的重要步骤。以右侧为例，将子宫向左上侧提起，保持张力，同时使用腹腔拉钩将腹壁向右上方提起，可以很清楚地显露右侧的脐动脉（即髂内动脉的终末支），沿着此血管的内侧向下分离进入膀胱侧窝，为了避免损伤深部的血管，用纱布填入此窝充分显露比较有效。此处容易发生出血的主要原因是损伤了膀胱侧方的膀胱静脉和闭孔神经下方闭孔静脉；再将子宫向左上方提起，沿着输尿管与髂内血管之间深部分离，直至盆底。为了充分显露此间隙，同时也为了避免操作中损伤血管，常常使用纱布填入，可以更好地扩张此解剖间隙。此处最容易损伤的血管是髂内血管，尤其是静脉。

子宫周围的间隙充分显露是盆腔廓清术的关键，也是减少手术出血的关键。当然膀胱侧窝充分显露之后，前方就和耻骨后间隙相同，后方则是宫旁组织的主体，外侧则是闭孔神经、闭孔血管及盆腔侧壁，内侧则为膀胱。而直肠侧窝打开后，前方即为宫旁的主体，外侧为髂内血管，内侧为直肠，后方则已经能够达到骶骨前方。

3）显露直肠周围结构：将直肠连同系膜提起，将直肠系膜沿着盆壁的边缘打开主要是由髂总血管处沿着骨盆的入口平面由外向内打开直肠系膜，并且将直肠向子宫方向充分牵拉，沿着直肠侧方的疏松结缔组织逐渐进入直肠后方，沿着骶骨前方向下锐性分离疏松结缔组织，直至盆底即肛提肌水平。此时直肠两侧已经和直肠侧窝贯通，后方则完全达到骶骨前方。

4）显露输尿管周围结构：无论哪种盆腔廓清术，输尿管均需要彻底游离出来，由于多数患者经历了宫颈癌的治疗，输尿管常有部分粘连，甚至有的患者输尿管完全融合于周围的组织中。如果仅行后盆腔廓清术的话，最好术前放置D-J管，以利于手术顺利进行。而对于前盆腔廓清术或全盆腔廓清术的患者，术前就不一定放置输尿管支架了。

（2）器官切除：下面以全盆腔廓清术为例阐述如何将子宫阴道、膀胱和直肠一并切除，经过前面的步骤，盆腔内器官及其周围的结构已经完全显露，手术步骤只是紧贴盆壁将盆腔器官一并切除即可。

1）膀胱及尿道的切除：将膀胱连同盆腔内其他器官向上提起，如果使用电手术器械（如百克钳、血管闭合器、PK刀等）手术则比较简单，只需要紧贴盆壁由外向内电凝并且切断膀胱周围组织，紧贴盆底筋膜处最好局部缝合止血，并且关闭创面，逐渐将膀胱分离并且脱离盆底，进一步分离显露尿道，与耻骨下钳夹切断尿道，并且缝扎。如果为全盆腔廓清术的话，以后则与子宫和阴道连同直肠一并切除，同时将输尿管于入膀胱处切断，并且保留。如果为后盆腔廓清术的话，膀胱是需要保留的。膀胱与盆底之间的膀胱旁组织也应该尽量保留，有利于膀胱的支持，以及术后排尿的恢复。但是对于接受后盆腔廓清术的患者，十分必要也是非常重要的步骤就是将膀胱与子宫和阴道完好地分离开来，这样才能减少由于手术操作误伤膀胱导致的后盆腔廓清术后膀胱并发症。有时为了很好地判断膀胱与子宫和阴道的间隙，甚至要夹闭尿管或向膀胱内注射生理盐水使膀胱部分充盈。

2）子宫和阴道的切除：这是盆腔廓清术最主要的部分之一，因为子宫通过不同的韧带与盆底结构相连接，此步骤就是沿着盆底或盆壁将子宫及其周围的韧带切除。

通常将子宫向上提起，首先处理宫旁组织，也就是主韧带，这是盆腔廓清术中最困难的部分，也是最容易出血的部位。如果有很好的电手术器械，手术则变得十分轻松，沿着盆壁电凝切断即可。但是此时需要特别注意的就是髂内血管，尤其是髂内静脉，因为很多患者的髂内血管并不完全紧贴盆壁，因此此处紧贴盆壁切断宫旁组织时，部分患者可能会伤及髂内血管，甚至可能发生较为难控制的出血，但是利用血管线进行缝合常可较满意地控制出血。如果没有很好的电手术器械，则需要使用最传统的方法处理宫旁组织，将子宫向上提起，利用 Kocher 钳紧贴盆壁钳夹切断宫旁组织，通常需要缝扎止血，最好在最接近盆壁的部分使用血管缝线缝扎止血，避免遗漏髂内血管损伤时引起的出血。沿着阴道切除阴道旁组织，直至盆底相当于肛提肌的水平，传统使用不可吸收的缝线关闭阴道，目前较好的方法是使用闭合器关闭阴道 ( 图 14-3-3、图 14-3-4)。

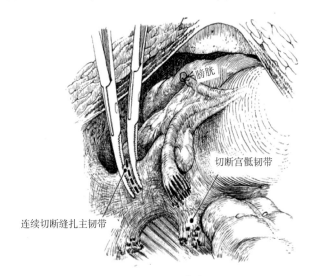

图 14-3-3　处理宫旁组织

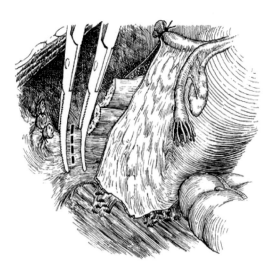

图 14-3-4　切断宫旁组织

3) 直肠的切除：如果手术为全盆腔廓清术和后盆腔廓清术，直肠是需要切除的。将直肠和子宫向上牵拉，进一步钳夹切断盆腔后部的宫旁组织，这部分主要为直肠侧后方的组织，实际上属于宫骶韧带的部分，而宫骶韧带在此处已经变得菲薄，处理上比较简单，使用电手术器械或传统的方法均可，多不会出现问题。当达到肛提肌水平时，如果距离肿瘤达到 4cm 以上，可以在此水平处切断并且关闭直肠，目前采用闭合器比较常用 ( 图 14-3-5~图 14-3-7)。

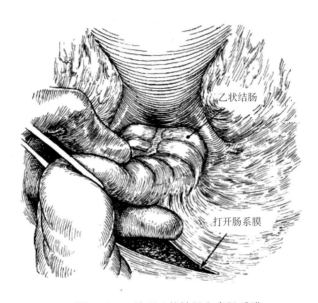

图 14-3-5　处理乙状结肠和直肠系膜

291

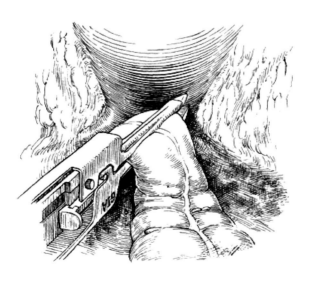

图 14-3-6　切断乙状结肠

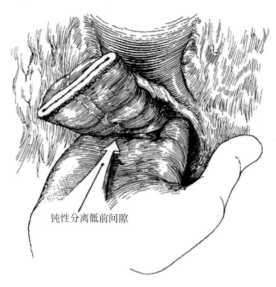

钝性分离骶前间隙

图 14-3-7 显露骶骨前间隙

3. 器官重建

(1) 膀胱重建：目前膀胱重建的方法有很多，但是最常用的也是最传统的方法就是回肠代膀胱。

1) 选择肠管：于回肠末端选择一段 15 ~ 20cm 的肠管，经过透光观察充分了解肠系膜内血管的走行，将此段肠管连同支配这段肠管血运的肠系膜予以保留，并且将此段肠管完全离断，用于替代膀胱之用。采用常规方法将已经切除部分回肠的肠管进行端端吻合，并且间断关闭肠系膜。

2) 关闭代膀胱的肠管：将用于代膀胱的回肠近心端封闭，可以使用闭合器，也可以使用常规方式分两层关闭肠管。

3) 输尿管肠管吻合：将单 J 管分别插入输尿管断端，缓慢插入，仔细体会到达肾盂的感觉，将长血管钳深入用于代膀胱肠管的近心端，在血管钳的指引下于肠管表面打开一个小口，此时血管钳可以自小口伸出并且指引，此时将插入单 J 管的输尿管用自肠管内伸出的血管钳牵拉入用以代膀胱的肠管内，此时使用 4-0 的可吸收线将输尿管和肠管表面间断缝合，完成了输尿管与代膀胱肠管的吻合。有时为了抗反流功能可以将吻合口进一步用附近的肠管予以包裹。但是这种方法也不能完全保证有效地抗反流，甚至有的患者还会发生输尿管吻合口狭窄。同法处理另外一侧输尿管。个别情况下也可以将两侧输尿管首先进行吻合，然后再和用以代膀胱的肠管进行吻合。

4) 尿瘘形成：在右下腹较平整的部位选择用以造瘘的部位，将表面的皮肤及部分皮下组织切除，切开筋膜，分离筋膜下的肌肉，打开腹膜进入腹腔。用卵圆钳自造瘘口伸入腹腔，将代膀胱的远心断和两根单 J 管牵拉出腹腔，将代膀胱的远心端留置充分，分别于腹膜、筋膜、皮下组织及真皮层间断缝合，固定造瘘的肠管，并且通过缝合使得尿瘘口能够形成乳头状，这样有利于术后佩戴尿瘘袋。造瘘口内放置蘑菇头尿管，连同两根单 J 管一起接入尿袋。手术中需要十分注意代膀胱肠管肠系膜的张力，不宜过大，以免影响血运。另外，注意保护好两根单 J 管不要脱落，这两根管子可能要放置 1 ~ 2 个月，等待拔除单 J 管之后，就可以正常使用尿瘘袋了。这种方法比较传统，但却十分可靠，并发症相对较少。即使这样，尿瘘的环节也是最容易发生并发症的环节。其他代膀胱的方法有很多，甚至有的膀胱还是可控的，但是并发症较多，在此不加赘述（图 14-3-8、图 14-3-9）。

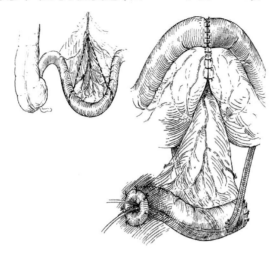

图 14-3-8　回肠代膀胱 (1)

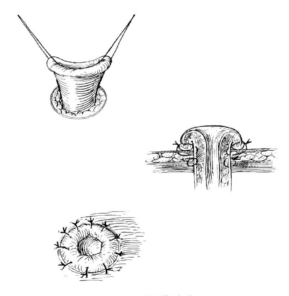

图 14-3-9　回肠代膀胱 (2)

（2）肠道重建：由于医疗技术的飞速发展，尽管绝大多数的直肠甚至部分乙状结肠都已被切除，仍然有可能将肠管进行吻合，避免造瘘，改善患者的生活质量。

1）肠吻合：由于吻合器的广泛使用，使得无数患者避免造瘘成为可能，尤其是卵巢癌的手术患者。但是对于某些已经接受全量放疗的患者来讲，进行肠吻合还是存在肠瘘的风险的，有时对于那些接受过根治性放疗同时对于永久造瘘难以接受的患者，有时可以进行预防性横结肠造瘘，待直肠完全愈合后，再将造瘘还纳回腹腔。但是即使这样，也不能完全保证不发生瘘。

　　将保留的乙状结肠断端向上方游离，尤其是降结肠系膜需要打开，通常需要切断直肠上动脉，沿着腹主动脉表面向上有利肠系膜，直到肠系膜下动脉水平，尝试一下可否进行无张力的吻合，如果有张力，可以进一步松解降结肠系膜，甚至可以达到脾曲的水平，如果还是有张力，可以进一步松解肠系膜表面的有张力的部分，必要时可以自根部切断肠系膜下动脉。

　　充分显露和松解之后，在保证无张力吻合的前提下，使用吻合器进行肠管的吻合。如果术前就已经摆好了膀胱截石位的话，可以自直肠的断端向上与乙状结肠或降结肠断端进行端端吻合；如果术前没有摆好膀胱截石位的话，同时术中又很难重新摆好体位的话，也可以自降结肠或乙状结肠向直肠打吻合器进行端侧吻合 ( 图 14-3-10)。

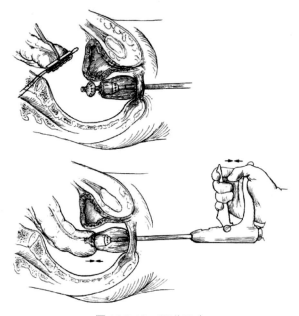

图 14-3-10　肠道重建

　　2) 肠造瘘：对于宫颈癌复发的患者，尤其是接受过全量放疗的患者，局部组织的愈合能力较差，如果进行肠吻合，发生肠瘘的机会极大，通常对于这些患者来讲，采取降结肠或乙状结肠造瘘可能是最佳的选择。

　　首先将肠管的断端保护好，并且提起，分解肠管周围的组织，主要是松解周围的系膜，保证肠管可以无张力地拉出腹腔。

　　在左下腹较平整的部位选择造瘘的部位，将与肠管口径等同面积的腹壁皮肤、皮下组织部分切除，进一步切开筋膜，有人喜欢将筋膜"十"字切开，进一步向下分离肌肉组织，打开腹膜，进入腹腔。用卵圆钳自选择好的造瘘口将保护好的肠管断端取出，在保证没有明显张力的前提下，将肠管与腹壁各层进行缝合固定，直至真皮层。为了避免腹腔内造瘘肠管周围发生肠疝，应该仔细关闭肠管与腹壁之间的间隙。通常造瘘口不马上打开，常需要等待术后 72 小时再择期打开造瘘口，或待胃肠蠕动已经明显恢复，患者表现腹胀时，视情况及时打开。

　　(3) 阴道重建：对于年轻的患者有时还需要进行阴道的重建，目前来讲最常用的手术方法是采用转移皮瓣的方法来重建阴道，最常用的是采用股外侧肌皮瓣进行重建，但是由于这种手术本身就需要较长的手术时间，再加上盆腔廓清术的手术时间，可能手术需要相当长的时间。

(4) 盆底结构的重建：由于目前很少施行过去真正意义的盆腔廓清术了，盆底的主要结构大多数得到了保留，尤其是很多患者可以施行肠吻合，同时阴道的重建，使得多数情况下不需要有特殊的盆底重建。而目前更突出、而且需要仔细实施的措施却是盆底的防粘连处理，因为如此大的手术创面，以及盆底腹膜的彻底切除，使得术后肠管局部的粘连表现得尤其突出，尤其是小肠与盆底的粘连更应该引起重视，直接和术后近、远期并发症密切相关。

最后，完成了器官切除和器官重建后，彻底止血，冲洗盆腹腔，放置引流管，手术即结束。对于接受盆腔廓清术的患者，由于术后发生出血和瘘的机会较大，因此术后放置引流十分重要。引流管主要侧重于各个吻合的部位，如回肠的吻合处、回肠代膀胱的周围、直肠吻合部位、手术创面的渗出等，术中反复止血的部位也需要特别关注。由于切除了部分小肠和结直肠，并且还有回肠的吻合，术后胃肠减压十分必要，保留胃管长期开放一周还是必要的。

## 五、术后监测与处理

1. ICU 监护：盆腔廓清术的创伤巨大，甚至一直伴有一定数量手术及围手术死亡率，因此术后密切的、不间断的监测是十分必要的。

2. 饮食：由于手术涉及肠管切除，尤其是小肠切除，术后持续胃肠减压是必需的，为了减少消化液的产生，可以使用必要的抑酸剂来控制消化液的产生。如果不发生肠瘘，通常一周左右开始恢复饮食。

3. 抗感染：由于手术巨大，手术时间极其漫长，同时又涉及肠道手术，还有肿瘤复发灶局部的固有感染，预防应用抗生素是极其必要的，术后的感染控制也是必需的。对于这类手术即使是术前预防使用抗生素预防感染也通常要选择较高、有针对性的抗生素，术前相关的细菌学检查十分必要，通常至少采用三代头孢药物。术后感染极其常见，呼吸道感染、泌尿道感染、手术创面的感染、瘘相关的一些感染时有发生，这些问题都需要及时发现、及时处理。

4. 膀胱或代膀胱的管理：对于没有接受膀胱切除的患者，术后需要保持尿管长期开放，由于手术中对于膀胱壁可能有不同程度的损伤，不建议过早拔除尿管。另外由于手术对于盆底结构和膀胱周围支持组织的破坏，尤其是盆腔自主神经的破坏，术后排尿可能会存在较严重的问题，需要术后长期的锻炼才有利于自主排尿的恢复。对于膀胱切除的患者，术后尿瘘的处理就很重要了。造瘘口的局部护理十分重要，首先需要防止造瘘口肠黏膜干燥，需要定时更换局部的油纱，另外还需要保持蘑菇头尿管的通畅，至少两周，它可以将单 J 管周围的尿液引流出来，待造瘘口愈合的时候可以拔除，并且把单 J 管剪短，就可以佩戴尿瘘袋。

5. 肠造瘘的管理：一般来讲，肠造瘘采用两种方式，一种是手术时直接打开，将肠黏膜外翻之后和真皮层缝合，术后直接放置造瘘袋；另一种方法就是手术时不打开，待 72 小时后打开，或患者觉得腹胀，并且肠鸣音已经完全恢复。无论哪种造瘘，保持局部的湿润很重要，因此术后一直采用油纱包裹造瘘口，待需要打开时，才放置造瘘袋。

6.引流管的管理：由于盆腔廓清术的手术创面极大，切除的组织又多，术后引流常会较多，如果引流不畅，常会伴有相应的并发症。同时由于手术包括多处的肠吻合，以及输尿管与肠管的吻合，术后发生瘘的机会也明显增加。因此术后保持引流管通畅，注意观察引流液性状和量也是十分重要的内容。一般来讲，引流液 24 小时不超过 20ml 的话，通常是拔除引流管的指征，但是对于盆腔廓清术的患者则不然，通常需要观察更长的时间，如果超过两周后引流液量 24 小时不超过 20ml，且性状无异常，是可以考虑拔除引流管的。因为手术相关并发症，尤其是肠道相关并发症，通常会在两周之内发生。

7.血栓栓塞性疾病的预防和处理：对于癌症患者，尤其是接受盆腔廓清术的患者，发生术后血栓栓塞性疾病的机会较高。除了术前需要进行血栓栓塞性疾病的评估以外，术中及术后的有效预防和处理也是十分重要的。术中的预防十分重要，但是术前低分子肝素的应用对于创伤如此大的手术来讲可能会增加出血的机会和出血量，而目前最主要的手段是术中应用压力梯度泵，这种方法对于术中血栓栓塞性疾病的预防十分有益处，患者从躺在手术床上开始应用，直至术后开始下床活动为止。另外，对于没有压力梯度泵设备的单位，也可以使用压力梯度袜来预防下肢深静脉血栓。术后及时可以开始使用低分子肝素，对于预防血栓栓塞性疾病有积极的意义，但是术后出血有时也是应该考虑的问题。

## 六、术后常见并发症的预防与处理

盆腔廓清术是妇产科手术中创伤最大的手术，早年时由于术后感染、出血、代谢异常等问题，手术死亡率可达 20% 左右。近些年来，由于手术技术和设备的改进，对于感染有效的预防和治疗，对于血栓栓塞性疾病的预防和治疗，以及术后加强监护，已经使得盆腔廓清术的手术死亡率下降到 1%~9%。

盆腔廓清术术后并发症十分常见，并且其发生率之高超过任何手术，总的并发症的发生率在 50% 左右。另外手术通常需要较长的时间，术中出血通常也较多，术后住院通常需要很长时间。最常见的术后并发症是切口和创面的感染、出血、血栓栓塞性疾病、心脏并发症、ARDS 等。

泌尿系统和肠道系统重建的并发症是最常见的相关并发症，根据发生的时间可以分为早期和晚期并发症，典型的早期并发症主要包括坏死、回缩、漏及瘘形成，晚期并发症主要包括造瘘口的狭窄、疝和脱垂。而全盆腔廓清术后常会发生严重的盆腔感染，如脓肿形成，且放疗过的患者更加常见。早期并发症的发生常和是否接受过放疗及是否采用肠管代膀胱有关，而晚期并发症则主要和尿道改道密切相关，如狭窄、慢性或反复发作的肾盂肾炎、瘘口脱垂、梗阻、代膀胱结石等。

由于并发症的发生主要和既往的放疗和手术有关，因此在使用既往放射区域的组织时需要格外小心，需要尽量避免，以减少并发症的发生。加强术后肠道外营养、正确使用抗生素、正确预防血栓栓塞性疾病、加强造瘘口的护理对于减少并发症的发生都是有利的。

（吴　鸣）

# 参 考 文 献

Benn T, Brooks RA, Zhang Q, et al. 2011. Pelvic exenterationin gynecologic oncology: a single institution study over 20 years. Gynecol Oncol, 122: 14-18

Berek JS, Howe C, Lagasse LD, et al. 2005. Pelvic exenteration for recurrent gynecologic malignancy: survival and morbidity analysis of the 45-year experience at UCLA. Gynecol Oncol, 99: 153-159

Brunschwig A. 1948. Complete excision of pelvic viscera for advanced carcinoma: a one-stage abdominoperineal operation with endcolostomy and bilateral ureteral implantation into the colon above the colostomy. Cancer, 11: 177-183

Fleisch MC, Pantke P, Beckmann MW, et al. 2007. Predictors for long-term survival after interdisciplinary salvage surgery for advanced or recurrent gynecologic cancers. J Surg Oncol, 95: 476-484

Garbutt JM, Soper NJ, Shannon WD, et al. 1999. Meta-analysis of randomized controlled trials comparing laparoscopic and open appendectomy. Surg Laparosc Endosc, 9: 17-25

Goldberg GL, Sukumvanich P, Einstein MH, et al. 2006. Total pelvic exenteration: the Albert Einstein College of Medicine/Montefiore Medical Center Experience (1987 to 2003). Gynecol Oncol, 101: 261-268

Hellberg A, Rudberg C, Kullman E, et al. 1999. Prospective randomized multicentre study of laparoscopic versus open appendicectomy. Br J Surg, 86: 48-53

Houvenaeghel G, Moutardier V, Karsenty G, et al. 2004. Major complications of urinary diversion after pelvic exenteration for gynecologic malignancies: a 23-year mono-institutional experience in 124 patients. Gynecol Oncol, 92: 680-683

Maggioni A, Roviglione G, Landoni F, et al. 2009. Pelvic exenteration: ten-year experience at the European Institute of Oncology in Milan. Gynecol Oncol, 114: 64-68

Morley GW, Hopkins MP, Lindenauer SM, et al. 1989. Pelvic exenteration, University of Michigan: 100 patients at 5 years. Obstet Gynecol, 74: 934-943

Mourton SM, Chi DS, Sonoda Y, et al. 2006. Mesorectal lymph node involvement and prognostic implications at total pelvic exenteration for gynecologic malignancies. Gynecol Oncol, 100: 533-536

Park JY, Choi HJ, Jeong SY, et al. 2007. The role of pelvic exenteration and reconstruction for treatment of advanced or recurrent gynecologic malignancies: analysis of risk factors predicting recurrence and survival. J Surg Oncol, 96: 560-568

Richards KF, Fisher KS, Flores JH, et al. 1996. Laparoscopic Nissen fundoplication: cost, morbidity, and outcome compared with open surgery. Surg Laparosc Endosc, 6: 140-143

Slim K, Pezet D, Chipponi J. 1998. Laparoscopic or open appendectomy: clinical review of randomized controlled trials. Dis Colon & Rectum, 41: 398-403

Sharma S, Odunsi K, Driscoll D, et al. 2005, Pelvic exenterations for gynecological malignancies: twenty-year experience at Roswell Park Cancer Institute. Int J Gynecol Cancer, 15: 475-482

# 第三篇　生殖计划生育篇

Section 3

# 第十五章 选择性减胎术

## 一、适应证

1. B 超证实三绒毛膜三羊膜囊 (trichorionic triamniotic，TCTA) 三胎及三胎以上的持续临床妊娠 ( 均有胎心搏动 )，按我国规定需要选择性减胎至双胎。

2. 孕早期或孕中期的产前诊断确认双绒毛膜双羊膜囊 (dichorionic diamniotic，DCDA) 双胎，但发现其中一胎儿异常，如一胎畸形或染色体异常，需要减灭异常胎儿。

3. 复杂性多胎妊娠，包括单绒毛膜双羊膜囊 (monochorionic diamniotic，MCDA) 双胎、单绒毛膜单羊膜囊 (monochorionic monoamniotic，MCMA) 双胎、单绒毛膜三羊膜囊 (monochorionic monoamniotic，MCTA) 三胎、双绒毛膜双羊膜囊 (dichorionic diamniotic，DCDA) 三胎、双绒毛膜三羊膜囊 (dichorionic triamniotic，DCTA) 三胎等，有以下情况者：其中一胎儿畸形；发生双胎脐动脉反向灌注 (twins reversed arterial perfusion sequence，TRAP)；发生双胎输血综合征 (twin-twin transfusion syndrome，TTTS)/ Ⅱ ~ Ⅳ期；严重的选择性胎儿生长受限 (selective intrauterine growth restriction，SIUGR)；双胎贫血——红细胞增多序列 (twin anemia polycythemia sequence，TAPS)。选择性减胎术可改善其他胎儿的预后。

4. 不能耐受双胎妊娠的孕妇，要求减灭其中一胎。

## 二、禁忌证

1. 全身或生殖泌尿系统炎症处于急性期者。
2. 严重贫血、凝血功能异常者。
3. 术前体温高于 37.5℃。
4. 妊娠剧吐酸中毒未纠正者。

## 三、术前准备

### ( 一 ) 患者的准备

1. 详细采集病史、查体及完成相关检查

(1) 采集现病史及既往史，明确有无全身各脏器疾病史、手术史及传染病史。

(2) 进行全身体格检查、妇科检查 ( 必要时检查盆腔 )。

(3) 术前完成血液常规、生化、凝血、感染相关检查及心电图。

(4) 超声明确胎儿数量、绒毛膜性、胎儿情况、羊水量、胎囊在宫腔中的位置，胎盘位置和脐带情况。

(5) 产前诊断，已发现多胎中有胎儿染色体异常或胎儿结构异常。

2. 手术前合并症的处理

(1) 纠正各脏器功能障碍。

(2) 控制感染。

(3) 纠正贫血及酸中毒。

(4) 合并其他系统疾病者，专科会诊协助治疗。

3. 手术前的准备

(1) 肠道准备：术前 1 日晚 10 点后开始禁食水。

(2) 阴道准备：如果经阴道途径，阴道冲洗。

(3) 术前 1 日超声再次明确胎儿数量、存活情况。

(4) 手术当天，开始手术之前超声检查胎儿数量、绒毛膜性、胎儿存活情况、羊水量、胎囊在宫腔中的位置，胎盘位置和脐带情况。

## ( 二 ) 手术人员的准备

1. 手术者组织手术小组成员术前讨论，明确手术方式、可能的手术时间、麻醉方法，评估手术风险及处理对策。

2. 术前向孕妇及其家属提供详细的病情咨询，告知胎儿预后，解释减胎目的、方式、存在的风险及麻醉风险，知情同意后，签署手术及麻醉知情同意书。

# 四、手术要点、难点及对策

## ( 一 ) 麻醉和体位

1. 麻醉：采用局部麻醉或静脉全身麻醉。

2. 体位：根据具体情况选择采取膀胱截石位，或者仰卧位。

3. 尿管：根据具体情况选择插置尿管并保留；或者不插尿管，术前嘱孕妇排空膀胱 ( 估计手术时间很短的情况下 )。

## ( 二 ) 穿刺胚胎的选择

综合考虑以下各方面因素选择将要减灭的胚胎。

1. 孕早期，位置最低的胚胎 ( 指最接近子宫颈的胚胎 )。

2. 相同位置的情况下选择胚芽较小、发育较慢或孕囊形态不规则的胚胎。

3. 便于操作的胚胎。

4.已确定异常的胚胎。

5.孕中期，在相同情况下，不建议选择近子宫颈的胚胎。

## （三）手术方式

1.妊娠早期(孕7~12周)胚胎减灭术　多数学者认为这时期妊娠囊的大小和胚胎大小适合减胎术。妊娠时间过早，可能有胚胎尚未被B超发现而漏检；虽然妊娠小于7周时行减胎术容易，对母体影响小，但早期妊娠存在胚胎自然减灭的可能，可以期待一段时间；若胚胎过大，多采用注射药物法来减灭，但可能影响其他胚胎。

2.根据被减胚胎的大小和位置，经讨论决定手术途径。有经阴道和经腹部两种途径。胚胎减灭的具体方法有抽吸胚芽法、机械破坏法、胚体旋转法、穿刺胎心注射10%的氯化钾或生理盐水法4种方法。

(1)手术途径

1)经腹途径：患者取仰卧位，常规消毒铺巾，助手固定探头，术者在腹部超声穿刺线的引导下，用单腔穿刺针(根据胎芽大小选择16G、17G或18G)从腹部皮肤进穿刺针，直接穿刺被减胚胎。腹部B超图像不如经阴道B超图像显示清晰。

2)经阴道穹隆途径：患者取膀胱截石位，常规消毒外阴和阴道，铺巾。助手固定探头，术者用单腔穿刺针(根据胎芽大小选择16G、17G或18G)沿B超穿刺线经阴道壁及子宫壁直接刺入被减胚胎。经阴道途径诊断早，阴道B超图像显示更加清晰，操作较易，注药量少，是目前选择的主要减胎途径，但要注意穿刺针的长度无法增加，有时被减胚胎位置过高，穿刺针不够长度，只能选择经腹途径。

(2)减胎方式

1)胚芽抽吸法：胚芽大小为0.5~1.0cm(孕7~8周)时采取该术式。选用16G或17G穿刺针直接进入被减胚胎的胎心搏动处，取出针芯，用5ml或20ml注射器或连接负压吸引系统抽吸，见有胎血被吸出。如果未扎入心腔内，则无胎血被吸出。加大负压，有时胎芽被吸入针内而突然消失。若抽吸困难，也不必出针，通过小幅度往复运动和旋转运动针尖使胚体撕脱而损毁，之后再负压抽吸，可将胚胎组织抽吸至注射器内，或见穿刺针塑料导管内有吸出物，冻结超声，观察5分钟，检查被减灭胚胎仍无胎心搏动，插入针芯退出穿刺针，检查保留的胚胎胎心搏动，结束手术。

2)机械绞杀法：胚芽大小为1~1.5cm或抽吸胚芽失败时采取该术式。选用16G、17G或18G穿刺针对准刺入被减胚胎的胎心搏动处，取出针芯，接20ml注射器，负压抽吸持续1~2分钟，若仍无组织被抽吸出，放弃负压，小幅度旋转或上下运动穿刺针，用反复刺扎胚胎的方式来机械性破坏胚体，直至胎心消失，胚胎形态失常或破碎，冻结超声，观察5分钟，检查被减灭胚胎仍无胎心搏动，插入针芯退出穿刺针，检查保留的胚胎胎心搏动，结束手术。

3)胚体旋转法：适用于妊娠7~9周，选用16G、17G或18G穿刺针，沿超声穿刺引导线进针，刺入被减胚胎的胚体后，取出针芯，接20ml注射器，负压抽吸胚胎组织，感觉到有阻力后维持负压，使胎体吸附于穿刺针尖端，顺时针或逆时针连续捻动十几周，穿刺针带动胎体转动，感觉到捻动穿刺针有阻力时停止转动，冻结超声，保持5~10分钟，使连接胎体的脐带内血管扭转闭锁，胎体缺乏血液供应，胎心可因缺血缺氧而停跳，达到灭活胚胎的目的。观察被减灭胚胎无胎心搏动后，插入针芯退出穿刺针，检查保留的胚胎胎心搏动，结束手术。

4) 药物注入法：胎心注入氯化钾，胚芽大小 ≥ 1.5cm 时采取该术式。选用 17G 或 18G 穿刺针沿超声穿刺引导线进针，刺入被减胚胎的胎心搏动处后，取出针芯，注射 10% 氯化钾 0.5 ~ 2ml，等待至胎心搏动消失。也可以注射生理盐水 2ml，将心脏撑至破裂，胎心搏动消失，胚胎愈小，愈易破裂。冻结超声，观察 5 分钟，检查被减灭胚胎无胎心搏动后，插入针芯退出穿刺针，顺便抽出与注射进去药物同体积的羊水，检查保留胚胎的胎心搏动，结束手术。

(3) 难点和对策：因为胚胎是处于无规律的漂动状态，而且又较小，一针能否命中胎心，依靠技术和运气。如果胚胎太小，有时难以准确地直接刺入心腔，但孕周愈小，组织愈娇嫩，多数情况下是比较容易吸出全部或部分胚胎组织；穿刺胎体抽吸时若有大块组织吸入穿刺针，容易堵针，导致抽吸困难，这时插入针芯，将组织物退回胎囊内。若胚胎体积偏大，用反复刺扎胚胎的方式来损毁有时也比较困难。胚体旋转法穿刺针可以容易地刺入胎体的任何部位，人工形成负压使胎体固定于针尖，再一个方向旋转捻针，但对于妊娠 10 周以上的胚胎，因胎体较大，难以形成有效的胎体旋转。胎心注入氯化钾法适合大一些的胚胎，胚胎愈大，愈容易准确刺入心腔。

如果是双绒毛膜双羊膜囊双胎和三绒毛膜三羊膜囊三胎，被减胚胎对其他胚胎影响较小。如果是单绒毛膜单羊膜囊双胎、单绒毛膜双羊膜囊双胎、单绒毛膜单羊膜囊三胎、单绒毛膜双羊膜囊三胎，减灭其中一个胚胎可能会对其他胚胎造成影响。因单卵多胎间存在血管吻合，故向胚胎体内注射氯化钾的减胎术将对另一胎产生严重影响，减灭一胎术后另一胚胎存活概率较小。采用负压抽吸法或机械性损毁法影响相对较小。难以取舍时可以等到妊娠中期再行减胎术。

临床实际工作中，可以根据孕周和胚胎的大小，灵活采用，经常是联合应用不同的减胎方法，不必拘泥于单一方法；有时会通过两种途径交换进行，如先选择了腹部途径进行减胎术，穿刺后发现超声图像很不清楚，无法判断或无法继续进行，出针后转换为经阴道途径进行。无论用何种方法，原则是有效、创伤小、时间短。另外，减胎过程中，加大力度抽吸时或控制不良时会一并抽出羊水，导致宫内压力变化较大，手术结束前再额外注入与抽出的相同体积的生理盐水，来防止因宫腔内压力变化引起的流产。最后，结束手术之前，一定要耐心观察 5 分钟以上，查看被减胚胎有无胎心搏动，避免匆匆下台后，被减灭胚胎的胎心又复跳，需要再次减灭。同时检查保留的胚胎是否有正常胎心搏动。

早孕期的胚胎抽吸法因选择的孕周早，胚胎小，残留胚胎组织较少，局部反应轻，较胎心搏动区注射氯化钾减胎法的结局稍优。早孕期减胎的安全性及有效性随着减胎术操作技术的成熟而提高，国外报道减胎术后 24 周前流产率趋于稳定，为 5% ~ 10%。

## （四）术后监测与处理

1. 术后给予抗生素预防感染及肌内注射黄体酮支持 3 天。

2. 术后 24 小时左右复查 B 超，确定被减胚胎仍无胎心搏动，或胎体已消失。如果发现被减灭胚胎的胎心又复跳，马上安排再次减灭术。

3. 减胎成功后继续产科随诊。

4. 分娩后处理：检查胎盘、脐带，随访新生儿。

5. 妊娠中期（孕 12 周以上）胎儿减灭术

(1) 可能因为以下情况需要在孕中期行胎儿减灭术。

1) 妊娠女性没有定期产检和随访，错过妊娠早期减胎的时机。

2) 妊娠早期因合并阴道感染不宜进行经阴道减胎术，而腹部减胎又不合适。

3) 出现先兆流产，期待胚胎能否自然减灭而错过时机。

4) 妊娠早期发现宫内三胎中有一单绒毛膜单胎，另一胎囊内单绒毛膜双羊膜囊双胎，因单绒毛膜双胎孕期并发症高，原则上是减灭双胎，但夫妇要求希望留下双卵双胎的孩子除外。

5) 妊娠中期，多胎妊娠中出现一胎异常。

6) 需要等到妊娠中期以后才能检测胎儿结构和染色体异常。

(2) 妊娠中期（孕 12 周以上）胎儿减灭术的途径：经腹壁途径减胎。

(3) 麻醉方式：孕妇静脉全身麻醉。

(4) 减胎方式

1) 胎儿心腔注射氯化钾：适用于被减胎儿是三绒毛膜三羊膜囊三胎，双绒毛膜双羊膜囊双胎，其中一个胎儿被减灭，容易操作。18G 穿刺针经孕妇腹部沿超声穿刺引导线进针，刺入被减灭胎儿的胎心搏动处，取出针芯，接 20ml 注射器，回抽见血后，根据不同孕周注射 10% 氯化钾溶液 2.0 ~ 5.0ml 不等（尽量小剂量），待胎心搏动消失后，观察 5 分钟，检查被减灭胎儿仍无胎心搏动，插入针芯退出穿刺针，检查保留胎儿的胎心搏动情况，术毕。

2) 脐带血流阻断减胎技术：适用于单绒毛膜单羊膜囊双胎、单绒毛膜双羊膜囊双胎、单绒毛膜单羊膜囊三胎以及单绒毛膜双羊膜囊三胎，其中一个胎儿被减灭。通过快速、完全阻断被减胎儿脐带血管，达到减灭的目的，同时避免保留胎儿的损伤或死亡。主要方法包括脐带激光电凝术 (laser coagulation of placental vascular anastomoses)、脐带双极电凝术 (bipolar umbilical cord coagulation，BCC)、脐带结扎术 (umbilical cord ligation) 及脐带射频消融术 (radiofrequency ablation，RFA)。

A. 脐带激光电凝术：简单、直接的单通道方法，通过激光来凝固脐带血管。需要被减胎儿的羊膜腔内有足够的羊水，手术时的孕周不宜过小，脐带不宜过粗或水肿，一般在孕 16 ~ 20 周合适，而 20 周以上失败率明显增加。可分为通过胎儿镜介入技术或穿刺针介入技术。腹部超声定位避开胎盘。腹部皮肤消毒铺巾。

胎儿镜介入技术：将胎儿镜置入被减胎儿的羊膜腔内，在胎儿镜操作孔内置入激光光纤。

穿刺针介入技术：在超声引导下将 18G 穿刺针置入被减胎儿的脐带近胎儿腹部段附近，抽出针芯，置入激光光纤。

光纤头伸出针尖（约 4mm），对被减胎儿的脐带进行激光凝固。起始能量设定为 20J，每次可提高 5 ~ 10J，不超过 50J。当发现被减胎儿的心脏停止搏动或多普勒血流信号消失则停止手术。超声评估保留胎儿的情况，术毕。

B. 脐带双极电凝术：腹部超声确认胎盘、胎儿位置及拟电凝的脐带节段，确定孕妇腹壁穿刺部位，腹部皮肤消毒铺巾，将直径 3.8mm 的鞘管置入被减胎儿的羊膜腔内，若被减胎儿的羊水过少，需要同时注入生理盐水进行羊膜腔灌注以改善手术视野，增加操作空间。然后经鞘管放入直径 2mm 的胎儿镜，同时用超声联合定位，明确放置双极电凝钳于脐带的最佳位置。取出胎儿镜，将直径 2.7mm 的双极电凝钳经鞘管放入羊膜腔内，再次超声引导下确定最佳位置，电凝钳钳夹脐带后接通电源，功率保持 80 ~ 100W，持续 30 ~ 60 秒，超声下见电凝部位出现局部热效应表现为"气泡"征象，电凝的同时通过彩色多普勒确认脐带血流消失，胎心搏动停止，在首次电凝部位附近再次钳夹脐带后电凝，反复 2 ~ 3 次，确保脐带血流完全被阻断，电凝完成后取出电凝钳，再次置入胎儿镜，观察电凝部位脐带缩窄，已经彻底凝固。5 分钟后再次运用彩色多普勒显示脐带内血流情况，手术成功的标准是被阻断的脐带内无血流信号，检查保留胎儿的胎心情况，取出鞘管，术毕。

C. 胎儿镜下脐带结扎术：快速、完全地和永久地阻断脐动、静脉血流。脐带结扎术适用的孕周范围较广泛，超过孕 24 周以上的胎儿最好选用此法。

腹部超声定位避开胎盘，腹部皮肤消毒铺巾，先穿刺将胎儿镜置入被减胎儿羊膜腔内，如果羊膜腔内羊水量过少或羊水混浊情况下，需要先注入生理盐水进行羊膜腔灌注。再选择操作孔的穿刺，三胎妊娠时空间相对狭小，手术难度加大，可能需要 2 个或更多的穿刺孔。通过打结器用丝线结扎被减胎儿脐带 1 ~ 2 次，5 分钟后经彩色多普勒检查证实脐带血流完全消失，手术成功，检查保留胎儿的胎心情况，术毕。

D. 彩色多普勒超声引导下脐带射频消融术：将电极针直接插入胎体脐带内，利用高频电流产生的热效应，局部组织升温、干燥，使被减胎儿近腹部段的脐血管和周围组织产生凝固性坏死，阻断胎儿血供达到减胎目的。射频消融术采用的穿刺针相对较细，对体积较小或估测体重较小的被减胎儿，或存在羊水过少、脐带过短、胎盘位于子宫前壁而无法清楚暴露脐带插入点等情况，效果相对较好。

超声确定胎盘、脐带位置及经皮穿刺路径。腹部皮肤消毒铺巾，在彩色多普勒超声引导下，将 17G( 直径 1.4mm) 电极针刺入被减灭胎儿的脐带入腹部段，确认针尖位于胎儿入腹部的脐血管周围，推下电极针尾端，使锚状电极从鞘内针尖端弹出，7 枚电极叉插在胎儿体内，启动消融治疗仪，当电极叉温度达 105℃后持续 3 分钟即停止，消融直径 2cm，每次消融 3 分钟，之后冷却 1 分钟。消融过程中彩色多普勒超声持续监测血流情况。发现被减胎儿脐带搏动及彩色血流信号全部消失，胎心搏动微弱至停止。等待 10 分钟再观察，被减胎儿脐带彩色血流信号及胎心搏动均未见。将电极叉收回，拔出电极针。检查保留胎儿的情况，术毕。

### （五）难点及对策

减胎的时间和减胎后保留胎儿的数量都会影响减胎的效果。如果确定为多胎妊娠，又有必要减胎，应尽早实行减胎。目前选择性减胎术已被证实是安全、有效的，是改善多胎妊娠结局的重要手段。但作为有创的减胎术不是绝对安全的，有一定的风险，需要权衡利弊。

双绒毛膜双羊膜囊双胎和三绒毛膜三羊膜囊三胎，由于不同胎儿的胎盘之间无血管吻合，因此可以使用致胎儿心律失常的药物 ( 如氯化钾 ) 进行减胎。当氯化钾注入胎儿体内时，孕妇应无任何不适，若注射药物时孕妇突然感到明显的下腹疼痛，应考虑药物误入孕妇体内的可能。为防止这一严重的并发症，首先应确定针尖的位置，注射药物时应缓慢，一旦出现孕妇突然的疼痛立即停止。

罕见氯化钾减胎术致母体严重并发症——母体因高钾血症致心律失常。孕周较大时，行减胎术前应准备钙剂、葡萄糖、碳酸氢钠和胰岛素等药物，术中密切心电监护，注意高钾血症心电图表现，如 T 波高尖、P 波消失或 QRS 波增宽，以及有无房室传导阻滞、心动过速、心室颤动甚至心搏骤停。注射氯化钾前需确定针尖位于胎儿心脏，不能确定时可先注射生理盐水，若彩色多普勒见血液湍流现象再注入氯化钾。发现母体出现高钾血症的早期改变时应尽早静脉应用钙剂，若孕妇出现心室颤动、心跳及呼吸停止，需气管插管、给氧、除颤等治疗，恢复窦性心率及自主呼吸。

单绒毛膜双胎出现一胎异常的风险要明显高于双绒毛膜双胎，如易发生脐带缠绕、先天性畸形、双胎输血综合征、选择性胎儿生长受限、胎死宫内等异常情况。单绒毛膜双胎的围产期发病率和死亡率是双绒毛膜双胎的 3～5 倍，是单胎妊娠的 4 倍；存活儿神经系统疾病发病率分别为双绒毛膜双胎的 3～9 倍和单胎妊娠的 25～30 倍。所以当宫内一胎囊为单胎，另一胎囊为单绒毛膜双胎时，减胎术首选减灭后者胎囊中的胎儿之一。单绒毛膜多胎妊娠进行减胎手术需要掌握严格的指征，术前筛查胎儿结构，选择相应的手术方式。由于单绒毛膜双胎共用的胎盘存在血管交通支，氯化钾注射减灭单绒毛膜双胎中的一个，同一绒毛膜内保留的胎儿丢失率高达 90%～100%，原因是氯化钾可以通过血管交通支进入保留胎儿的体内造成其死亡；另一个原因是胎儿死亡后，因为血流动力学的改变，活胎的血液通过交通支大量流入死胎，致活胎失血死亡。

各种脐带血流阻断减胎技术均有利弊。脐带的粗细影响着手术的成功率；穿刺套管针的口径与子宫的相对大小可能是影响预后的因素，在中孕早期子宫较小，套管针直径相对较粗，对子宫造成的刺激和创伤可能较中孕晚期严重。此外，胎儿体位、脐带长度也是影响手术和操作难度的重要因素。减胎术的成功与否，与脐带血流是否被有效阻断有直接关系，出现脐带血流信号消失及胎心停搏是超声下判断血流阻断成功的主要指标。如果不能彻底阻断脐带血流，活胎有可能出现反向失血的表现。近年的研究提示，通过监测大脑中动脉收缩期峰值流速 (middle cerebral artery peak systolic velocity，MCA-PSV) 检测可预测胎儿贫血，若术后数天内 MCA-PSV 比术前明显上升并超过贫血阈值，应警惕活胎出现反向失血的问题，密切监测并做好再次脐带血流阻断或宫内输血的准备。

脐带激光凝固术是在胎儿镜下直视进行，单通道，操作简单、方便，当脐带随孕周增长而变粗时，激光可能无法完全阻断血流，成功率随脐带的增粗而下降，孕周越大越不适合。

被减胎儿有足够的羊水和操作空间时，可以采用脐带双极电凝术，一旦被减胎儿的脐带被电凝钳凝固后，脐带血供就停止了。有学者认为，手术过程中应延长电凝时间，确保彻底阻断脐带血流。但孕周偏小（＜16 周）者的脐带偏细，需警惕电凝能量相对过高引起脐带血管穿孔；由于双极电凝钳钳夹最大直径不能超过 1.5cm，因此，在脐带增粗尤其是胎儿水肿时，脐带的胶质增厚致使手术难度大，可因钳夹不全而无法完全阻断血流，血管不能迅速闭塞，存在保留胎儿脑损伤的风险。故孕周越大越不适合。另外，虽然脐带血流信号消失及胎心停搏是超声下判断电凝成功的主要指标，然而，电刺激引起的脐带暂时痉挛或发生在血管完全阻断之前的胎心停搏，都可能造成对电凝效果的错误判断，此时，通过胎儿镜下见到电凝部位的脐带明显缩窄，也有助于判断手术是否成功。

彩色多普勒超声引导下进行脐带射频消融术，相对于胎儿镜下手术，其早产、胎膜早破的发生率降低；消融的部位在近胎儿脐带根部，脐带断裂出血概率小于脐带血管双极电凝术。但也有风险：被减胎儿血流的阻断依赖于持续不断的能量，需要一定时间才能完全阻断脐带血供，术中能量输出要适中，能量过大可能导致脐带穿孔，如果被减胎儿脐带根部无法在短时间内被凝固，则保留胎儿仍可能发生血流倒灌至被减胎儿，引起保留胎儿严重的贫血、脑损伤甚至死亡。若操作不当，有可能造成电极板灼伤；若保留胎儿与被减胎儿距离非常近，射频电极针其中一个电极爪若不在被减胎儿体内，会造成保留胎儿的热损伤，所以加热前一定要仔细检查电极爪的位置，尽量远离保留胎儿；通过每个电极爪的温度上升的同步性来判断是否有电极爪在羊水中并及时调整针的位置；手术中如果穿刺针需要反复定位，保留胎儿同时死亡的风险就会显著增加。因此手术者的技能与经验直接关系到手术预后。若超声联合胎儿镜后会降低手术时间，但同时并发症也会相对增加，如胎膜早破。射频的效果与血液流速明显相关，由于脐带随着孕周增加而逐渐增粗，故＞23孕周后射频消融技术手术失败率有所增高。

所以随着孕周增大，更适宜于选择脐带结扎术，同时脐带结扎术可作为脐带血流阻断技术中其他三种手术方式失败的补救。但胎儿镜下脐带结扎双通道的做法有引起胎膜早破的高风险，显著高于激光、双极电凝等单通道手术。

综上所述，临床中选择何种减胎方式需综合考虑多方面因素，包括羊水量、胎儿及胎盘位置、脐带长度和技术因素。

### （六）术后监测与处理

1. 监测孕妇生命体征。

2. 孕妇饮食：术后4小时后普通饮食。

3. 术后24小时左右复查B超，确定被减胚胎仍无胎心搏动。如果发现被减胎儿的胎心又复跳，马上安排再次减灭术。

4. 术后3天内静脉使用抗生素预防感染，注意穿刺点有无出血、渗出、化脓等。

5. 术后给予盐酸利托君或阿托西班，以预防宫缩。注意早产、胎膜早破、胎盘早剥、羊水渗漏等并发症。

6. 术后胎儿监护：常规观察胎动、胎心率，术后1周内监测MCA-PSV(有无存活胎发生急性反向失血变化)，脐动脉血流频谱和羊水量；术后3～4周行磁共振成像检查，评估存活胎儿有无低血压性脑损伤。

7. 减胎成功后继续产科随诊。

8. 分娩后处理：检查胎盘、脐带及死胎，确认胎盘绒毛膜性质与手术效果，随访新生儿。

## 五、术后常见并发症的预防与处理

### （一）出血

手术操作时在超声引导下尽量避开血管。术后近期出血可能是由于穿刺造成的血管损伤，若盆腹腔出血较多，观察到血红蛋白下降明显，应立即腹腔镜甚至开腹止血。如果阴道出血，检查是否阴道穿刺针孔出血，压迫止血。

## （二）感染

手术通过阴道或腹部进入宫腔，可能出现术后感染，感染可致胎膜早破及妊娠胎儿丢失。术前应充分准备及消毒，保持穿刺点及外阴、阴道清洁，减胎术中应严格无菌操作，术后抗生素预防感染。术后有阴道流血者应加强管理，一旦出现发热症状，合理应用抗生素。

## （三）盆腔脏器损伤

发生的原因主要是直接损伤和热传导损伤。超声介导穿刺能够减少脏器损伤的风险，但仍可能发生膀胱、肠管等机械损伤，严重时形成瘘管，如膀胱阴道瘘、输尿管阴道瘘、直肠阴道瘘。轻微损伤者可采取保守治疗，如损伤严重应及时进行开腹修补或造瘘。术中发现损伤可以直接修补。如行输尿管修补者，术后 3～6 个月拔除输尿管导管，拔管后密切观察有无阴道漏尿现象，同时行静脉肾盂造影，了解肾脏分泌排泄功能。如出现泌尿系瘘，且漏洞不大，可延长放置导尿管的时间至 4～6 周。如保守治疗无效，行手术治疗。如出现直肠阴道瘘，行瘘修补术。

## （四）血栓形成

术后鼓励患者及早活动。若发现血栓，可使用低分子肝素治疗，必要时置入血管滤网，避免血栓脱落发生严重并发症。

## （五）胎膜早破

最常见的并发症。胎膜早破与手术通道的数目、器械口径及术者经验有关，随着术者经验的增加，胎膜早破的时间显著延迟。孕 25 周前发生胎膜早破者，围产期胎儿死亡率超过 50%。胎膜早破是早产、感染的高危因素，发生胎膜早破者的分娩时间（平均 32 周）较未发生胎膜早破者（平均 37 周）明显提前。合理地选择减胎方法，降低胎膜早破的发生率。

## （六）绒毛膜羊膜炎

介入手术后的绒毛膜羊膜炎并不常见，发生率仅 2.3%，与其他宫内操作后发生率相似，但与胎膜早破密切相关。一旦怀疑宫内感染应尽快终止妊娠。

## （七）流产

选择性减胎术可以在超声发现胎心以后的任何孕周实施。理论上随着孕周增加，术后流产率可能增加，与胎儿体积大、术后局部无菌炎症反应有关，残留坏死组织越多，炎性细胞及释放炎症因子越多，感染风险升高，诱发宫缩引起流产。但在孕周较小时减胎能否改善妊娠结局尚无定论。随着减胎术操作技术的成熟，早、中、晚孕期实施减胎术，总的流产率是相同的。但对于四胎或以上的多胎妊娠，早期减胎后的流产率低。国外报道减胎术后 24 周前流产率趋于稳定，为 4.7%～9.1%。

## （八）早产

多胎妊娠减胎术后引起早产的原因不清楚，可能为双胎妊娠、感染、被减胎儿坏死物质的释放、心理因素等。孕 28 周后，若出现早产迹象，应卧床休息，积极保胎、对症治疗，提高新生儿的存活率。

## （九）凝血功能障碍

有报道宫内单胎死亡后发生胎儿血管栓塞综合征引起血栓形成及 DIC，但大多数胎死宫内后，因闭塞的胎盘血管，胎盘表面纤维素的沉积可阻止凝血酶的释放，凝血障碍产生的危险性很小。与单胎宫内死亡明显不同的是，尚未发现有多胎妊娠减胎术后发生 DIC 的报道。

## （十）保留胎儿的发育异常

孕中期减胎术后 24 小时内复查超声，监测被减胎儿和保留胎儿宫内状况及保留胎儿的 MCA-PSV，产前每隔 1～2 周复查超声，监测胎儿生长发育及血流动力学情况。未出现血流动力学异常者定期监测，出现血流动力学异常者密切监测或视情况终止妊娠。

术后 4～8 周行 MRI 评估保留胎儿颅内情况，评价有无低血压性脑损伤。减胎术后新生儿神经系统发育迟缓，发生率为 7.5%。

## 六、临床效果评价

选择性减灭胎儿的成功率几乎为 100%，人们关注的是减胎术后保留胎儿的妊娠结局。减胎术将多胎减至双胎是安全的。多胎妊娠减为双胎后的妊娠结局与初始双胎妊娠的妊娠结局相比，并不增加流产的风险，两组在早产率、胎儿宫内生长迟缓的发病率、平均分娩孕周、平均新生儿出生体重等方面无显著差异。

减胎术可以改善多胎妊娠的预后，多胎妊娠减为双胎者与未减胎的三胎妊娠者进行比较，各指标均具有显著差异：减胎后母体负荷减轻，母婴并发症发生率降低；减胎后妊娠期延长，早产率显著降低，围生期死亡率明显降低，三胎妊娠减至双胎后呼吸窘迫综合征、脑室内出血等新生儿并发症的发生率显著下降，新生儿出生体重增加。

如果将多胎减至单胎者也没有增加孕中期的流产发生风险，而且在分娩孕周、妊娠成功率、新生儿出生体重和健康方面与减至双胎者比较更有优势，剖宫产率也降低。双胎以上的妊娠有 14% 左右能够自然减胎达到减胎的目的，对年龄较大的多胎孕妇推荐多胎妊娠的减胎术减至两胎为佳，减胎术后保留两胎使获得至少一个胎儿出生的概率明显增加。

尚无前瞻性的随机对照研究支持哪种减胎术更好，循证医学证据均来自回顾性研究，射频消融术胎儿存活率为 86%，并发症总发生率约为 40%，包括早产，胎膜早破 (13.7%) 和胎死宫内；双极电凝术胎儿存活率为 82%，胎膜早破发生率为 24%；激光电凝术胎儿存活率为 72%，胎膜早破发生率为 28%；脐带结扎术胎儿存活率为 70%，胎膜早破的发生率为 40%，与其他三种方式比较，胎儿脑损伤的发生率较低，为 2.7%。几种减胎方法在出生体重、平均手术孕周、平均分娩孕周、减胎术后至分娩的平均时间等方面差异均无统计学意义。总之，减胎术需要详细进行术前评估，严格把握手术指征，选择何种减胎技术，需要根据孕妇和胎儿的情况及术者的经验和技能来综合考虑，精确进行手术操作，加强术后随访。

（刘思邈　邓成艳）

## 参 考 文 献

ACOG. 2013. Committee opinion no. 553: multifetal pregnancy reduction. Obstet Gynecol,121(2 Pt 1): 405-410

Cheong MA, Tay SK. 2014. Application of legal principles and medical ethics: multifetal pregnancy and fetal reduction. Singapore Med J, 55(6): 298-301

Dodd JM, Crowther CA. 2012. Reduction of the number of fetuses for women with a multiple pregnancy. Cochrane Database Syst Rev, 10: D3932

Evans MI, Andriole S, Britt DW. 2014. Fetal reduction: 25 years' experience. Fetal Diagnosis Therapy, 35(2): 69-82

Haas J, Hourvitz A, Dor J, et al. 2014. Perinatal outcome of twin pregnancies after early transvaginal multifetal pregnancy reduction. Fertil Steril, 101(5): 1344-1348

Kumar S, Paramasivam G, Zhang E, et al. 2014 Perinatal and procedure-related outcomes following radiofrequency ablation in monochorionic pregnancy. Am J Obstet Gynecol, 210(5): 451-454

Lee H, Bebbington M, Crombleholme TM. 2013. The North American Fetal Therapy Network Registry data on outcomes of radiofrequency ablation for twin-reversed arterial perfusion sequence. Fetal Diagn Ther, 33(4): 224-229

Legendre CM, Moutel G, Drouin R, et al. 2013. Differences between selective termination of pregnancy and fetal reduction in multiple pregnancy: a narrative review. Reprod Biomed Online, 26(6): 542-554

Lewi L, Gratacos E, Ortibus E, et al. 2006. Pregnancy and infant outcome of 80 consecutive cord coagulations in complicated monochorionic multiple pregnancies. Am J Obstet Gynecol, 194(3): 782-789

Murray SR, Norman JE. 2014. Multiple pregnancies following assisted reproductive technologies—a happy consequence or double trouble. Semin Fetal Neonatal Med, 9(4): 222-227

Practice Committee of the American Society for Reproductive Medicine. 2006. Multiple pregnancy associated with infertility therapy. Fertil Steril, 86(5 Suppl 1): S106-S110

Practice Committee of the American Society for Reproductive Medicine. 2012. Multiple gestation associated with infertility therapy. Fertil Steril, 97(4): 825-834

Paramasivam G, Wjmalasundera R, Wiechee M, et al. 2010. Radiofrequency ablation for selective reduction in complex monochorionic pregnancies. BJOG, 117(10): 1294 -1298

Roberts D, Neilson JP, Kilby MD, et al. 2014. Interventions for the treatment of twin-twin transfusion syndrome. Cochrane Database Syst Rev, 1: D2073

Schrey S, Huber A, Hecher K, et al. 2012. Vascular limb occlusion in twin-twin transfusion syndrome (TTTS): case series and literature review. Am J Obstet Gynecol, 207(2): 131

van den Bos EM, van Klink JM, Middeldorp JM, et al. 2013. Perinatal outcome after selective feticide in monochorionic twin pregnancies. Ultrasound Obstet Gynecol, 41(6): 653-658

# 第十六章　胚胎移植

## 一、适应证

1. 女方因输卵管因素造成精子与卵子结合困难。
2. 排卵障碍。
3. 子宫内膜异位症。
4. 男方少、弱精子症。
5. 不明原因不育。
6. 女性免疫性不孕。

## 二、禁忌证

1. 提供配子的任何一方患生殖、泌尿系统急性感染和性传播疾病或具有酗酒、吸毒等不良嗜好。
2. 提供配子的任何一方接触致畸量的射线、毒物、药品并处于作用期。
3. 接受配子 ( 卵子和精子 ) 赠送的夫妇双方患生殖、泌尿系统急性感染和性传播疾病，或具有酗酒、吸毒等不良嗜好。
4. 女方子宫不具备妊娠功能或严重躯体疾病不能承受妊娠。

## 三、术前准备

### (一) 患者的准备

1. 详细询问病史及检查

(1) 了解现病史及既往史，重要脏器有无疾病，有无出血倾向及炎症史。

(2) 完成体格检查、妇科检查及术前常规实验室检查和重要的影像学检查，包括胸片、心电图、子宫附件的 B 超检查等。

2. 手术前合并症的处理：多数患者无合并症，如有合并症者根据相关病情处理并向患者交代对妊娠可能的影响。

3.手术前的准备：术前患者排空膀胱。如超声引导下移植可以充盈膀胱，术毕导尿或者患者自行排空膀胱。

### （二）手术人员的准备

医生、护士、实验室工作人员核对患者及胚胎情况，并告知患者胚胎形成情况。

## 四、手术要点、难点及对策

### （一）麻醉和体位

无需麻醉，患者取膀胱截石位。

### （二）手术步骤

1.消毒：常规消毒外阴，打开窥器，充分暴露子宫颈，应用生理盐水擦拭阴道及各穹隆。

2.核对患者信息：医生、护士、实验室工作人员三方共同核对患者夫妇姓名与胚胎情况是否相符。

3.移植胚胎：确认无误后，实验室人员应用移植内管吸出胚胎（图 16-1-1），医生调整

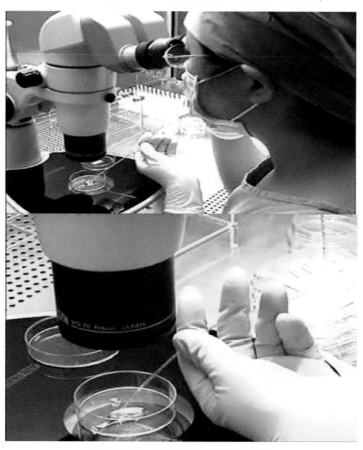

**图 16-1-1　镜下吸取胚胎至移植管**

移植管外套弯度，根据子宫的前后位置顺着子宫颈的弯曲方向，距子宫颈内口进入宫腔 4 ~
5cm( 图 16-1-2)，将移植内管顺外套管进入宫腔，距宫颈外口 6 ~ 7cm，缓慢注入含有 1 ~
2 个胚胎的培养液滴 ( 胚胎移植数根据患者胚胎情况及年龄而定，需符合国家辅助生殖技术
管理规范，目前最多不超过 3 个 )( 图 16-1-3)，将移植管及窥器缓慢取出。

　　4. 检查有无胚胎残留：实验室人员将移植管中液体置入培养皿，检查有无胚胎残
留 ( 图 16-1-4)。

　　5. 最后手术医生需在手术记录单上签字并记录手术过程。

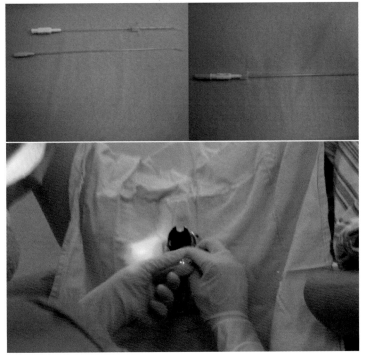

图 16-1-2　置入外套管

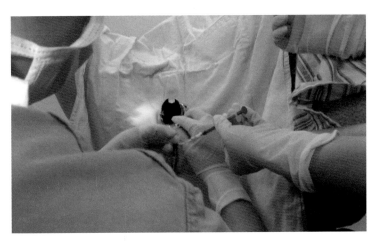

图 16-1-3　置入内管并缓慢推注

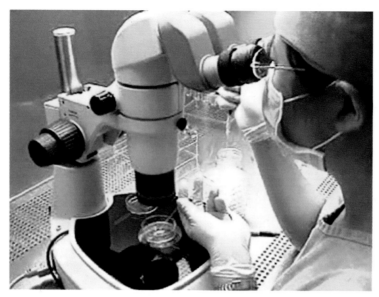

**图16-1-4** 将移植管中液体置入培养皿，检查有无胚胎残留

## 五、术后监测与处理

1. 术后休息：术后患者仰卧位，静躺30分钟即可离院。

2. 术后用药：术后继续黄体支持，至移植术后12～14天确认是否妊娠。

3. 术后随访：胚胎移植后12～14天进行血HCG检测，如妊娠反应阴性，停用黄体支持。如妊娠反应阳性，继续黄体支持，术后30天行阴道超声检查确认妊娠囊位置及临床妊娠。之后定期产前检查。

## 六、术后常见并发症的预防与处理

1. 卵巢过度刺激综合征（OHSS）：为自限性疾病，发生于超促排卵周期中的黄体期与早妊娠期，分早发型与晚发型两种：早发型多发生于HCG应用后的3～7天内，其病情严重程度与卵泡数目、雌二醇（E2）水平有关，如无妊娠，10天左右缓解，如妊娠则病情加重；晚发型多发生于HCG应用后12～17天，与妊娠尤其是多胎妊娠有关。早发型与促排卵相关，发生在HCG注射后9天内。晚发型与卵巢反应关系较小，与早期妊娠的内源性HCG及黄体支持的外源性HCG有关，发生在HCG注射9天后，其临床症状更为严重、持续时间长。大部分OHSS为自限性疾病，多在数天内自愈，若为持续性OHSS，多为晚发型，与妊娠相关。OHSS发病生理机制主要是高雌激素水平引起的毛细血管通透性明显增加，导致体液大量外渗，循环血容量减少。

OHSS是促排卵导致的医源性并发症，应尽量避免其发生。需要严格掌握促排卵指征，合理应用促排卵方案及药物用量，及时发现高危患者，必要时取消移植，以避免妊娠导致的晚发型 OHSS。

轻、中度的 OHSS 通过适当多饮汤汁、高蛋白饮食多可自愈，重度 OHSS 则需要入院治疗，加强监护（监测生命体征、腹围、体重、24 小时出入量，实验室检查需了解是否存在腹水、胸腔积液、高凝状态、静脉血栓形成、肝肾功能损伤等），必要时行胸腔、腹腔穿刺引流积液，对于高凝状态及严重低蛋白血症的患者，还需给予抗凝及静脉滴注白蛋白治疗。

OHSS 是复杂的医源性疾病，增加了患者的痛苦及医疗花费，严重时甚至可危及患者生命。接受辅助生育技术促排卵治疗的患者即有发生 OHSS 的风险，临床医生应认真评估患者的高危因素，制订个性化促排卵方案，最大限度地预防 OHSS 发生。一旦 OHSS 发生，应详细评估患者病情，予适当治疗并防止严重并发症的发生。

2. 多胎妊娠：胚胎移植根据患者年龄和病情可以选择移植 1～3 枚胚胎，故多胎发生率较自然妊娠高，双胎妊娠发生率为 20%～25%，三胎及以上妊娠发生率为 3%～5%。为减少多胎妊娠发生，建议移植 1 或 2 枚胚胎，提倡单胚胎移植。对于多胎妊娠的患者，建议行选择性减胎术，以降低妊娠期并发症风险，改善母儿结局。

3. 异位妊娠：胚胎在子宫腔以外的任何部位着床者，称为异位妊娠。多部位妊娠指的是胚胎在两个及两个以上不同部位着床者，以复合妊娠（宫内合并宫外妊娠）最常见。胚胎移植后的异位妊娠发生率较自然妊娠明显增加，达 3%～5%，多部位妊娠（宫内外同时妊娠）发生率达 1%～3%。输卵管病变是造成胚胎移植后异位妊娠率升高的主要原因，而输卵管切除是间质部妊娠的高危因素。需要根据患者的病情选择治疗方式，需要注意的是，对于接受辅助生殖技术后妊娠的患者，需要特别警惕多部位妊娠。

4. 流产：胚胎移植后进行血 HCG 及阴道超声检查了解妊娠状态，早期妊娠丢失率在 5%～10%，流产率与患者年龄、疾病状态等有关。需要结合患者的情况选择个体化的治疗方式。

（乔 杰）

## 参 考 文 献

李蓉, 乔杰. 2013. 生殖内分泌疾病诊断与治疗. 北京：北京大学医学出版社

乔杰. 2007. 生殖工程学. 北京：人民卫生出版社

张丽珠. 2006. 临床生殖内分泌与不育症. 北京：科学出版社

Practice Committee of American Society for Reproductive Medicine. 2013. Criteria for number of embryos to transfer: a committee opinion. Fertility & Sterility, 99(1):44-46

Practice Committee of American Society for Reproductive Medicine. 2012. Multiple gestation associated with infertility therapy: an American Society for Reproductive Medicine Practice Committee opinion. Fertility & Sterility, 97(4):825-834

Practice Committee of the American Society for Reproductive Medicine. 2004. Ovarian hyperstimulation syndrome. Obstetrician & Gynaecologist, 9(4):285

# 第十七章　取　卵　术

最早的取卵术是 20 世纪 60 年代的经腹取卵。20 世纪 70 年代 Steptoe 和 Edwards 开始尝试腹腔镜下取卵，并于 1978 年诞生世界上第一例试管婴儿。但腹腔镜取卵创伤大、费用高，对于盆腔严重粘连导致的卵巢暴露困难者腹腔镜取卵难度极大。1981 年 Lenz 等采用超声引导下吸卵器穿过腹壁膀胱直接抽吸卵泡里的卵子，1986 年超声引导下经阴道穿刺卵巢取卵获得成功。经阴道穿刺取卵技术的出现，明显减轻了经腹腔镜取卵的麻醉风险和手术风险，避免了穿刺膀胱且阴道壁接近卵巢，近肠穿刺有利于穿刺抽吸更多的卵泡，是目前最简便、安全的获取卵子的方法。本章主要介绍经阴道超声引导下取卵术。

## 一、取卵时机

对于行常规 IVF/ICSI-ET 的患者，取卵术应安排在注射 HCG 34 ～ 36 小时后。

## 二、禁忌证

1. 有血小板减少、凝血功能障碍等血液系统疾病。
2. 患性传播性疾病，或处于泌尿生殖系统感染急性期。
3. 严重的心、肺、肝、肾等脏器疾病或体质虚弱不能耐受手术者。

## 三、术前准备

### (一)患者的准备

1. 详细询问病史及检查
(1) 了解现病史及既往史，有无合并其他系统严重疾病，有无出血倾向及炎症史。
(2) 完成体格检查、妇科检查。行血常规、肝肾功能、凝血功能、血型＋抗筛、输血前检查、阴道分泌物等常规实验室检查。
2. 手术前合并症的处理
(1) 阴道分泌物检查提示阴道炎，应及时行阴道擦洗，并给予对应的处理。

(2) 患有高血压、糖尿病者，围取卵术期应继续治疗，控制血糖、血压。

(3) 患其他系统疾病者，应给予专科检查评估能否耐受手术及妊娠。

3. 手术前的准备：术前 2 天（注射 HCG 日）用 0.5% 活力碘擦洗阴道 1 次；取卵术当日术前再行 0.5% 活力碘擦洗阴道 1 次。

## （二）手术人员的准备

1. 注射 HCG 日应再次结合患者妊娠史，助孕病史，超促排卵经过，血雌二醇水平，预计的获卵数，男方精液质量等，综合分析并决定体外受精的方式。

2. 通知胚胎实验室工作人员，准备相应的胚胎培养液。

3. 向患者及家属充分交代取卵手术风险，签署手术知情同意书。

## 四、手术要点、难点及对策

### （一）镇痛和体位

可采用非甾体抗炎药，如双氯芬酸钠栓塞肛；或术前肌内注射哌替啶。此外亦可采用内泊酚静脉麻醉。体位采取膀胱截石位。

### （二）手术步骤

1. 术前应再次超声检查确认成熟卵泡。患者排空膀胱后取膀胱截石位，生理盐水冲洗外阴、阴道并铺巾。

2. 将套有消毒橡胶套的阴道超声探头置入阴道内，检查双侧卵巢及卵泡，并初步规划取卵顺序。

3. 将探头固定于穿刺部位，使卵泡位于穿刺引导线上。在阴道超声引导下，穿刺针经阴道、穹隆刺向卵泡。在穿刺针抵达卵泡表面时，应适度加力、加速使穿刺针迅速刺入卵泡腔内。

4. 确认针尖位于卵泡中心，开启负压吸引器（负压维持在 100 ~ 120mmHg) 抽吸卵泡液，直至卵泡塌陷。一个卵泡的卵泡液抽尽后再将针刺入临近的卵泡。如优势卵泡数少于 4 ~ 5 个，或有较多的未成熟卵泡，或获卵数显著低于穿刺卵泡数，可采用双腔取卵针，必要时可用培养液多次冲洗卵泡腔并反复抽吸 2 ~ 3 次。尽量穿刺所有直径大于 10mm 的卵泡，位于同一穿刺线上的卵泡可由浅至深于一次进针内完成。对不同穿刺线上的卵泡，应退针至卵巢表面，但不退出阴道壁，改变穿刺方向再行穿刺。一侧穿刺结束后再行另侧卵巢穿刺。

5. 穿刺结束时，将穿刺针退至穿刺架内。超声常规检查盆腔，以了解有无内出血或血肿形成。

6. 术毕退出阴道探头，检查穿刺点。若穿刺点出血，应压迫止血。

## 五、术后监测与处理

1. 术后患者应卧床休息 3 ~ 4 小时，期间严密观察患者血压、脉搏等生命体征，腹部自觉症状及阴道出血情况。及早发现有无穿刺点出血或者腹腔内出血。

2. 术后抗感染：对于取卵术中，穿刺子宫内膜异位囊肿、输卵管积水等，应给予 3 天抗生素预防感染。

3. 随访：术后 2 ～ 3 天应进行随访，询问患者有无阴道出血、腹胀、腹痛、恶心、呕吐等症状。并行超声检查，了解双侧卵巢大小、盆腔积液情况。

## 六、术后常见并发症的预防与处理

1. 出血：取卵时穿刺针必须穿过阴道、卵巢，如果多次穿过阴道穹隆部、不适当地转动阴道探头、挤压阴道壁，可引起阴道穹隆部损伤或撕裂阴道黏膜。有时阴道出血是由于穿刺针损伤阴道穹隆部血管引起的，此时阴道出血量较多。如果损伤卵巢的小血管网或损伤腹腔内或腹膜后血管时，可引起腹腔内或腹膜后出血。如阴道壁或子宫颈穿刺点出血不止，应检查出血部位，并在直视下用纱布压迫止血，观察数分钟，如无继续出血可于次日取出，必要时也可用子宫颈钳钳夹止血。如果阴道出血量较多，纱布压迫止血难以奏效时，应暴露出血部位，缝合止血。取卵术中损伤血管导致严重的腹腔内出血会迅速引起血流动力学的改变，一般在取卵后 4 小时内出现症状和体征。腹膜后出血症状和体征发生相对较晚。早期处理是严密观察血压、脉搏、血红蛋白变化，取卵结束后如发现进行性的贫血症状和体征，尤其是伴有头晕、眼花、胸闷或持续心动过速，应考虑有腹腔内出血的存在，需及时行阴道超声检查和评估。如血红蛋白下降应输血补充血容量，如血容量继续下降、急腹症加重，应进行诊断性腹腔镜检查或剖腹探查，以发现出血点，及时止血。值得注意的是，由于超排卵作用，卵巢增大、组织脆而易碎，术中处理卵巢时必须十分小心。

预防：手术者应熟悉盆腔解剖结构，熟悉盆腔常见疾病的超声图像特征。穿刺时不宜反复进出针，尽可能控制在 2 次以内。辨清卵巢的边缘，对于处于边缘的卵泡穿刺前应做超声垂直交叉扫描观察，卵巢外的结构特别是管道样结构勿穿刺，注意勿将盆腔血管的横断面误认为卵泡样结构；如卵巢周围炎症而粘连，将卵巢粘连于远离阴道壁的位置，取卵时穿刺针必须进入较深的距离时，操作者必须注意穿刺针的整个行程。

2. 感染：经阴道取卵术发生感染的原因：可能与穿刺时将阴道内病原体带入卵巢、腹腔，或与取卵术诱发原有的盆腔炎再次急性发作，或与穿刺损伤肠管有关。临床表现为发热、腹痛等急性盆腔炎，严重者出现弥漫性腹膜炎、盆腔脓肿或卵巢脓肿等。一旦确诊感染发生，应放弃后续的助孕操作，并选用广谱抗生素静脉给药，以控制感染，预防妊娠失败；若感染发生于移植前，应放弃移植。严重感染可形成盆腔脓肿，当脓肿直径超过 8cm 或对药物治疗不敏感时，需要进行脓肿引流，可在超声引导下经阴道或经腹壁穿刺。必要时在腹腔镜下或直接开腹行脓肿切排或切除感染的输卵管。

预防：术前有明显生殖道感染及身体其他部位的明显感染应视为手术禁忌证。应暂缓进行助孕。取卵术前注意外阴、阴道、子宫颈的清洁和冲洗，术中应用生理盐水彻底冲洗阴道。手术时尽量减少重复的阴道穿刺次数，避免损伤肠管。是否预防性应用抗生素尚有争议。若存在感染的高危因素，如术中同时行输卵管积水、子宫内膜囊肿穿刺，应用抗生素有助于减少术后感染的发生。

3.脏器损伤：取卵过程中由于操作不当、技术操作不熟练、穿刺针受力后弯曲而改变方向及患者盆腔内炎症使器官粘连而导致解剖位置变异，容易损伤临近的膀胱、肠管、输尿管等，当必须穿过子宫时，也有可能伤及子宫内膜。对于远离阴道壁位置较深的卵巢，手术者必须仔细观察穿刺针可能经过的整个行程，应特别注意避开宫旁管道样结构。进针路径尽量不经膀胱，如卵巢位置特殊必须经膀胱时争取1或2次内完成，术后增加液体进量，嘱患者多排尿，注意观察有无血尿，必要时留置导尿。部分患者卵巢粘连于子宫后方必须经宫体进行穿刺，可选择直径较小的穿刺针，也宜1或2次内完成，应尽量避免穿刺针经过子宫内膜。

4.卵巢扭转：超促排卵刺激使得卵巢增大，卵巢血流相应增加，取卵后可能发生卵巢部分卵泡内出血，造成增大的卵巢重心偏于一侧，当突然改变体位可致使卵巢发生扭转。卵巢发生急性扭转时，静脉回流受阻，卵巢淤血加重使卵巢体积进一步增大，卵泡内出血加重，而卵巢血流减少。若为完全性扭转首先发生静脉血回流完全受阻，继而动脉血流受阻，可发生卵巢内血管破裂、出血，致使卵巢体积急剧增大，甚至破裂。卵巢扭转的临床表现缺乏特异性，经阴道取卵后，出现严重的一侧下腹部疼痛而其他原因不能解释时，应考虑有卵巢扭转的可能。卵巢扭转若发生于移植前，可将胚胎冻存，待以后移植，若发生在胚胎移植后，对卵巢完全扭转者手术后应注意保胎治疗。手术方式可参照第十一章卵巢输卵管手术。

预防：取卵后卵巢扭转往往发生于卵巢活动性较好的患者，如由于男性因素或不明原因不孕患者，应告知这类患者术后改变体位不宜过快。卵巢过度刺激综合征患者腹水使得腹腔空间增大，也易发生卵巢扭转。因此，应尽量避免发生卵巢过度刺激综合征。

5.血栓：IVF-ET 中的血栓形成极为少见，主要见于严重卵巢过度刺激综合征患者，偶见于盆腔严重感染时。血栓多见于盆腔深部静脉或下肢静脉，可表现为下腹痛和下肢胀痛。治疗可适量应用肝素，对存在严重感染的患者使用高效广谱抗生素，同时抬高患肢。

319

（高　颖）

## 参 考 文 献

杨艳红,王晓红.2008.阴道超声引导下穿刺取卵术并发症.生殖医学杂志,17(3):233-235

El-Shawarby S, Margara R, Trew G, et al. 2004. A review of complications following transvaginal oocyte retrieval for in-vitro fertilization. Hum Fertil (Camb), 7(2):127-133

Fouda UM, Sayed AM, Abdelmoty HI, et al. 2015. Ultrasound guided aspiration of hydrosalpinx fluid versus salpingectomy in the management of patients with ultrasound visible hydrosalpinx undergoing IVF-ET: a randomized controlled trial. BMC Womens Health, 15:21

Healy MW, Hill MJ, Levens ED. 2015. Optimal oocyte retrieval and embryo transfer techniques: Where we are and how we got here. Semin Reprod Med, 33(2):83-91

Levy G, Hill MJ, Ramirez CI, et al. 2012. The use of follicle flushing during oocyte retrieval in assisted reproductive technologies: a systematic review and meta-analysis. Hum Reprod, 27(8):2373-2379

Mok-Lin E, Brauer AA, Schattman G, et al. 2013. Follicular flushing and in vitro fertilization outcomes in the poorest responders: a randomized controlled trial. Hum Reprod, 28(11):2990-2995

Salha O, Nugent D, Dada T, et al. 1998. The relationship between follicular fluid aspirate volume and oocyte maturity in in-vitro fertilization cycles. Hum Reprod, 13(7):1901-1906

Sunde A, von During V, Kahn JA, et al. 1990. IVF in the Nordic countries 1981-1987: a collaborative survey. Hum Reprod, 5(8):959-964

# 第十八章　睾丸 / 附睾穿刺

辅助生殖技术中卵泡浆内单精子注射技术 (ICSI) 的发展让严重少弱精的男性患者有机会生育自己的后代，梗阻性无精症的患者通过穿刺取精后可以运用 ICSI 技术实现卵子的正常受精；非梗阻性无精症的患者穿刺取精也有一定概率取出少量的精子。

## 一、适应证

对于不育的患者：穿刺可以进行梗阻性无精症的诊断：正常的 FSH 值，正常的睾丸体积大小，正常水平的抑制素 B，Y 染色体的微缺失的检测及低水平的生化指标 ( 如 α 葡萄糖苷酶、果糖等 )。一般而言，非梗阻性无精症的患者有着高水平的 FSH 或者睾丸体积小的特点；由此 FSH，睾丸体积可以作为是否有必要进行睾丸穿刺的一个指标。如果穿刺有精子，冷冻储存对于这类患者而言是非常有帮助意义的。在辅助生殖技术中，某些患者可能因为死精症及不能成功取出精液，在此种情况，穿刺取精也可以获取较好的受精效果。

睾丸取精方法众多：显微取精、活检针穿刺、切开睾丸活检、细针吸取等；睾丸活检也可以为睾丸微结石和睾丸肿瘤等相关疾病诊断及鉴别的一种技术手段。另外，需要指出的是，对于先天性睾丸发育不全的患者，其睾丸组织中可能会有少量精子形成发生，睾丸取精是有可能让其通过 ICSI 技术获得自己的后代。

## 二、禁忌证

附睾睾丸结核等急性炎症期，穿刺皮肤周围有破溃者应择期进行手术。

临床工作中，选择睾丸穿刺还是附睾穿刺尚存争议，对于取精困难的患者，为了保持其输精管道的畅通，附睾穿刺应该尽量避免；有研究认为附睾穿刺相比于睾丸穿刺而言对人体的免疫刺激更小，损伤更低，附睾的活动精子对于实验室操作 ICSI 更为容易简便。也有人认为附睾穿刺取出来的精子由于长期于附睾处累积，其受到的损伤较大，睾丸的精子更适合用于试管婴儿中的单精子注射。另外对于非梗阻性无精症的患者而言，睾丸穿刺获取精子的可能性相比于附睾穿刺而言更低。

## 三、手术要点、难点及对策

不同穿刺方法可能手术操作略有不同，下面以经皮细针抽取操作为例进行说明，细针抽取操作可以重复穿刺并且损伤相对较小，术后并发症发生率低；但是其获取组织的量及成功率相比于其他方法而言偏低。

### （一）睾丸穿刺

患者取平卧位，按会阴区消毒铺巾（若穿刺出精子需冷冻或者用于 ICSI，碘伏消毒后，应该用无菌纱布擦干碘伏，避免其对精子造成的损伤），准备好精子培养液，放置于培养皿中，用 50ml 注射器吸取少量培养液后连接 7# 头皮针。

术者选择睾丸体积偏大一侧，用左手固定睾丸并绷紧睾丸表面皮肤，选择无毛细血管分布的区域进针，进针后术者上下快速移动穿刺针，辅助者用力抽吸 50ml 注射器，形成负压。约 15 秒后移出穿刺针，此时保持注射器呈抽吸状态维持负压，用剪刀剪断穿刺针带出的睾丸组织（图 18-0-1）；用无菌纱布按压穿刺口 3 分钟左右进行止血。

辅助者将穿刺针带出的睾丸组织打入培养皿中，用 1ml 注射器的针头在立体显微镜下将组织尽量划碎，划碎后在显微镜下观察是否有精子。

术后嘱患者 7 日内禁同房、剧烈运动；禁食辛辣饮食。避免局部的感染。

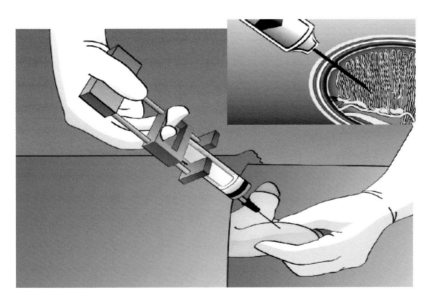

**图 18-0-1** 睾丸穿刺示意图 [ 摘自 Esteves SC, et al. 2013. Clinics, 68(S1)：99-110]

### （二）附睾穿刺

患者取平卧位，按会阴区消毒铺孔巾，按会阴区消毒铺巾（若穿刺出精子需冷冻或者用于 ICSI，碘伏消毒后，应该用无菌纱布擦干碘伏，避免其对精子造成的损伤），准备好精子培养液，放置于培养皿中，用 50ml 注射器吸取少量培养液后连接 5# 头皮针。

术者左手捏紧患者的附睾，右手将带有培养液的穿刺针进入附睾（图 18-0-2），进入附睾后慢慢退针，直到观察到有乳白色浑浊液体从附睾流出，若未观察到，可以改变穿刺针的方向。

穿刺结束后用无菌纱布按压穿刺口 3 分钟左右进行止血。将穿刺液打入培养液中，在显微镜下观察是否有活动精子存在。

术后嘱患者 7 日内禁同房、剧烈运动；禁辛辣饮食。避免局部的感染。

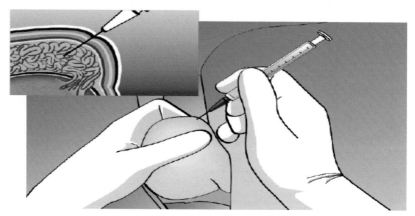

图 18-0-2　附睾穿刺示意图 [ 摘自 Esteves SC, et al. 2013. Clinics, 68(S1)：99-110]

组织学观察：在条件允许的前提下，诊断性穿刺中，穿刺组织的染色观察可以帮助区分不同种类的细胞，以助于进行明确诊断。在辅助生殖技术中，判断有无精子的形成是最为关键和重要的，无染色下镜下观察穿刺组织（图 18-0-3），穿刺精子镜下显示如图 18-0-4 所示。

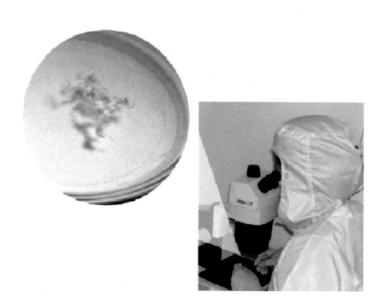

图 18-0-3　睾丸穿刺出组织及处理 [ 摘自 Esteves SC, et al. 2013. Clinics, 68(S1)：99-110]

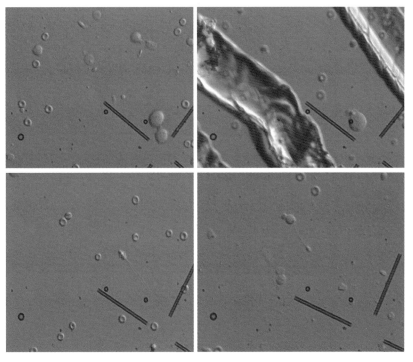

图 18-0-4　镜下不同形态的精子 ( 华中科技大学同济医学院附属协和医院妇产科生殖中心资料 )

## 四、术后并发症

术后可能出现出血，引发阴囊血肿；穿刺后出现穿刺部位的结节，进一步引发梗阻；局部末梢神经感觉异常、麻木、疼痛等；性功能会受到不同程度的损伤。

穿刺当中应当遵循：①获取足够多的精子用于立刻使用或者冷冻；②获取高质量的精子；③尽量减少对睾丸的损伤。

## 五、临床效果评价

对于穿刺无精子的非梗阻性无精症的患者，目前仅有少量的研究显示利用精子圆形细胞进行 ICSI 结合卵子体外激活技术有少量成功妊娠胎儿出生的报道。对于此类患者，有条件的医院可进一步选择显微取精观察是否有精子形成，否则建议行供精的治疗。

穿刺取精后，睾丸受到损伤，血 - 睾屏障受到破坏，免疫细胞有可能进入睾丸组织中，从而形成抗精子抗体，容易引发免疫性不孕。但是 ICSI 技术可以解决免疫性精卵结合障碍的问题。尽管如此也应严格掌握其手术指征，避免睾丸、附睾的损伤。

（刘　义）

# 参 考 文 献

邓永键，经芳艳，周娜，等 . 2014. 结合血清卵泡刺激素、抑制素 B、染色体核型和 Y 染色体 AZF 基因微缺失与睾丸穿刺取精术成功率的相关性 . 南方医科大学学报，34(10)：1469-1474

李宏军，黄宇烽 . 2015. 实用男科学 . 北京：科学出版社

李宜学，田喜凤，樊桂玲，等 . 2013. 不同来源精子对卵胞浆内单精子显微注射临床结局的影响 . 河北医药，35(9):1364-1365

刘俊山，赵海军，蒋彦，等 . 2012. 附睾或睾丸穿刺对机体免疫功能及相关代谢的影响比较 . 生殖医学杂志，21(1): 59-61

王翰辉，何昌孝，鄢世兵，等，2014，睾丸穿刺取精术对非梗阻性无精子症患者性功能影响的临床研究 . 中国性科学，(10): 84-86

张雅君，卢实，刘琳，等 . 2014. 男性无精子症患者血清生殖激素水平与睾丸生精功能的相关性分析 . 生殖医学杂志，23(11): 913-915

朱尚峰，金跃春 . 1998. 国外用圆形精子细胞注入法治疗男性不育症近况 . 广西医学，20(5)：1114-1116

朱伟东，徐志鹏，戴玉田，等 . 2004. 经皮附睾精子抽吸术和睾丸精子获取术在无精子症诊断和治疗中的应用 . 中华男科学杂志，10(12): 928-929

Esteves SC，Ricardo M，Eduardo OJ，et al. 2013. An update on sperm retrieval techniques for azoospermic males. Clinics，68(S1)：99-110

# 第十九章　输卵管瘢痕切除＋吻合术

输卵管吻合术 (tubal reanastomosis) 是将输卵管阻塞部分切除并吻合输卵管两断端。输卵管结扎年限长短影响复通术后怀孕效果，结扎 10 年以上者输卵管黏膜皱褶变平萎缩，纤毛脱落，因而建议首选辅助生殖技术助孕。

## 一、开腹输卵管吻合术

### （一）适应证

1.输卵管结扎或其他原因导致输卵管局限性阻塞。
2.女方年龄小于 40 岁，卵巢功能正常。
3.丈夫无影响生育力的因素。

### （二）禁忌证

1.女性生殖器结核或生殖器肿瘤。
2.双侧输卵管多处阻塞。
3.子宫内膜异位症。
4.急性盆腔炎。

### （三）术前准备

1.详细询问病史，了解以往输卵管结扎手术的方法、术后有无感染等，排除其他导致不孕的原因。
2.常规体格检查及妇科检查，术前常规实验室检查，行子宫输卵管 X 线造影检查，了解输卵管阻塞的部位及宫腔有无病变。
3.丈夫精液常规检查。
4.手术时间的选择：月经干净 3 ~ 7 天为最佳时机，此时输卵管黏膜较薄，断端容易对合。

## （四）手术要点、难点及对策

1. 采取平卧位体位，常规术野消毒。下腹耻骨联合上横切口，长约 6cm。

2. 手术步骤

(1) 检查盆腔器官：进入腹腔，暴露子宫、输卵管，检查输卵管与周围组织的粘连程度，如有粘连可用小解剖剪刀做锐性分离，纠正输卵管异常弯曲，出血可电凝止血。用生理盐水不断冲洗手术野，保持术野清晰和组织创面湿润。

(2) 辨认输卵管阻塞部位：输卵管阻塞处可见结扎缝合线，触摸到管腔组织硬结，自输卵管伞部注入生理盐水确定堵塞部位。

(3) 切除输卵管阻塞瘢痕：用 2 把微型血管钳提起输卵管阻塞瘢痕的两端，先向浆膜内注入生理盐水 (1IU 垂体后叶素加入生理盐水 10ml) 使浆膜与管芯分离，11 号锐刀平行或垂直切开浆膜层，游离后切除输卵管阻塞瘢痕至两端正常组织为止，暴露正常管腔黏膜，以 6 号平头针分别插入两断端注入生理盐水，试验通畅情况。注意切开输卵管浆膜及系膜时，勿损伤系膜内的血管，保护吻合部位的血管。若输卵管断面出血，可用手指轻轻压迫创面或系膜血管止血，不宜钳夹止血。切除瘢痕时不可切除过多，见到正常黏膜即止，输卵管总长度不应小于 5cm，壶腹部不小于 3cm，并保持伞端的完整。

(4) 吻合输卵管：在双目手术显微镜下，用 7-0 ~ 9-0 无创伤尼龙线缝合输卵管管腔肌层，第一针从远端管腔 6 点处浆膜面进针，黏膜面出针，再从近端管腔 6 点处黏膜面进针，浆膜面出针。第二、三、四针分别在管腔的 12 点、3 点、9 点处，缝合方式与第一针相同。待肌层全部缝完后一起打结保证吻合面平整，缝线结应打在管腔之外，缝线不穿透黏膜，松紧适度，吻合口平整，黏膜不可外翻。

依据输卵管病损的部位采取不同的吻合方法。

1) 峡部对峡部、壶腹部对壶腹部端端吻合术：两端管径大小相一致，采用端端吻合的方法。前者适用于输卵管峡部结扎术后的复通术，一般缝合 3 ~ 4 针，此种方法留下的输卵管有足够的长度，伞端完整，复孕率较高。后者一般缝合 6 针。

2) 峡部对间质部吻合术：仅适用于输卵管峡部近端堵塞，间质部及其他部位正常者。两端管径大小相一致，切除瘢痕后先缝合一支持线，将支架自两断端放入作为引导，行端端吻合，缝合肌层后去掉支持线，然后缝合浆膜层，拔除支架物，通液至不渗漏。此种方法保持了输卵管足够的长度，浆膜吻合的创面离宫角近，粘连机会少，吻合口黏膜平整不易形成新的瘢痕，其复孕率较高。

3) 峡部对壶腹部吻合术：可采用以下几种方法使两侧管径相等，行端端吻合术。如：①远端做平切面，近端做斜切面，使远近两端管径相等；②缝线时峡部针距小，壶腹部针距略大，同侧针距相等；③若两侧管径相差较大时，可将壶腹端背侧间断缝合肌层 2 ~ 3 针，使两端管径一致。

(5) 缝合输卵管系膜：再用 6-0 或 5-0 尼龙线间断缝合输卵管系膜，系膜切口应与输卵管长轴呈垂直方向，以防缝合输卵管受压而影响管道通畅及蠕动。吻合完毕，自伞端做一次通液试验，检查吻合口是否有漏液，如有漏液需补充缝合。缝合需注意：缝合系膜不留裂隙，针距均匀，和浆肌层缝线互相交错开。

(6) 关腹：腹腔放入几丁糖预防粘连形成，逐层关腹。

## （五）术后监测与处理

1. 生命体征的监护。

2. 术后抗感染，预防粘连。

3. 术后通液：一般术后第 5、7 天各通液一次，常用的通液药物：生理盐水 15 ~ 20ml，地塞米松 5 ~ 10mg，庆大霉素 8 万 ~ 10 万单位，透明质酸酶或糜蛋白 1500U。推液的压力要均匀，速度缓慢。

4. 输卵管 X 线造影：如需造影，在术后 6 个月后进行。

5. 异位妊娠：远期有发生异位妊娠可能。

# 二、腹腔镜下输卵管吻合术

## （一）适应证

1. 输卵管中段阻塞的不孕症。

2. 输卵管正常通畅部分长达 5cm。

3. 输卵管近端能够进针缝合。

## （二）禁忌证

1. 女性生殖器结核。

2. 双侧输卵管多处阻塞。

3. 子宫内膜异位症。

4. 卵巢功能不良或早衰，年龄超过 40 岁。

5. 急性盆腔炎。

6. 男方生精功能障碍或严重少弱精。

## （三）术前准备

同开腹输卵管吻合术。

## （四）手术要点、难点及对策

1. 麻醉和体位：全身麻醉，头低脚高截石体位，常规行术野消毒。

2. 手术切口：腹腔镜常规切口，长 0.5 ~ 1cm。

3. 手术步骤

(1) 检查盆腔器官：建立气腹，进入腹腔，暴露并检查子宫、输卵管与周围组织的粘连程度，去除输卵管、卵巢周围粘连。

(2) 辨别输卵管堵塞部位：输卵管结扎处可见结扎缝线，用无损伤钳夹住输卵管浆膜层，找出阻塞部位。按照具体情况决定是否吻合两处，还是切除这段输卵管后吻合一处。如阻塞部位至结扎部位距离短，仅 1cm 左右，而剩余的输卵管健康组织长度有 5cm 以上，可将此段阻塞部分的输卵管切除，吻合一处即可。如阻塞部位至结扎部位达 2cm 左右、其余部分健康输卵管长度不足 5cm 者，应将此段阻塞部位分离后切除瘢痕两处吻合输卵管。

（3）分离输卵管系膜及管腔并切除瘢痕：1IU 垂体后叶素加入生理盐水 10ml，取 5ml 浸润性注射入输卵管阻塞部位系膜，分离管腔与系膜后，剪开输卵管系膜，暴露结扎的输卵管远端与近端组织并剪断，避免损伤输卵管内膜的皱襞。通液检查输卵管远近端是否通畅。

（4）吻合输卵管管腔：用 6-0 外科缝合线吻合管腔，第一针从近端管腔 6 点处浆膜面进针，黏膜面出针，再从远端管腔 6 点处黏膜面进针，浆膜面出针。缝合线结应打在管腔之外，并注意不可过紧，以免局部坏死导致吻合失败。第二、三、四针分别在管腔的 12 点、3 点、9 点处，缝合方式与第一针相同。

（5）吻合输卵管系膜：用 6-0 外科缝合线连续缝合输卵管系膜，避免过紧，以防术后系膜挛缩导致管腔迂曲。吻合完毕腹腔内放置透明质酸钠 5ml，防止腹腔内粘连。管腔表面的充分腹膜化可以防止术后粘连，提高输卵管吻合术的成功。

（6）关腹。

## （五）术后监测与处理

同开腹吻合术。

## （六）术后常见并发症的预防与处理

同开腹吻合术。

## （七）临床效果评价

术后输卵管复通率与输卵管病变性质、梗阻部位、输卵管病变程度直接相关。国外报道输卵管吻合术后妊娠率为 74% ~ 81%，宫外孕发生率为 4.8%；国内北京大学人民医院输卵管吻合术后妊娠率为 72%，宫外孕发生率为 2.1%。

（卢 实）

## 参 考 文 献

刘新民.2005.妇产科手术学.第 2 版.北京：人民卫生出版社

徐国成，韩秋生，孟祥凯，等.2013.妇产科手术要点图解.北京：中国医药科技出版社

王泽华，童晓文.2008.现代妇产科手术学.上海：第二军医大学出版社

Donnez J, Casanas RF. 1988. Histology:a prognostic factor in proximal tubalocclusion. Eur J Obstet Gynecol Reprod Biol, 29:33

# 第二十章 人工流产术

## 一、适应证

妊娠 6 ~ 10 周要求终止妊娠而无禁忌证，患有某些严重疾病不宜继续妊娠。

## 二、禁忌证

1. 生殖道炎症，各种疾病的急性期。
2. 全身情况不良，不能耐受手术。
3. 手术当日两次体温在 37.5℃以上。

## 三、术前准备

1. 详细询问病史及检查。
(1) 了解现病史及既往史，有无出血倾向及炎症，重要脏器有无疾病。
(2) 完成体格检查及妇科检查。
2. 血或尿 HCG 测定，超声检查确认宫内早孕。
3. 白带常规、血常规、凝血功能检查：各项检查结果需在正常范围。
4. 术前测量生命体征：体温、血压等重要指标正常。
5. 排空膀胱。

## 四、手术要点、难点及对策

1. 患者取膀胱截石位。
2. 常规消毒外阴，铺无菌巾。
3. 复查子宫位置、大小及双附件：再次检查子宫位置、倾屈度非常重要，避免器械进入方向与子宫相反，造成子宫峡部穿孔。
4. 扩张阴道，消毒阴道及子宫颈，以子宫颈钳夹子宫颈前唇。
5. 探测宫腔方向及深度：持探针轻柔缓慢探入宫腔 ( 以执笔式为佳，此种方式不易发生用力过大，导致子宫穿孔的情况）。如遇阻力，不可粗暴用力，可旋转探针方向，直至探针顺利探入。

6. 扩张子宫颈：宫颈扩张器从小号到大号的顺序，循序渐进地扩张子宫颈管。每次增加半号，不可跳号，直至扩张到比拟用吸头大半号至 1 号。

7. 吸刮宫腔：将吸管连接到负压吸引器上，将吸管慢慢送入宫底，送入时勿带负压。根据孕周及宫腔大小逐渐给予负压，一般控制在 400mmHg 以下，按顺时针或逆时针方向完整吸刮宫腔 1~2 圈。至感到宫壁粗糙、有沙沙声时，提示妊娠组织已吸净，取出吸管。

术中如发生人工流产综合征，一经发现，立即停止手术，给予吸氧，多数能自行缓解，严重者可予阿托品 0.5~1mg 静脉注射。术前给予精神鼓励，术中动作轻柔、掌握合适负压，减少吸刮次数，均可降低人工流产综合征的发生率。

术中如发现子宫穿孔，应立即停止手术。如穿孔小，无内脏损伤或活动性出血，妊娠组织已吸净，可给予缩宫素及抗生素，密切观察生命体征；如破口大、有活动性出血或内脏损伤，应剖腹探查或腹腔镜检查，根据情况做相应处理。

8. 检查宫腔：用刮匙轻轻搔刮宫底及两侧宫角等吸头不宜到达部位，刮除残余组织，并检查宫腔是否刮净。必要时再放入吸管，再次吸刮宫腔直至宫壁粗糙。

9. 再次消毒阴道及子宫颈。

10. 检查刮出组织：将吸出物过滤，测量组织重量，检查有无绒毛及其完整性。如未见绒毛或有异常组织需送病理检查。发现漏吸应尽快再次行负压吸引术。诊断空吸者，需重复妊娠试验及 B 超检查，并将刮出组织全部送病理检查，警惕宫外孕。

11. 几种特殊情况下的人工流产术

(1) 双子宫：置入窥阴器时注意阴道内有无纵隔，是否有两个子宫颈；探测宫腔时应分别沿两个宫腔方向分别探明；吸刮宫腔时应分别吸刮两侧宫腔。

(2) 纵隔子宫：探测宫腔时应分别沿两侧宫腔方向分别探明；吸刮宫腔时应分别吸刮两侧宫腔。

(3) 葡萄胎：患者充盈膀胱，B 超监视下手术；探测宫腔时动作轻柔，葡萄胎子宫较一般妊娠子宫更软，极易发生子宫穿孔；葡萄胎组织极易堵塞吸头，且术中易出血，吸刮宫腔时应用大号吸头快速吸刮宫腔。刮出组织全部送病理检查。必要时一周后再次手术。

葡萄胎随访包括定期 HCG 测定，葡萄胎清宫后每周一次，直至连续 3 次阴性，以后每个月一次共 6 个月，然后再每 2 个月一次共 6 个月，自第一次阴性后共计 1 年。询问月经情况、有无阴道出血、咳嗽、咯血等。并行妇科检查，必要时行 B 超、胸片或 CT 检查。

(4) 瘢痕妊娠及宫颈妊娠：术中极易出血，有条件的医院术前应行子宫动脉栓塞术，以降低大出血风险。患者充盈膀胱，B 超监视下手术。术前做好输血及抢救准备。

探测宫腔时，注意探针切勿从瘢痕处穿出；吸头对准孕囊处快速吸出妊娠组织，如妊娠组织已刮出，勿在瘢痕处反复搔刮。术中密切注意阴道出血情况，随时准备输血及抢救，必要时行子宫切除术。

术后定期监测 HCG 及 B 超，直至降至正常。如有反复，必要时化疗或再次手术。

## 五、术后监测与处理

1. 告知患者禁房事、盆浴 1 个月。

2. 术后留室观察 30 分钟，注意神志、生命体征、腹痛及阴道出血情况，早期发现并发症及时处理。

3. 抗感染：常规使用抗生素预防感染，告知患者自行监测体温、腹痛及阴道出血情况。如有异常，需及时复诊处理。

4. 术后两周，如仍有阴道出血，需复诊行 B 超检查。

## 六、术后常见并发症的预防与处理

1. 吸宫不全：术中应完整吸刮宫腔，如怀疑吸宫不全，需检查血 β-HCG 及 B 超，如宫内有残留组织，尽早行刮宫术，刮出物送病理检查；如伴有感染，则应控制感染后再行刮宫术。

2. 感染：术中应注意无菌操作，术后预防性使用抗生素。如已发生感染，则需加强抗感染治疗。

3. 宫腔子宫颈粘连：术中尽量减少器械进出宫腔次数，吸头进出宫腔切勿带负压，以免造成子宫颈损伤粘连。注意吸刮宫腔次数及深度，避免不必要的多次吸刮。如发现宫腔子宫颈粘连，尽早行扩宫术或宫腔镜手术分离粘连。

4. 继发性不孕：人流术后继发不孕，多因感染造成输卵管阻塞，或内膜损伤影响胚胎着床所致。术中需注意无菌操作，避免过度吸刮。如诊断不孕，则针对病因给予药物或手术治疗。

## 七、临床效果评价

吸宫不全是人工流产术后最常见的并发症，它往往是医患评价手术成功与否的最重要指标。因此医生术中应严格遵守操作步骤要求，完整吸刮宫腔，避免宫内组织残留。

（陈莉娟）

### 参 考 文 献

李寿明，苏艳华，韦梅玉 . 2006. B 超监视在复杂宫腔手术中的应用 . 现代医院，6(6)：81-82

林国 . 2007. B 超诊断畸形子宫妊娠并监视人工流产术 1 例 . 现代中西医结合杂志，16(14)：527

宋鸿钊，杨秀玉，向阳 . 2004. 滋养细胞肿瘤的诊断和治疗 . 北京：人民卫生出版社：38-49

闻喆，刘晓瑗 . 2008. 剖宫产术后子宫疤痕妊娠的诊治进展 . 生殖与避孕，28(4)：236-239

Ash A, Smith A, Maxwell D, et al. 2007. Caesarean scar pregnancy. BJOG, 114：253 -263

Garner El，Goldstein DP，Fehmate CM，et al. 2007. Gestational trophoblastic disease. Clin Obstet Gynecol，
　　50：112-122

# 第二十一章　中期妊娠引产术

## 第一节　羊膜腔注射药物引产术

### 一、适应证

妊娠 14 ～ 27 周要求终止妊娠而无禁忌证，患有某些严重疾病不宜继续妊娠，或发现胎儿畸形者。

### 二、禁忌证

1. 生殖道炎症，各种疾病的急性期。
2. 全身情况不良，不能耐受手术。
3. 术日两次体温在 37.5℃以上。
4. 胎盘前置状态。
5. 依沙吖啶过敏者。

### 三、术前准备

1. 详细询问病史。
2. 测量生命体征，进行全身及妇科检查。
3. 进行血常规、凝血功能、肝肾功能、血型、心电图、B 超等各项检查，结果需在正常范围。
4. 充分告知患者手术风险，签署知情同意书。
5. 排空膀胱。

### 四、手术要点、难点及对策

1. 患者取平卧位。

2.选择穿刺点：于宫底下方 2 ～ 3 横指水平，选择囊性感明显处或由 B 超定位。

3.1% 活力碘消毒皮肤三遍，铺无菌洞巾。

4.穿刺：绷紧皮肤，用带针芯的穿刺针，从选好的穿刺点垂直刺入。两次突破感 ( 皮肤、子宫壁 ) 后，进入羊膜腔内。拔出枕芯见有羊水外溢，或空针回抽可见清亮羊水 ( 图 21-1-1 )。

如有血液溢出，说明穿入血管或胎盘，切勿注药。应调整穿刺针深度、方向，再次回抽，确认抽出清亮羊水，方可注药。必要时可更换穿刺点重复穿刺，最多只能穿两次。

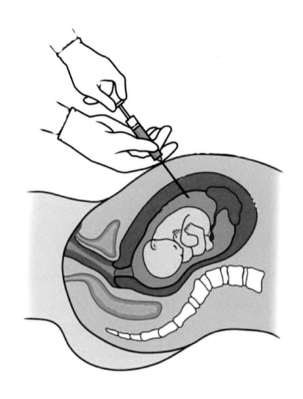

图 21-1-1 穿刺针进入羊膜腔

5.注药：将装有依沙吖啶的注射器连于穿刺针，回抽羊水，混入药液内呈絮状，无血液时，方可注入药液。一般注入依沙吖啶 50 ～ 100mg。

6.拔针：药液全部注入后，取下注射器，插入针芯，快速拔针。针眼处消毒，无菌纱布加压覆盖。

## 五、术后监测与处理

1.住院观察，密切观察生命体征、宫缩、阴道出血、产程进展等情况。

2.胎儿娩出后，注意阴道出血量，必要时行胎盘钳夹术。

3.胎盘娩出后，检查胎盘及胎膜完整性，必要时行清宫术。

4.术后给予抗感染、促宫缩治疗。

333

5. 禁房事和盆浴 1 个月。

6. 如引产失败，则至少应在引产失败间隔 72 小时后方可行做第二次注射引产，剂量为 50 ～ 100mg。如两次引产均失败者，应采取其他方法终止妊娠。

## 六、术后常见并发症的预防与处理

1. 出血：选择穿刺点应尽量避开胎盘及大血管，避免损伤出血。

2. 感染：术中应严格无菌操作，术后预防性使用抗生素。如出现发热、子宫压痛等症状，需加强抗感染治疗。

## 七、临床效果评价

产程进展是评价羊膜腔穿刺术成功与否的最重要指标。因此医生术中应严格按照操作步骤要求，规范操作。术后严密观察患者病情变化。

（陈莉娟）

# 第二节 水囊引产术

因母亲或胎儿因素采用人工的方法诱发子宫收缩达到终止妊娠的目的。中孕妊娠引产常用于处理高危妊娠。由于孕妇并发某些严重的心脏、肝肾疾病等，使用药物引产存在禁忌。则可采用水囊引产，即将水囊置于子宫壁与胎膜之间，造成对子宫的机械性刺激，引起宫缩、流产。

## 一、适应证

1. 要求终止妊娠而无禁忌证者。

2. 因某种疾病（如心、肝、肾、血液病和高血压病等）不宜继续妊娠者。如有以下情况需及时处理，待病情缓解后方可采用水囊引产，如急性传染病；慢性疾病的急性发作期（如心力衰竭）；妊娠期反复有阴道流血者；生殖器官炎症或全身其他处有感染病者延缓引产，经治疗好转后，可考虑进行；24h 内体温在 37.5℃ 以上者；有剖宫产史或子宫上有瘢痕者需十分慎重。对于前置胎盘等情况不可使用此方法。

## 二、术前准备

1.详细询问病史，包括过去史、出血史、肝肾疾病史、月经史、妊娠分娩史和本次妊娠的经过。

2.全身检查和妇科检查，白带常规化验。

3.测体温、脉搏、血压、验血、尿常规，出、凝血时间，必要时测肝、肾功能，胸透和心电图检查。

4.严重宫颈炎或分泌物多，需先予以治疗，待病情改善后方可进行；术前给抗生素预防感染。必要时做分泌物培养及药敏试验。

5.以下情况术前给予米非司酮口服 25mg，每日 2 次，共 3 次：①妊娠月份大；②宫颈发育不良、宫口小、颈管长者。

6.必要时行 B 超胎盘定位，低置胎盘者禁忌。

## 三、手术要点、难点与对策

1.水囊制备：大号阴茎套 2 只套叠，用 16 号橡皮导尿管 1 根，插入双层阴茎套内，顶端接近阴茎套小囊，用手捏挤或旋转捏挤排出阴茎套内气体，用粗丝线扎紧阴茎套口部，注意扎得松紧恰当，过紧可使导管腔阻塞，过松液体易外漏（图 21-2-1）。或用市售特制水囊，均需高压灭菌后备用。

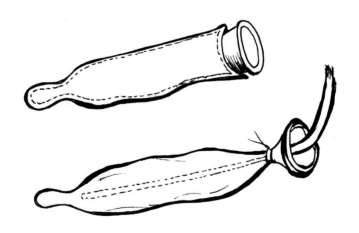

图 21-2-1　水囊制备

2.水囊放置：用组织钳牵拉子宫颈前唇，然后用长弯钳夹住橡皮囊顶端沿子宫侧面方慢慢送入，注意勿戳伤附着于子宫前壁或后壁的胎盘而引起出血（胎盘正常多附着于子宫的前壁或后壁）。必要时可先行 B 超胎盘定位。全部送入后，可经导尿管向阴茎套内注入生理盐水，宫底在脐下者约注入 300ml，在脐上者可注 400ml，注完后将导尿管折转扎紧（图21-2-2），裹以消毒纱布后送入阴道内，适当塞紧以防水囊脱出。

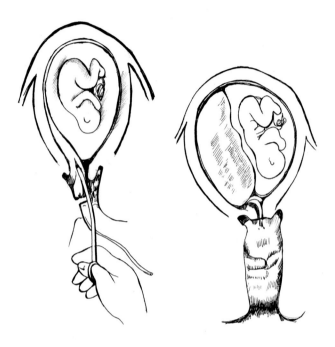

**图 21-2-2　水囊放置**

目前也有商品化的引产用宫颈双球囊（图 21-2-3），主要用于足月引产，也可在中孕引产时进行试用，原理为通过插入子宫颈内的水囊膨胀压迫，使羊膜剥离，刺激内源性前列腺素分泌，诱导 / 促进阵痛，缓缓扩大宫口的作用。

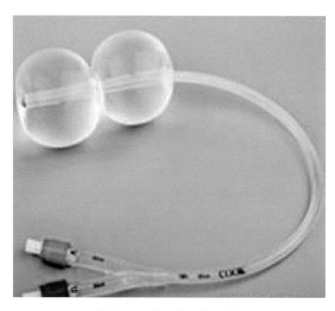

**图 21-2-3　引产用宫颈双球囊**

## 四、术后监测与处理及常见并发症处理

一般放置 24 小时取出水囊 ( 先将水囊液体放出 )。如宫缩过强、出血较多或有感染征象及胎盘早剥时，应提前取出水囊，并设法结束妊娠，清除宫腔内容物。应用抗生素预防感染。

水囊取出后，根据子宫收缩情况，酌情加用缩宫素 ( 催产素 )。开始用 5% 葡萄糖液 500ml 加缩宫素 ( 催产素 )5U 静脉滴注，根据宫缩情况用药量可逐渐递增，直至规律宫缩。滴注时速度不宜过快，从每分钟 8 滴开始，并应有专人观察体温、脉搏、血压、宫缩、出血、腹痛及子宫轮廓等。随时调整药物浓度及滴速，防止子宫破裂。

如水囊引产失败后，如无异常情况 ( 指体温、脉搏、血常规正常，子宫无压痛，阴道无脓性分泌物 )，应改用其他方法结束妊娠。

水囊放置超过 12 小时者，应每 4 小时测体温 1 次，如体温＞ 38℃或行清宫术者，应用抗生素预防感染。

## 五、临床效果评价

宫口扩张、诱发有效规律宫缩、产程进展，完成胎儿及其附属物的分娩。

（赵　茵）

### 参 考 文 献

张建忠，王华 . 2013.超声在无羊水羊膜腔穿刺注入依沙吖啶引产中的应用 . 现代医用影像学，192

张秋莲，王留针 . 2012.中期妊娠误将依沙吖啶注入胎盘 1 例 . 中国社区医师：医学专业，192

Hayat M，Hill M，Kelly D，et al . 2015.A very unusual complication of amniocentesis. Clinical case reports, 3 (6): 345-348

Jung EY, Park KH, Lee SY, et al. 2015. Non-invasive prediction of intra-amniotic infection and/or inflammation in patients with cervical insufficiency or an asymptomatic short cervix ( ≤ 15 mm). Arch Gynecol Obstet, 292 (3): 579-587

Maki Y, Furukawa S, Kodama Y, et al. 2015. Amniocentesis for threatened preterm labor with intact membranes and the impact on adverse outcome in infants born at 22 to 28 weeks of gestation. Early human development, 91 (5): 333-337

# 索　引